YOGA : MASTERING the BASICS

全方位
瑜伽基本功

精熟初階及進階體位法98式、
調控呼吸、放鬆法與冥想

桑德拉‧安德森（Sandra Anderson）、
羅爾夫‧蘇爾克（Rolf Sovik）————著
悅心————譯
陳廷宇————審訂

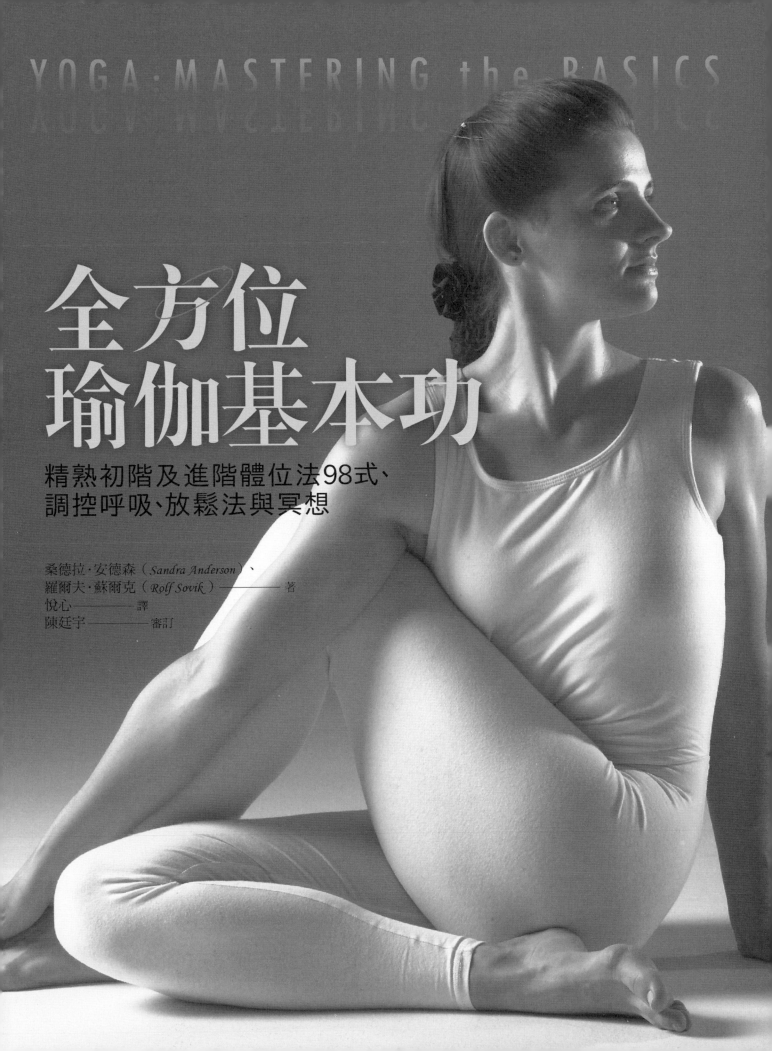

關於本書

對於初級的瑜伽練習者來說，專注於體位法、調息法、放鬆法與冥想練習，並將其整合成一到兩套 15 ～ 90 分鐘的日常練習系列，是非常好的做法，也是本書所專注的主題。然而，瑜伽不僅止於此，我們還需要對其內涵進行更進一步的探索，從哲學理論到如何將瑜伽落實在日常生活中。沿著這條思路，本書會詳細討論這些基礎的練習元素，並向你展示如何一步步地提升健康以及內在的富足感。

我們將從「瑜伽的精神」開始說起，相信你會對瑜伽練習背後蘊含的訊息感興趣。瑜伽哲學是來自於四千年前的啟發，樂觀且實用。這本書會告訴你，自律將會深化生命的喜悅與奧祕。如果你對伸展和體位法感興趣，可在第三章、第五章和第六章找到相關內容。這些章節幾乎涵蓋了一個初學者希望瞭解的所有精要。第六章將協助你解決自己身體的問題，同時為自己量身制定一套適合的個人練習。

在不同的章節裡，也會談到呼吸練習、調息法、放鬆法和靜坐冥想。透過對它們的深入探討，我們希望為你展示一個更全面的瑜伽藍圖，既涵蓋了它的療癒潛能，也為那些追求更深的自我覺醒的人們提供廣闊的視角。

呼吸覺知對於瑜伽練習來說是根本的，甚至可以說沒有它就談不上練習瑜伽。這部分內容分布在第四章和第七章中。如果你長期受鼻塞問題所困擾，也許想立即瞭解第七章中介紹的鼻腔清潔法。放鬆法和靜坐冥想的完整練習，會在第八章和第九章中逐步介紹。最後，將瑜伽的體驗落實到日常生活中是第十章的主題。對於許多人來說，正是這一步，才讓瑜伽具有了生命力。如何將瑜伽從墊子上延續到日常生活中，是一種挑戰。

身為作者，這本書裡所涉及的任何練習技巧，並非全都出自我們自己。它們屬於一個古老傳承的師生，我們只是嘗試將它們忠實地傳遞出去。儘管如此，在瑜伽中，個人的練習體驗永遠是最根本的指引——我們透過練習瑜伽來學習瑜伽。自我發現、自我療癒和自我轉化，是一條喜悅與豐收的旅程，我們希望對你來說亦是如此。

Contents

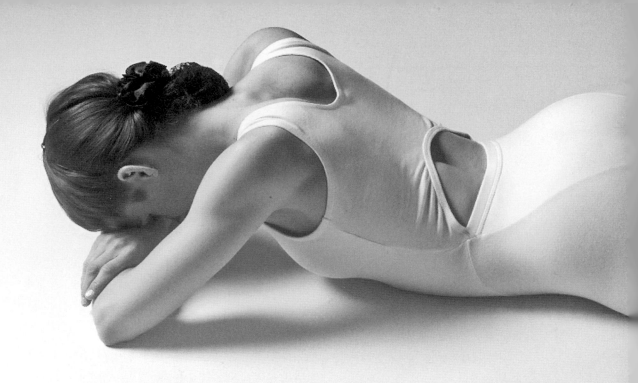

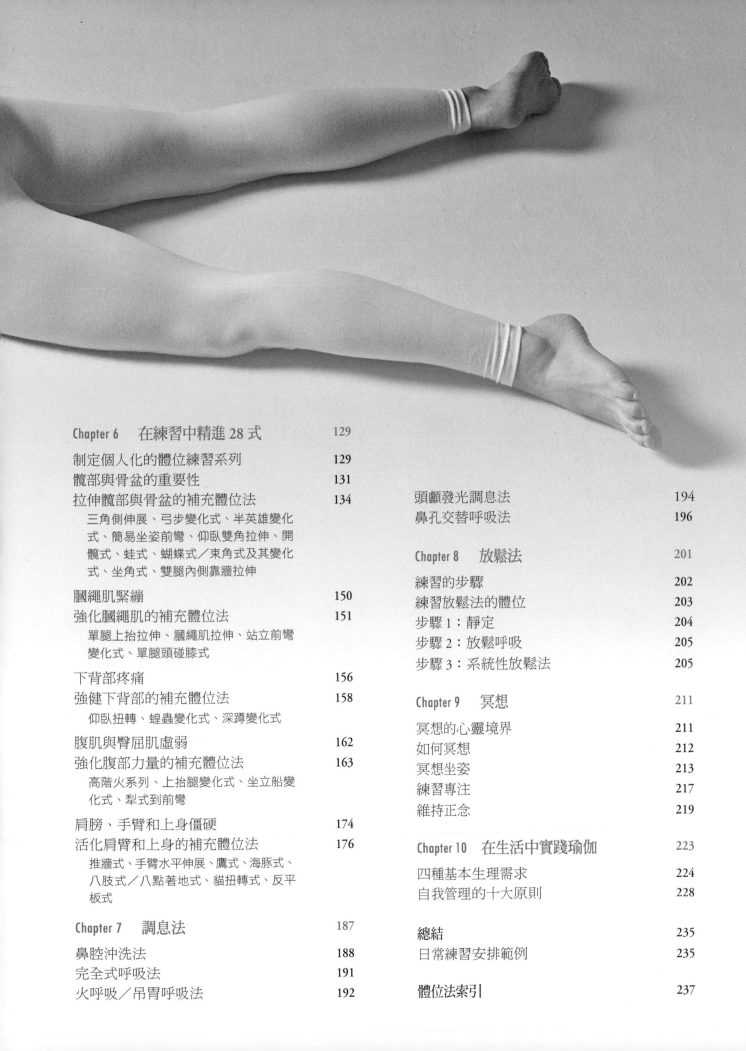

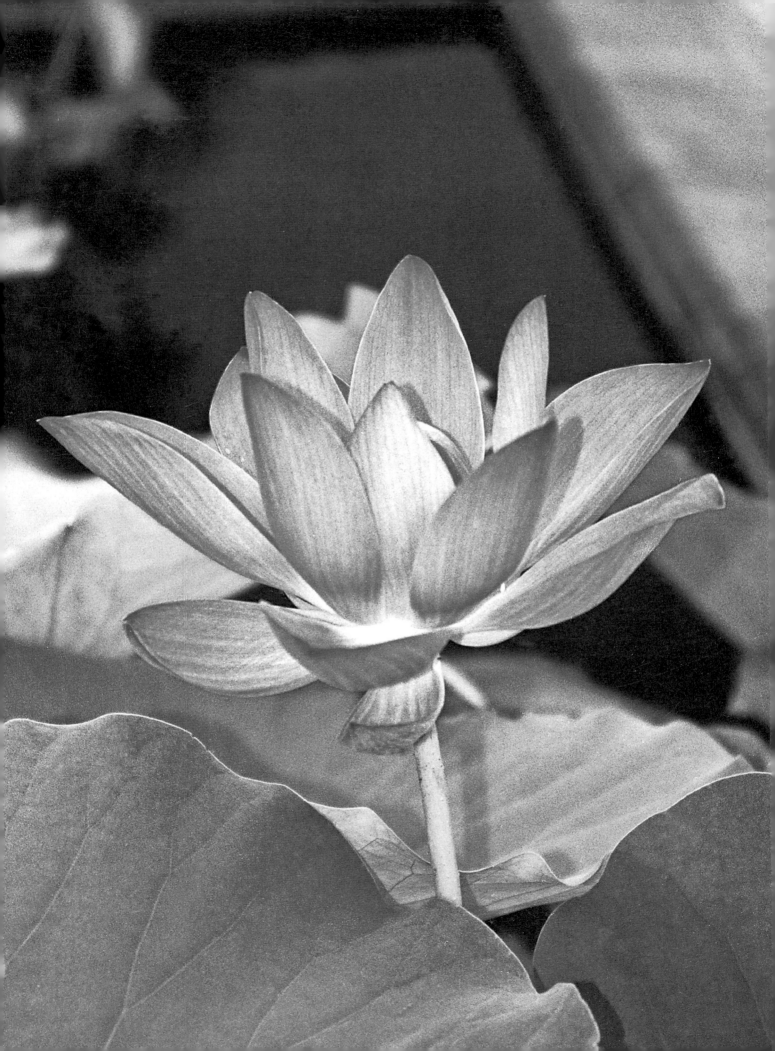

THE SPIRIT OF YOGA

Chapter 1

瑜伽的精神

◆

尋找真理，需要向內深探，
而不僅是向表象擴展。

───薩瓦帕利・拉達克里希南（Sarveplli Radhakrishnan）

某日，一位德高望重的老師正在花園裡工作，一個學生不遠千里前來拜見。她走近老師，俯身拜倒，靜候片刻。然後，她直接請求老師開示關於開悟之道。老師的開示是從花園的泥地開始的。「把它從裡面拔出來。」他邊說邊刨一顆洋蔥，並將它從地裡拔出來，然後將根莖放到旁邊準備好的一個坑中，接著說：「然後種到這裡。」學生便頓悟了。

正如許多關於開悟的神奇故事一樣，這個故事很吸睛，但有些令人費解，不好消化。尤其困難的是，如何將世俗生活中引領我們走近瑜伽的現實動機，與這個故事中追求解脫開悟的出世理想連結起來。身為新入門的學生，帶我們走近瑜伽的往往是諸如此類的原因：我們的身體開始變得不再靈活；我們的生活需要些許寧靜；我們的健康出現了問題；我們迷失了方向；我們渴望能從充滿緊張與壓力的現代生活中鬆口氣。身為一個新入門的學生，我們往往只是對瑜伽的技巧是什麼有一個模糊的概念。我們只是聽說瑜伽是關於身心合一的訓練，而這個說法已經非常吸引人了。

然而有趣的是，這個移植洋蔥的比喻和最初引領我們走近瑜伽的常識性認知之間是有關聯的。從實踐的角度，瑜伽從兩個方面實現恢復健康與重建和諧的使命：一是移除道路上的障礙；二是揭開深藏於我們內在且

永恆存在的平和、覺性與喜悅。挖洋蔥就相當於將舊有的緊張與痛苦拔出來，讓我們與那些阻礙成長和進步的障礙分離。種洋蔥則意味著學習安住在更富足的內在土壤中。

大多數人希望身體能變得更靈活，感受到更多的放鬆，或者將嘈雜的心掌握得更好。然而，我們需要一張地圖來指導通向這些改變的路徑。這就是第一章的目標：對一些主要的瑜伽哲學主題進行簡要的介紹。

第一手的直接經驗

瑜伽傳統中的聖哲常常提醒人們，每個人都是兩個世界的公民。他們說，每個人都同時居住在內在的世界（一個由念頭、情緒和感受組成的世界），以及外在的世界（我們與之打交道的天地萬物）。身為人類，我們的成功與否，取決於能否善巧地居住在這兩個世界裡。若要實現這個目標，我們需要一種方法既能夠幫我們深化自我覺知，又能指導我們和諧處理外在世界中的各種人際關係。

我們或許可以從書中或他人的口中瞭解生命，但瑜伽士告訴我們，第一手的直接經驗會為我們提供迥然不同但十分重要的知識。有一個滑稽的故事揭示了這一點。有一位居住在城市中，但已經開悟的修行人。有一天，他去銀行兌現支票，櫃員說需要他提供兩種形式的身分證件，他掏出錢包，拿出一張信用卡，遞給櫃員。櫃員道謝後請他出示另一種身分證明。他再次掏出錢包，拿出一面小鏡子，仔細地看著它，然後聲明：「是的，這就是我！」

這個故事用滑稽的方式告訴我們，由直接經驗獲得的知識不同於其他知識。如果我們透過間接資訊來瞭解自我，就像相信修行人的信用卡可以證明他的身分：也許是合法的，卻無法告訴我們，我們究竟是誰。瑜伽練習就像一面鏡子：它讓我們直接檢視自我以及生命的源頭。它們提供了來自經驗的第一手知識，這是沒有疑惑且令人滿意的。

瑜伽的核心理念是，身為人類，本來的樣子就是平衡而完整的，而且這個和諧的內在自我是永遠不會被消滅和破壞的。這是我們深深駐藏的內在本質。瑜伽是一個工具，能夠增進對內在自我的覺知。在這個過程中，每一層的人格都應該被關注，因為只有當肉身和心靈都是健康的，當人格衝突被釋放了，心才能解放出來，進行更深的專注和省察。

有系統地運用這個工具，對於我們的生命來說是意義深遠的。從外在來說，它讓我們的行為與內心的需求、目標和珍視的價值觀保持高度一致。從內在來說，我們學習強健身體，放鬆及平衡神經系統，使內心平和且專注。最終，瑜伽將帶領我們走向最高的生命目標：直接證悟自性。

瑜伽的八肢

在印度，人們練習瑜伽的歷史可以追溯到四千年前。但是直到兩千年前，一位名叫帕坦迦利（Patanjali）的聖哲，將現存的練習方法整合成一套完整的典籍：《瑜伽經》。這部經典以梵文寫成，由一系列簡潔的短句組成，精煉地傳遞了瑜伽哲學和練習方法的精髓，因此後來的大師們需要對這些短句經文進行註釋。這樣一來，帕坦迦利和註釋者們便共同創建了一個體系，指導處於不同練習階段的學生。

聖者帕坦迦利從八個分支，或者叫做「肢」（ashtanga yoga）來闡釋瑜伽的練習。

這八肢被統稱為「王道瑜伽」（raja yoga），是王者之道，因為它們能引領人們實現對內在本性的圓滿證悟。前五肢被稱作「瑜伽的外肢」，這些練習關乎於人們與外在世界的關係，以及身體、能量和感官的部分。專注、冥想，以及最終的目標三摩地，組成了八肢的第二部分，被稱為「內肢」或者「心的修鍊」。

儘管王道瑜伽的外五肢是練習的基礎，能夠使身體強健，心靈強大，並帶領人們走向冥想的練習，但學生如果不繼續前行，往往無法在這個階段精進。學習瑜伽是一個有機的過程，各種練習之間互相印證、互相支撐，直到心達到一點專注的境界形成。

出人意料的是，將瑜伽與許多體位法（通常在一些瑜伽手冊中展示的伸展和姿勢）連結在一起，是年代較近的事。在瑜伽發展的早期，瑜伽主要指沉思和冥想的練習；直到大概一千年前，體位法開始被廣泛應用到瑜伽練習中，與其他練習方法一起，用於喚醒和疏導能量。這些精深的功法被整合為「哈達瑜伽」，修練它們不僅是為了促進身心健康，同時也能夠抵達與帕坦迦利的王道瑜伽同等的精神修行境界。

一個有趣的故事講述了現代體位法練習的淵源。傳說，有一條魚某日意外地游到一個海岸，偶然聽到一位神，他是瑜伽士的王，正在向妻子傳授瑜伽之學的祕密，因為妻子想要探求如何能夠解除人類的苦難。不久以後，這條魚投生為聖人馬先德那特（Matsyendranath），也被稱為魚王，他是同時受到哈達瑜伽士、西藏和尼泊爾密宗修行者，以及「羅薩衍那」（Rasayana，煉丹乘）修行者尊重的大師。馬先德那特是一位完美掌握了哈達瑜伽的大師，將所知傳給學生，其中最富盛名的一位是祖師果若克那特

王道瑜伽的八肢

1. **五條戒律**
非暴（Ahimsa）
實語（Satya）
非盜（Asteya）
梵行（Brahmacharya）
非縱（Aparigraha）

2. **五條善律**
清淨（Shaucha）
知足（Santosha）
苦行（Tapas）
自習（Svadhyaya）
奉神（Ishvara pranidhana）

3. **體位法**（Asana）

4. **調息法**（Pranayama）

5. **內攝**（Pratyahara）

6. **專注**（Dharana）

7. **冥想**（Dhyana）

8. **三摩地**（Samadhi）

（Gorakhnath），哈達瑜伽一派正是透過他而流傳至今。

Yoga 這個詞本身，源自梵文動詞詞根 yuj，意思是「連結，合一」。據說透過修練瑜伽，一個人可以逐漸與比日常生活中的意識狀態更高的、更精微的、更廣泛的、更深邃的，也就是我們的純粹本性，產生連結。透過修練瑜伽，我們於自身深處發現了它的存在，而且它超出我們原本的能力；我們與自己更高的本性連接，正因為此本性的存在，使得我們能夠實現提升和轉化。

層層向內的旅程

瑜伽常常被描述為向內的旅程，是從人格系統向意識中心行進的移動。這裡說的「人格系統」（personality）不是指一個人的脾氣，或者與人交往的風格，而是圍裹著本我的一層層殼，也是我們在日常生活中的身分認同（persona 的本意就是「面具」）。

一般認為人格系統包含五個層次，叫做「身套」（koshas，又譯身層、身鞘），它們層層包裹著本我。它們就像是光外層的陰影，遮蔽了覺性的光芒和活力。聖哲告訴我們，隨著瑜伽練習的精進，這一層層的身套最終會成為合一的體驗。每一層會變得更加透明，而隨著這個過程的發生，我們將體驗到更清明和活力的自我。

穿越層層身套的旅程，即是瑜伽的旅程。隨著我們對整個人格系統的逐層放鬆和關注，我們的覺知力會不斷向內深入。這個過程會引領心到達專一的境地，也是帶我們向內走的工具。

最外層的面具：肉身層

身體，肉身層（annamayakosha），是人格系統中最粗的身套，也是大部分人將之認同為「我」的一層身。它由我們吃進去的食物組成（anna 在梵文中的意思是「食物」）。儘管它看起來結實牢固，但實際上是處在不斷變易之中的：吸收營養、排泄廢物、將食物轉化為能量、更新衰敗的細胞組織。然而，在這一系列不停變化的中心，那種持續穩定的感受始終存在。

有四種原始驅力，也就是對於食物、性（性愉悅感）、睡眠和自我保護的欲望，伴隨著肉身的誕生而來，很多生命能量都被消耗在滿足它們的過程中。這些生命原始驅力與感官聯手，共同導演了我們對於苦與樂的覺受。

儘管對它們的體驗不必然會成為我們向內旅程的障礙，事實卻經常如此，這是因為人性中有追逐感官享樂的傾向。有人認為現代文明鼓勵了人們對肉身的執著。這種習慣

身套

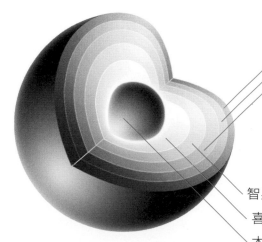

kosha：罩子、鞘
maya：由……組成

肉身層（annamaya kosha）：由食物（anna）組成

氣身層（pranamaya kosha）：由生命能量（prana）組成

意身層（manomaya kosha）：
由低層次的心（manas）組成

智身層（vijñanamaya kosha）：由分辨力（vijñana）組成

喜樂層（anandamaya kosha）：由內在喜樂（ananda）組成

本我

性執著的生活方式，導致了身體失衡和健康問題。

預防疾病和調整身體，是瑜伽練習中非常重要的面向。正如我們不能放縱身體一樣，我們也不能虐待它。瑜伽堅決反對過度的苦行。瑜伽的觀點是，重要的是對身體有覺知，從而能夠觀察自我，管理需求。體位法練習為此提供了良機，我們會從中得到關於物理身體層面是如何運行的大量驚人資訊。這也是為什麼在本書中會用大量篇幅來介紹體位法。

合理的飲食、睡眠習慣、身體放鬆和清潔法的練習，對於恢復健康的自我覺知也是至關重要的。這些項目再加上體位法，是改善不良生活習慣，為進行更深層的練習而做好身體準備的基礎工具。

生命的能量：氣身層

身體是由沿著經絡運行的能量組成的，這股能量的梵文名稱是 prana，中文音譯為「普拉納」。由普拉納組成的身套，叫做「氣身層」（pranamayakosha），是位於肉身之內的一層，比肉身更精微。如果我們希望能對自身有更完整的瞭解，除了需要體驗到肉身層，還需要對氣身層有直接的體驗。

我們透過呼吸連接到氣身層，同時透過對呼吸的訓練，可以改善我們的情緒反應模式、意識狀態的變化（清醒或睡眠）、能量的波動、痛苦和緊張的狀態。有時候，我們在瑜伽練習中會體驗到的那種更加整合與精微的氣感，也是與氣身層的連接。

有關呼吸的學問是一門深奧的科學，很少有人可以真正理解它。我們通常只是關心呼吸那些顯而易見的特徵，卻從未試想過它有可能是通向自我瞭解的一扇門。每天的呼吸品質影響著生活的品質，如果我們願意去研究，就會發現呼吸可以帶我們通向內在的平衡。

一直以來，氣身層被描述為身體和心靈的連接層；普拉納是將這兩者結合在一起的力量，因此是生命體得以存續與調節的力量。然而，普拉納不僅僅是一種機械化的力量，它是一股使身體煥發活力，使心靈保持穩定的活生生的能量。我們的每一個動作和念頭，都在生動地展示著普拉納的活動。

透過關注呼吸品質，以及關注形成各種感受的能量狀態，我們的覺知就會不斷向內，並穿透肉身層。瑜伽的呼吸練習可幫助調節並平衡普拉納的運行，從而使它能夠有意識地為自我覺悟服務。

遇見心靈：意身層

比氣身層更精微的是接下來的三個人格層次。其中最外面的一層與意識心相關，是心靈的顯示器，內在的所有經驗都透過它而被照射出來，在梵文中叫做 manas。它所在的身層，叫做「意身層」（manomayakosha），其作用是接收感官資訊、心理聯想、將記憶帶到意識層面、協調行動。

比如說，此時此刻，如果你願意，你可以覺察到周邊的資訊、身體感受和感官印象、心中閃過的念頭，或者你與周邊環境的關係。你可以創造一個聯想鏈，並對其深思反省。你可以擺布你的身體。所有這些過程都協作發生於意識心中。

我們對世界的體驗，是由肉身層帶來知覺，由氣身層帶來情緒，在意身層則用語言將之符號化。然而，意識的運行範圍是有限的。因為我們大部分的認知和行為，都是自發性及習慣性的，這些反應源自於本能、刺激反射以及過去的經驗。比如說，我們要計畫一趟旅行，預估可能需要的費用，但意識

心不能決定實施旅行計畫是否為明智之舉。因此，我們向更深層次的心靈尋求答案。換句話說，在意身層，我們可以將世界的資訊清楚分類，卻無法衡量它們的價值。

內在的智慧與分辨力：智身層

繼續向內探求，瑜伽士說這裡還有兩層更精微的人格層次。首先，是有關智慧和分辨力的一層，叫做「智身層」（vijñanamayakosha），在這一層，體驗的意義會被衡量和識別。智身層的命名來源是梵文詞根 vi-jña，其意思是「分辨，準確地知曉，理解」。透過專注力的訓練，我們的覺知不斷深化，將對自我以及自我與世界的關係，產生更清晰且準確的洞見，並使行為與之一致。

每一層人格系統都帶我們靠近本性，然而在這一層，小我的光芒太耀眼，以至於我們不時地感受到一種強烈的拉力，試圖將意識心與更深層的、更平和的內在體驗分離。這一層很少能夠被完整純粹地體驗，大部分的冥想狀態會帶我們到達意身層和智身層的邊界地帶。在這裡，直覺力和分辨力被高度發展，內在喜樂替代了由感官享受和情緒所帶來的散亂的興奮感。

喜樂層

更深的一層的是喜樂層（anandamaya-kosha），以梵文中意思是「純淨的喜悅或極樂」的字詞 ananda 來命名。談到人們在這一層獲得了超越外在紛擾之上的幸福體驗之時，或許會讓這一層身套有些神祕，但它還不是精神修行最終的目的地。這是人格系統中最深的一層，但還不是純淨的本我，而是純淨本我之光照亮的地方。只有極少數的高階之人可一瞥這一境界，大部分人要透過修練純淨的專一之心而抵達，這需要長時間的練習。

生命的核心：本我

據說，純淨本我的光芒超越了心和語言，當聖人們被問及該如何描述它時，大多都選擇用沉默來回答。他們說，最好讓自我證悟直接發生，不要有任何的預設和期待。

但是，有一些聖人會用 sat chit 和 ananda 來描述深居於我們內在的本我。sat 的意思是「真正的，真實的，或者存在的」。它所傳達的意思是，純淨本我是永恆存在的。chit 的意思是「覺性或意識」。本我是存在的本體，不是客體。它是一種意識，遍及所有物質。ananda 的意思則是「極致的喜樂」。本我是完整的，沒有缺陷，因此不會產生不和諧及痛苦。本我是圓滿的（purna），那些證悟了本我的人，即使生活在世間，也依然居住在圓滿之中。

從所在之處出發

理解到「瑜伽的目標即是人性的最高理想」這一點，是令人鼓舞的，但我們必須從自己的腳下出發。因為對大部分人來說，同樣重要的是，在每一個當下、每天的日常生活中，朝著快樂的目標取得一些實實在在的進步。

在整體如意的人生中，往往夾雜著些許不如意之事，它們消磨我們的耐心，打擊我們的樂觀。我們在日常生活的感受裡，諸如諷刺、嫉妒、嘲笑和灰心，清楚地看到這一點。若要對治這些情緒，斯瓦米·拉瑪（Swami Rama）這位對西方世界有著巨大影響力的專家時常說：「愉悅（cheerfulness）是最好的藥。」他也常講這個故事，來告訴大家該如何建設性地對待「消極的業力」。

有一位英國神父對科學非常感興趣，想要拜訪進化論學科首屈一指的人物：查理斯‧達爾文（Charles Darwin）和湯瑪斯‧亨利‧赫胥黎（Thomas Henry Huxley），但他們在幾個世紀之前已經過世了。在神父堅持不懈的努力下，他終於收到了訪問天堂的邀請函。然而，聖彼得（St. Peter）經過一番仔細的確認，發現這兩位偉人並沒有在天堂的名冊上。聖彼得不情願地將神父送到「另一個地方」。

當神父到達目的地時驚訝地發現，地獄的大門比天堂的珍珠門還要漂亮，這扇門上裝飾了珠子和寶石。他按門鈴後，門開了，他看到一片綠色的草坪，有噴泉、鮮花和樹木。小鹿在公園裡漫步，鳥兒唱著甜美的歌。神父感到很困惑，問守門人，達爾文和赫胥黎是否在這裡，守門人指著兩個人說：「就是那兩個在水池種花的人，歡迎你去拜訪他們。」

在離開前，神父有些不太禮貌地說：「你知道，我來自人間，在那裡，人們認為地獄是一個可怕的地方，有著令人無法忍受的炎熱、邪惡和痛苦。」

「哦，是的。」守門人說：「然而，你說的是達爾文和赫胥黎來之前的地獄。」

這個故事值得品味。它包含了愉悅的本質，以及種下一顆能夠改變人們的生活態度的種子。

瑜伽的四條道路

在向內的旅程上有多條道路可以選擇，不同的道路適合不同的人格特質。然而，若想要理清它們，卻是一件令人迷惑的事。如今的老師為瑜伽取了很多新名字，並賦予傳統新的意涵，用以樹立獨特的流派，與他人有所區分，因此使得現代瑜伽流派看起來彼此不同。

如果你對主要的傳統瑜伽之道有所瞭解，就會對現代瑜伽流派的目標清楚許多。隨著你的興趣和需求逐漸穩定，遇到信任的老師，你就會穩定地專注於所選擇的瑜伽流派。

古印度經典《薄伽梵歌》（*Bbagavad Gita*）描述了瑜伽的四條道路，在開始探討它們之前，請你記得沒有一條道路是與其他道路完全分離的。它們之間的區別是基於人的秉性不同，但最終的目標都是一致的。

我們可以將《薄伽梵歌》中所描述的四條道路比喻為飛鳥的身體。

1　八肢瑜伽

王道瑜伽的八肢有時候也被叫做「練習的瑜伽」。它們就像鳥的頭部，提供了用於飛行的紀律、嚮導、組織結構和視野，這些內容也被所有的瑜伽道路共用。

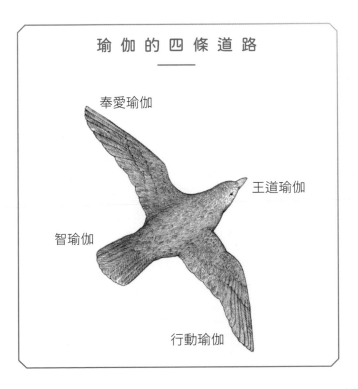

瑜 伽 的 四 條 道 路

奉愛瑜伽

王道瑜伽

智瑜伽

行動瑜伽

其他的三條道路，就像鳥的翅膀與尾巴，有時被稱為「生命的瑜伽」，因為它們以人的自然性格傾向做為開悟的基礎，也顯示了瑜伽如何應用在日常行為之中。

2 行動瑜伽

行動瑜伽的內涵是積極地行動，但放下對結果的期待以及為一己私利的執著。行動瑜伽適合那些行動導向的人；它使人們在行動中保持內心的平和。無論是粉刷嬰兒的房間，還是在慈善馬拉松賽事裡幫忙，抑或是日常事務性的工作，只要是善巧行事，而且對行動的結果不含自私的企圖，就是在奉行行動瑜伽。這樣的行動會讓生命更有成就。

這種成就無關乎你是匿名捐贈百萬美金給慈善機構的善人，還是確保社區劇院演出成功的幕後工作人員，或是家庭中快樂地為家人洗碗的一員，都是等同的。行動瑜伽的核心是「行動的動機是無私的」。關於這條道路，《薄伽梵歌》中說：

神說，虔誠的踐行瑜伽，積極行動，放下執著，平等地對待成敗，瑜伽即是平和。（2:48）

3 奉愛瑜伽

鳥的另一隻翅膀是奉獻之道，或者叫做「奉愛瑜伽」（bhakti yoga，源自梵文字根 bhaj，意思是「轉向或使用，去愛慕或熱愛」）。音樂家、藝術家、詩人或那些樂於對人類情感細膩琢磨的人們，通常會發現自己更容易被這條道路吸引。然而，不可以將奉愛瑜伽過於狹隘化。它並非只適合藝術家。愛與感恩之心會讓每一個學生的瑜伽修行更上一層樓。要是沒有奉愛的元素，任何修行都會走向枯竭。

奉愛之道的特點，除了愛之外，還包含信念以及徹底的臣服。的確，瑜伽不是宗教，但我們也不能忽略一點，那就是人類的心靈需要一個寄託情感的中心，正如人類的心需要一個專注的焦點。瑜伽的目標是值得尊崇並為之奉獻的，而這種奉獻反過來會引領人們走向覺悟。《薄伽梵歌》中有很多篇章在傳遞這個資訊。下面這段是來自克里希納（Krishna），他是理想瑜伽士的象徵，居住在每個人的內在：

由於你的信念，我可以將最重要的祕密傳授給你，也就是讓所知與行動結合，只要你懂得這個道理，所有的雜質都將從你剝落。（9:1）

4 智瑜伽

最後，還有一些人的樂趣和成就感來自於研究哲學，對生命的追問和思索，並對世俗行動逐漸淡漠。這樣的人傾向於智瑜伽之路，這條道路強調覺察力和明辨力。智瑜伽像是鳥的尾巴，因為尾巴是舵，掌握飛行的方向。

然而，智瑜伽之道不僅僅與智力有關。在這條道路上，我們發展觀察自心的能力，以及淡然鎮靜的性格，成為一個觀察者，俯瞰一切激情與紛擾。對於每一個選擇智瑜伽之道的人，《薄伽梵歌》說：

冷靜端坐之人，不為外物所動，心中明瞭「一切不過是自然的戲碼」，堅定地立於天地間，毫無動搖之心；不為苦樂所動，居於本性之中……這樣的人實現了人格的超越。（14:23-25）

其 他 的 瑜 伽 之 道

還有一些重要的瑜伽之道，每一種都與特定的風格和練習方法相關。它們常常被認為是完全不同的，但事實上，每一種練習方法和哲學理論之間都是緊密相關的。它們包括：

◆ **梵咒瑜伽**

這條道路主要是運用各種音聲和詞句，做為體驗高維度意識的嚮導和支撐，並以此實現開悟。有些梵咒只能應用於冥想，有些則可以做為祈禱、儀軌的頌詞，或沉思的工具。梵咒的應用也是王道瑜伽的一部分。

◆ **昆達里尼瑜伽**

這條道路是關於喚醒並逐漸吸收個體意識中原本蟄伏的能量。它主要強調沿著脊柱軸線的各個能量中心，也就是脈輪。哈達瑜伽的練習與昆達里尼瑜伽的理論和方法，關聯度很高。

◆ **密宗瑜伽**

在這條道路中，透過有系統地探索個人意識與宇宙意識之間的關係，來實現自我覺醒。密宗瑜伽由一系列訓練方法組成，包括梵咒、觀想、內外的儀軌，以及八肢瑜伽的一些內容。此練習需要一個精深的技巧和一系列廣泛的知識。

綜上所說，使生命之鳥飛翔的動力是奉愛瑜伽和行動瑜伽這兩隻翅膀，飛行的方向則由智瑜伽這條尾翼掌控，而王道瑜伽的練習所帶來的經驗，可以智慧地指導生命的航程。

飛向靜默

關於瑜伽，還有很大的範圍無法在這個簡要的章節裡一一道來。隨著你的探索開始啟程，更多的概念只會讓你感到壓力，而且無益於你享受這段旅行。事實上，概念之於瑜伽，無論其總結多麼精煉，仍會感受到語言和文字的局限，從而成為體驗瑜伽的一種障礙。

內在生命的深邃無法被描述。在瑜伽傳承的歷史長河中，這個真相讓無數學生和老師彷彿在尋找一個週期性避難所那樣，從語言和概念中脫離出來，飛入靜默。靜默能帶領我們探索未知的自我，那些未曾被接納和看見的部分。基於此，瑜伽課堂最好不要放音樂，引導詞應盡可能清晰簡潔，注意力應置於安靜的自我觀察中。

有系統地體驗靜默，正如在冥想中所做的那樣，是學習瑜伽的過程中最令人感到富足的時刻之一。靜默能打開一個空間，允許情緒和念頭自然發生。自我理解的門被打開，自我接納隨之展開。靜默讓我們從社會期待中安靜下來，傾聽自己內心真正的需求。在靜默中，真正的自信會發展出來，並推及到生活中的各個場合。

現在，你一定迫不及待要展開你的瑜伽練習了。下一章將提供一些指導原則，以確保你的練習是安全和有效的。花一點時間去閱讀它們，然後毫不猶豫地開始吧。

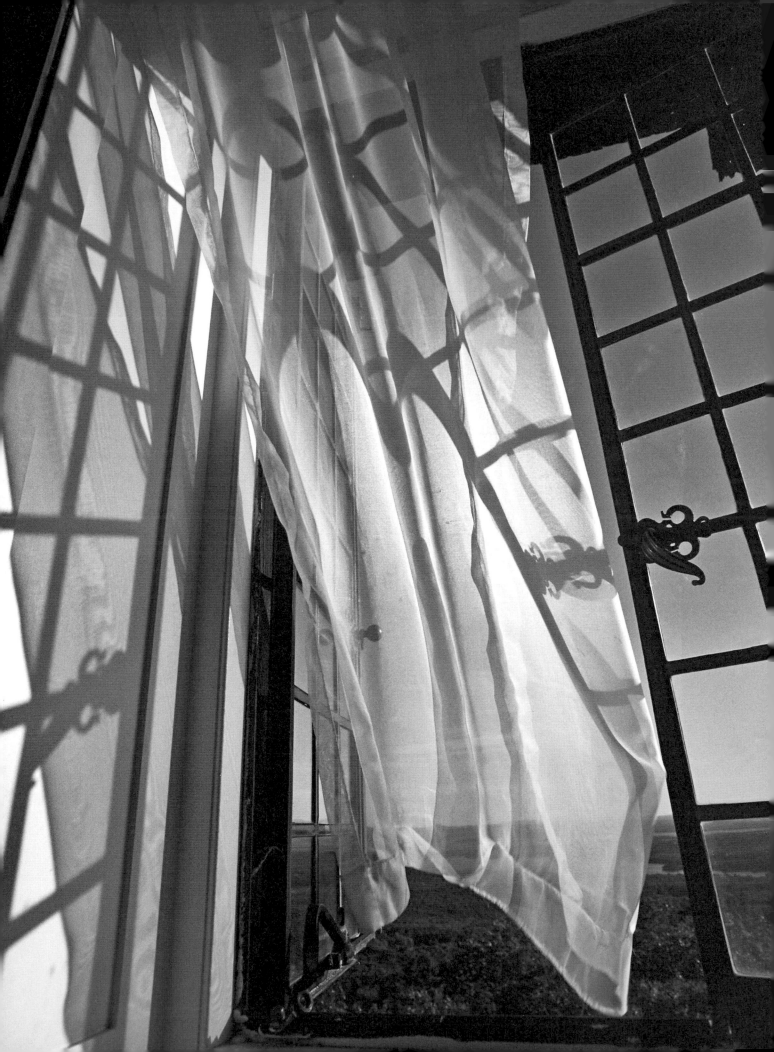

GETTING STARTED

GETTING STARTED

Chapter 2 開始練習瑜伽

·

願我們的外在行為與內心想法一致。

——阿闥婆吠陀（Atharva Veda）

如果這是你第一次練習瑜伽，那麼你將遇見一個更清爽、更有活力的自己。瑜伽的所有訓練方法都指向一個目標：喚醒源自於內在的平衡與和諧，重新認識你自己。這裡有一些指導原則來幫助你開始，同時回答了一些長久以來盤旋在你腦海中的問題，或者一旦你開始練習就會遇到的問題。

比如說，你想要瞭解什麼樣的空間條件適合練習；要穿什麼樣的衣服；一天之中最好的練習時間；以及每天要花多少時間進行瑜伽練習為宜。另外，還有一些模糊不清的疑問也會湧上來：你怎麼判斷自己是否練對了？伸展和體位法練習的進步如何衡量？多久能看到進步？這一章的目的就是為你即將開始的瑜伽之旅護航。

一開始，我們的注意力會自然地放在學習伸展和體位法的技能上。我們需要學習基

本的身體校正方法，解決肌肉力量不足和緊繃的問題，因為這些問題會讓我們難以完成某些體位法。現在，我們要說說關於伸展的問題。

伸展

伸展的感覺很好。它能輕易地解決一些日常生活中遇到的問題，例如，坐的時間太長、肩頸急需按摩、經常感到昏沉想睡。伸展會喚醒身體，只需要幾分鐘，肌肉就會熱起來，緊繃的狀態慢慢鬆解，被鎖住的能量釋放出來，疲勞的腦細胞重新煥發活力。伸展也是熱身，是內在舞蹈的開始，這種舞蹈也叫瑜伽。

伸展會讓我們更具靈活性，這個詞或許常見，但難以準確定義。從技術上說，靈活

性是指關節可以輕易地在一定範圍內活動。但我們都會在運動中感受到一些關節部位不太靈活，另一些則轉動得好一些。每個個體都是不同的，這是一條鐵律。比如說，對有些人來說，前彎是強項，但對一些人來說就很困難。前彎很容易的人，可能會在扭轉或後彎中感覺吃力。在瑜伽中，我們從所在之處出發，而不是從所期待之處出發。當你發現有緊繃感出現的時候，無論是細微的還是明顯的，都意味著內在阻滯的能量和僵結在被釋放。

造成靈活性不足的抗力是什麼？這是一個重要的問題。有些關節處的抗力是結構性的，不可以改變的，但大部分抗力在生命中的每一天都會變化。

身為一名瑜伽學生，我們主要關心三個方面：肌肉和結締組織內的緊繃，被姿勢和運動習慣強化的無意識關節緊繃，心理狀態帶來的身體緊繃。如果我們希望透過瑜伽而有所改善，就必須逐一克服它們。

克服抗力

當肌肉被伸展時，位於肌腹內的牽張感受器會發出信號，自動阻止拉伸太猛或太快。超出負荷的牽張感應器會向肌肉發出抗拒的信號，來阻止伸展的繼續。這就是為什麼瑜伽的伸展要求緩慢進行，並配合足夠的放鬆時間。這種方式會重新訓練牽張反應器，從而達到更大程度的靈活性。

結締組織表層的膜叫做「筋膜」，連接包裹著肌肉，筋膜的僵硬也會成為伸展的阻力，這個包住肌肉的組織網會使柔軟度降低。瑜伽的伸展是一個完美的工具，能夠自然恢復這些連接的纖維的彈性，使它們變得更柔軟。

肌肉緊繃的另一個原因，是固定在同一

種姿勢的時間太長。在不久遠的過去，人類步行的時間很長，需要久坐的人是很少的。但在這幾百年中，這種情況發生了巨大的變化。現在，人們可能一生中都不必做劇烈的運動，大部分時間都是坐著的，這種情況導致肌肉變得越來越僵硬緊繃。一套由各種動作組成的、平衡的瑜伽體位法練習系列，能夠改善這種狀況，身體會在規律的運動中受益，靈活性也會增強。

第三個造成肌肉緊繃的原因是，隨著身體靈活性的降低，我們會自然地改變使用身體的方式，以適應關節的局限性。比如說，倒車的時候不是回頭看，而是看後視鏡。這些類似的習慣會強化本就存在的肌肉緊張，造成惡性循環。我們需要新的選擇，而從瑜伽練習中拓展的伸展能力，能幫助我們實現這些選擇。體位法讓我們恢復被僵硬緊繃限制的運動能力，重新享受靈活運動的快樂。

最後，心理狀態也會影響靈活性。大部分人都曾體會過，當處在情緒壓力下，身體會有緊張和不安的感受。當這種情況成為常態，身體就會明顯喪失靈活性：姿勢不良、疲勞，以及明顯的運動限制。長期的緊張還會導致頭痛或更嚴重的神經性疼痛。

單靠物理伸展不能徹底緩解壓力，我們必須在各個層面學習調整自己。然而，體位法練習會幫助緩解已經存在於肌肉中的緊張，同時也提供了其他有力的工具（例如放鬆的呼吸練習，以及不帶評判的自我觀察）來積極緩解神經系統的壓力。因而我們得以實現「由內而外」的伸展。

練習的策略

有很多練習伸展的方法。一種是大部分人所熟悉的，健身課堂上教的快速伸展肌肉的方法，是透過彈跳進出某種姿勢。這種方

式叫做「彈震式伸展」（ballistic stretching，拉丁文中 ballista 的意思是「扔」），因為這會猛地將身體的一部分扔進某種姿勢。人們做這些動作時，通常是不帶覺知的，身體的跳躍和移動是由慣性帶領，心並不在當下。

在這類伸展之後，大部分人會發現身體有明顯的緊繃感，由於這種緊繃感是來自於肌肉纖維中微小的撕裂，因此很容易受傷。緊繃感通常不代表嚴重的損傷，而且在伸展後的第二天會逐漸修復。但這種方式會使伸展變得非常不舒服，也不是一種循序漸進的進步。

瑜伽體位法的伸展，通常是緩慢地進行，並且在伸展點上保持一段時間。如果是重複動作的伸展，重複本身需要一段時間的觀察。無論是緩慢精細並保持一段時間的伸展；還是重複地跟隨自然節奏的運動，瑜伽的伸展法都要求對整個身體保持覺知。

內在的觀察者

瑜伽的本質是純熟的自我觀察，所以在練習伸展或體位法時，你內在的觀察者應該是醒著的。你可能會發現，某個動作牽動了你原本不想啟動的肌肉，或者它需要的是平衡性而不是靈活性。你可能會發現在某個體位上呼吸不順，讓你結束體位的是緊張感，而不是真正的肌肉疲勞。你可能會發現，要完成動作並不需要使用你想像中那麼大的力量，伸展實際上是一項輕鬆的運動。在伸展中觀察身體、呼吸和心，才能學到每一個動作所能教給你的功課。

伸展還可以帶你進行更深層的觀察，包括你的健康狀況、對待身體的方式、壓力程度及對治方法、心理習慣和反應模式，以及放鬆和專注的能力。由於大部分人都有強烈的自我批判傾向，因此你從一開始就要牢記，瑜伽練習不是一場競賽或挑錯的過程。在瑜伽中，你的任務是積極地觀察自我，並以溫柔關照之心做每一次的練習。

身體、呼吸和心靈

對一個瑜伽體位的覺知，關鍵是觀察在它之內發生了什麼。那麼你透過練習，將學會自我調整，從而使內在能量能夠更平衡地在身體內流動。你的目標是舒適而穩定。要是將自己生硬地塞進一個「體位應該怎樣」的套子，只會製造緊張，甚至受傷，不如安住於當下，感受身體。覺知內在的局限和邊界，同時探索覺知的邊界，感受當注意力漫遊時錯過了什麼，或注意力過於專注時又錯過了什麼。

覺知呼吸是保持這種「輕柔關注」（soft focus）的重要方法；覺知呼吸讓你能夠「傾聽」這個體位所帶給你的整體感覺。這跟聽交響樂很類似，你的注意力會不時地從小提琴移到法國號，再到定音鼓，但始終是在交響樂整體樂章範圍之內。相似地，透過覺知呼吸，關注精微的身體感受、內在能量模式，甚至升起的念頭，但你的覺知始終是在體位之內的。

按照這個方法練習，每個伸展或瑜伽體位都將成為一種自我覺知的工具，若能積極地與之連接，而不是對挑戰心生抗拒，效果會加倍。你將從中學會正確的體位練習方法，如何進入、維持及離開體位。你將能夠認出每個體位在身體、呼吸和心靈層面的作用，並使練習更圓熟。

這個姿勢需要力量嗎？透過逐漸拉長維持的時間，你的身體將會越來越有力量。這個姿勢需要平衡嗎？規律的練習將提升你的專注度。你在體位中會感到緊張嗎？放鬆的呼吸練習將幫你從深層釋放緊張，昇華你對

體位的認知以及對自我的確信。

在這個過程中，你將發現「學習自內而外回應每個體位」是一種快樂的挑戰。你會加深對身體的認知，發現動作變得更協調、體位得到精進、血液循環增強、代謝能力提高、呼吸深化；總之，你的努力將會換來一個更好的自己。當體位之間的連接變得自然流暢，「該做什麼」會從內心自然升起，屆時，你的身、心、靈將高度地和諧統一。

練習的指導原則

這裡整理了一些常見問題的答案。它們是指導原則，不是教條規範，先讀一遍，然後我們將在下一章正式開始伸展和體位法的練習。

怎樣的環境最適合練習？

乾淨、安靜、通風良好、平靜的空間最適合練習，有堅實的地面，可以鋪上一層毯子，或者確保其表面不滑。避免極端溫度、陽光直射，以及凌亂無序。

對於服裝有什麼特殊要求？

選擇不會讓人感到束縛緊繃的衣服，像是 T 恤、運動褲、合身褲、短褲等；脫下鞋襪。天然材質的布料會給皮膚呼吸的空間。可以的話，在練習時摘下眼鏡。

需要什麼特殊裝備嗎？

儘管市面上有很多瑜伽輔具，但其實瑜伽崇尚輕裝、極簡，並不需要太多額外的裝備。你需要一個薄坐墊（在放鬆法和冥想時使用），一條毯子或披肩在天冷的時候蓋住身體。
你可能還需要準備一條帆布繩（來幫助你做到那些「差一點能碰到」的體位）；一個不滑的瑜伽墊（確保雙腳穩定）；以及一個眼罩（在放鬆的時候遮光）。

如何平衡瑜伽練習與三餐的關係？

體位法會影響內臟，因此最好等到它們不再忙著消化的時候再開始練習。空腹練習較好。排便後練習更好，其他一些練習也必須如此。輕食後兩小時，大餐後四小時再練習。

練習瑜伽的最佳時間為何時？
每次練習多久較適宜？

按照傳統習慣，在清晨或者傍晚（晚餐前）練習體位法最好。有些人覺得在睡前一小時做些簡單的伸展也很舒服。或者在你的日常時間表中正好有個空檔時間可以用來練瑜伽，那麼這個時間對你來說就是最好的時間。
最短 15 分鐘，可以比較完整地進行一組簡單的伸展和放鬆；30 分鐘則可以讓你更從容，完成更多的伸展動作和完整的放鬆練習。這本書裡推薦的兩套練習大約都需要 45 ～ 60 分鐘，取決於練習的節奏以及每組動作重複的次數。規律且有系統的練習是最有效的。嘗試一週至少練習三次。每日練習則更理想。練習時間長短取決於你的時間安排（詳見第十章）。規律地練習 15 分鐘，勝過偶爾一次長時間的練習。在安排練習時間的問題上，要結合自己的實際情況，對自己溫和一些。

如果生病了或者身體有傷，
是否適合練習瑜伽？

瑜伽在傷病療癒方面是極有效的，但具體的練習內容要與傷病恢復所處的階段相關。練習時千萬不可急切，超越自己的極限。首先運用呼吸和放鬆的技巧，然後在身體的耐受範圍內增加伸展的幅度。若是受傷和動手術，需要一定的休息之後再進行復健訓練。

針對與壓力相關的精神健康問題，用瑜伽來療癒是非常有效的。不同於物理身體層面的疾病或損傷，精神健康問題可以透過體位法的練習（包括呼吸法和放鬆法），使心變得更安定。然而，瑜伽不能取代藥物治療。如果相關問題長期沒有得到改善，就要尋求專業的醫學幫助。

月經期間是否適合瑜伽練習？

月經期間要避免倒立、費力的，以及會對腹部造成壓力或產生熱能的體位法。對於大部分女性來說，月經是一個身體休息及調整的絕佳階段，因此適合做一些放鬆的體位法，以及呼吸和冥想靜坐練習。還有人發現，一些溫和的伸展有助於緩解經期不適症狀。切記不要過度。

多久能看到練習的進步？

在第一節課後，你就會有良好的感受，認為瑜伽就是這麼有效。然而，進步是很難自我衡量的。放下期待，反而會有你的朋友或同事在某一天發現你好像變得更平和或更有活力了。

在那之前，你或許可以透過不練習時的感受，來衡量練習是否有所進步。那種「似乎少了什麼」的感覺，實際上是在告訴你，你的身體和心靈已經體驗過一種全新的平和境地，你想要回歸於此。

要不要參加瑜伽課程？

要去上課。沒有什麼可以替代老師的作用。找到一個適合自己的課程，去上課。一個好的瑜伽課程會給你珍貴的資訊回饋，堅定你的信心，使你不斷更新對練習的認識，教會你更多的技巧和體位法，以及最重要的是，為你提供一個 satsanga 靈性聚會，讓你有一些志同道合的朋友在瑜伽之路上相互提攜和激勵。

最後的總結

享受你的練習！練習的過程是為了喜悅和滿足。瑜伽這座大廈的基石，是不執著於行為的結果。所以，享受練習本身的樂趣。在那些從練習中感受不到太多樂趣的日子裡（會有一些這樣的日子），就在自律中找到樂趣。

一 些 基 礎 的 建 議

◆ **在每一節課正式開始之前**，先做 1 ～ 3 分鐘的快速放鬆，結束前做個徹底的放鬆。

◆ **全程用鼻子呼吸**。不要屏息。

◆ **放鬆地微眯雙眼**。

◆ **不要強求做到或保持某個姿勢**。讓每個動作之間流暢銜接。

◆ **不斷滋養輕盈、伸展和穩定的感受**。在每個姿勢上要問自己，如何能夠深化體驗；如何能夠伸長脊柱；在姿勢中如何感到更有力量、更穩定、更廣闊。即使蜷曲的動作，也要能夠覺知到關節、肩膀、髖部的空間，以及頸椎和脊柱後側的伸展。

◆ **專注**。保持對整個身體的覺知。對每個姿勢保持敏感和覺察。氣隨心動，意思是能量會流向你所關注的地方。不要只把關注力放在你感受到伸展的地方，而是要觀察整個身體對它的反應。

◆ **安住當下**。每當念頭帶你遊蕩至其他時空，就用身體的感受和呼吸將它帶回到此處，以及你所做的事情上。

◆ 總體來說，在做完一個體位法之後，**你應該感受到舒服**，比沒做之前好。在你維持姿勢的過程中所出現的任何不適之感，應該在結束該姿勢之後立刻消失，只剩下舒適愉悅的感受。除非你有關節疾病，否則在練習過程中及之後出現關節疼痛，表示你的練習是有問題的。同樣的，任何對眼睛、耳朵或頭部造成壓力的情況，都意味著你需要調整自己的練習。如果在練習過後沒有感覺到放鬆和精力充沛，則意味著你可能練得太過頭了。

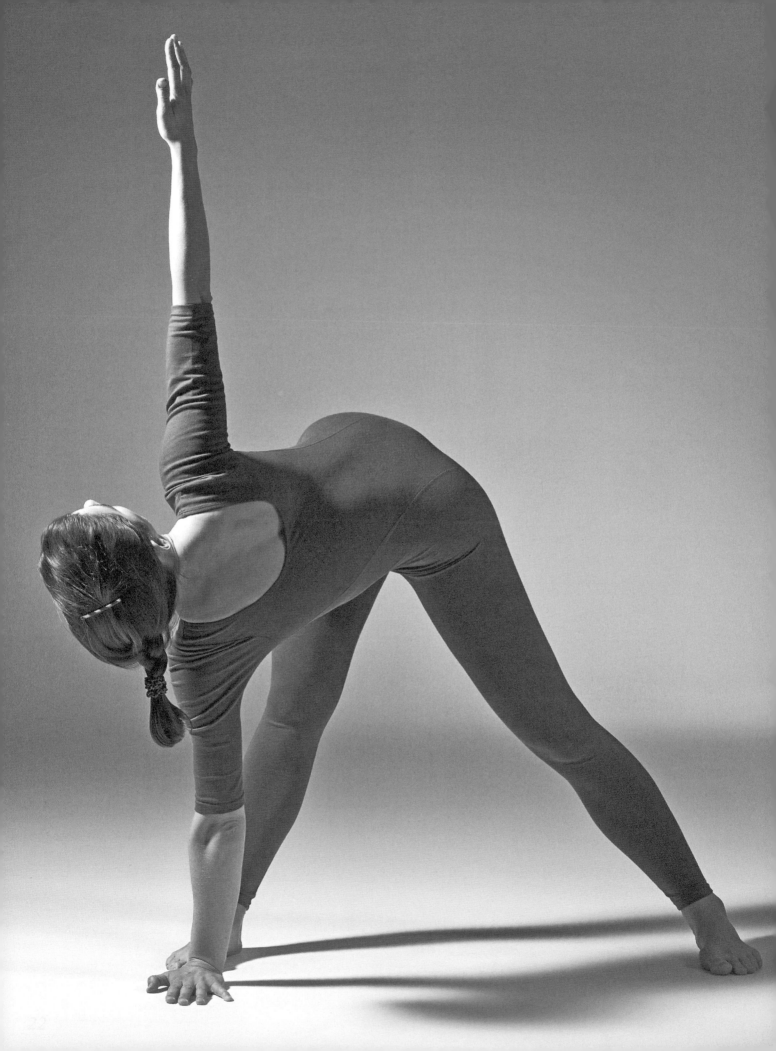

ASANA SEQUENCE ONE

Chapter 3

初階體位法系列 40 式

—靈活性、力量與平衡—

◆

對於那些承受著各種痛苦的人來說，
哈達瑜伽是一處溫柔的庇護所；
對於那些習練各類瑜伽的人來說，
哈達瑜伽則像是托起塵世的大龜。

——《哈達瑜伽之光》（*Hatha Yoga Pradipika*）

在忙碌的現代生活中，很少有人能夠給予身體和心靈足夠的照護，使其健康地運轉。然而，一個簡單的瑜伽體位法練習系列，以及日常幾分鐘的規律練習，就足以讓你長期保持在最佳的健康狀態。

接下來的練習系列會整體地調整身心，為你帶來更好的靈活性、力量、平衡和協調能力，以及更清明、專注的心靈狀態。

它包含一套全面的伸展動作，幾乎能夠活化所有的關節，隨著你對練習的熟練，將能夠掌握這些伸展技巧並運用得更好。請仔細閱讀動作要領的描述和示範，以確保練習的準確性。慢慢地，練習本身就會成為你的老師。

這套練習尤其適合初階練習哈達瑜伽的人，以及希望用溫和的方式啟動身體的人。它全面而詳盡，但對於靈活性、力量或耐力的要求卻沒有那麼高，因此也是各種瑜伽體位法的絕佳準備練習。有一些動作是特定體位法的準備訓練，另一些伸展或力量強化則是後續練習的一般性準備。完整的系列以圖片方式呈現在本章最後（p.52）。當你能舒適、熟練地掌握這套練習後，就可以嘗試第五章示範的更具挑戰性的系列了。

如果你對更難的體位法練習沒有興趣，只想保持身體健康，並具備學習瑜伽其他方面的能力，這套動作也是一個良好的選擇。事實上，古老的典籍告訴我們，哈達瑜伽是學習其他所有瑜伽的基礎和支撐。以下的熱身系列和初階體位法將為你提供這個基礎。

初階體位法系列

1 鱷魚式（Makarasana）

俯臥在墊子上。彎曲手臂，雙手掌放在對側的手肘處。手臂向身體方向微收調整，以使胸腔抬離地面，並將額頭放在交叉的前臂上。雙腿併攏，或分開到一個舒服的角度，腳趾朝外或朝內。閉上眼睛，放鬆雙腿、腹部、肩膀及臉部。專注於呼吸。感受呼吸之流在呼氣時洗滌身體，吸氣時充滿能量。停留在此姿勢上，進行 15 次呼吸。

益處

建立深長、放鬆的呼吸；將覺知帶回到中心原點，注意力回到當下。

鱷 魚 式

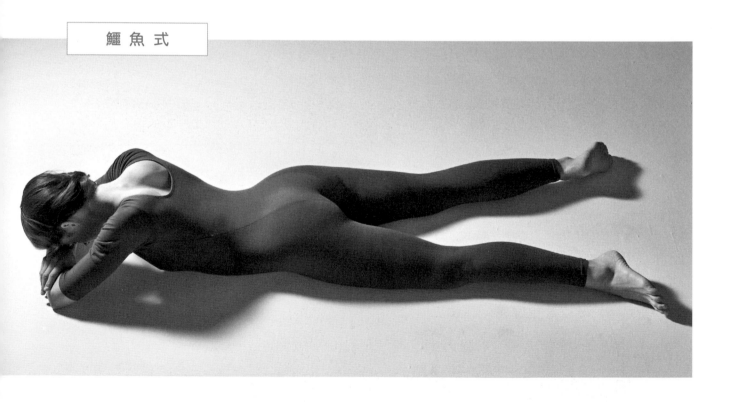

2 對稱伸展

翻轉身體，仰臥。雙腿併攏，雙手臂往上舉，沿著地板往頭頂方向伸展，掌心相對。然後，放鬆左側身體，伸展整個右側身體，右手臂和右腿同時向遠端伸展。然後換邊，每一側伸展 5 次。

最後，併攏雙腳，拉伸手臂，並伴隨雙腿的伸展，感受上背部的擴展。停留在此伸展上，進行 5 次呼吸。感受呼吸時腹部的起伏。然後伴隨著呼氣放鬆身體。

益處

拉伸全身的肌肉及接連組織。為許多瑜伽體位法做準備。

3 側邊伸展

仰臥，雙腿併攏，十指交叉枕在腦後。上身向右側傾斜，讓上背部、骨盆及腿後側平貼地面。腳跟向右側移動，伸展整個身體的左側。保持腳踝和雙腿併攏，注意別讓左側的髖關節或肩膀抬離地面。

停留在此姿勢上，進行 3 ～ 5 次呼吸，感受拉伸。隨著不斷放鬆，或許你會感受到身體能更深度地彎向右側。鬆開身體，回正。換邊重複一次。

益處

從髖關節到肩膀拉伸整個軀幹側邊；讓呼吸更加充分、輕鬆。

對 稱 伸 展

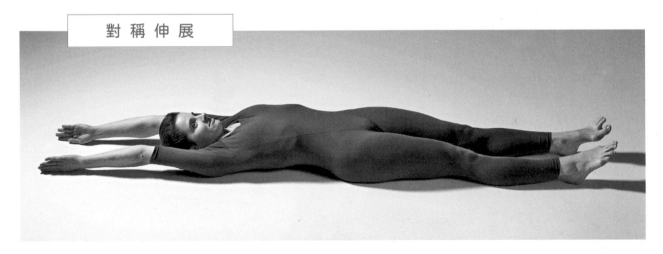

側 邊 伸 展

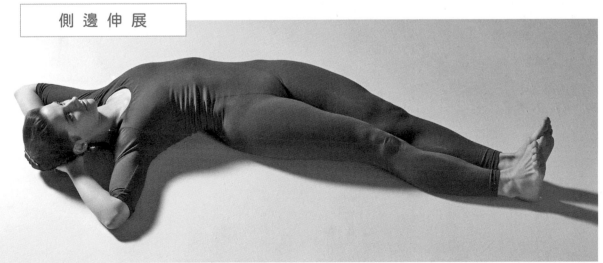

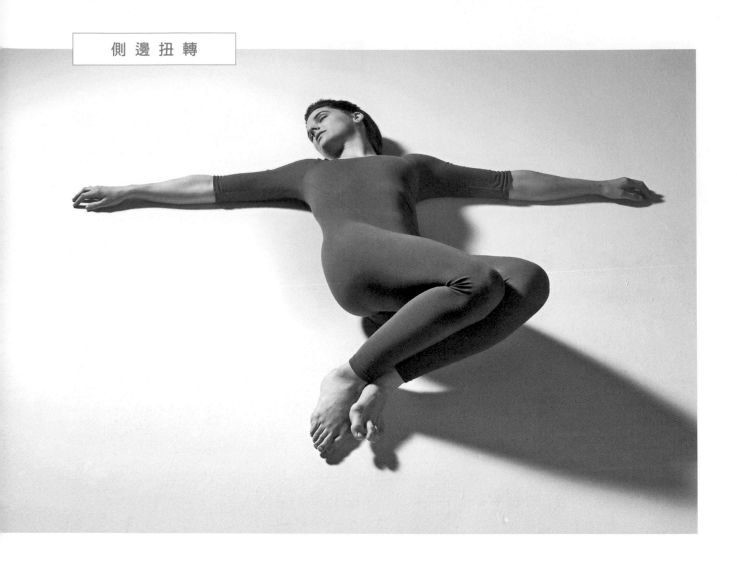

4 側邊扭轉

仰臥，雙手臂向兩側伸展，掌心向下。屈膝，雙腳踩在墊子上，與髖關節同寬，腳跟靠向骨盆。保持雙腳不離開地面，呼氣，將下半身朝左邊扭轉，溫和地將膝蓋往地面放低。吸氣回正，呼氣，朝右側重複同樣的動作。你可以將頭部朝向與膝蓋相反的方向轉動。每一側重複 3 ～ 5 次。

如果你想要深化扭轉，強化腹部力量，可以將雙膝抬高靠向胸腔。保持雙腿緊緊併攏，按照上文所述的方式向兩側扭轉。

完成後身體轉向左側，起身坐好。

益處

釋放背部中、下段的緊繃；溫和地扭轉脊椎與腹部。

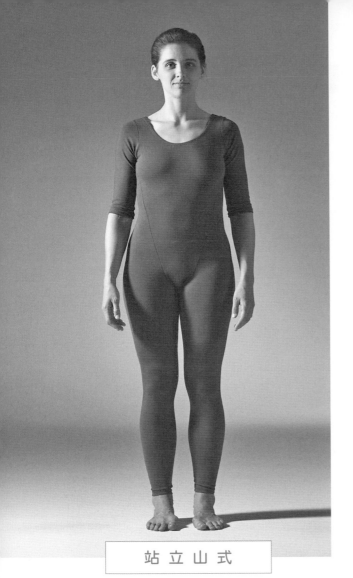

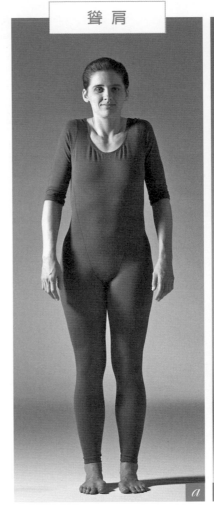

聳肩

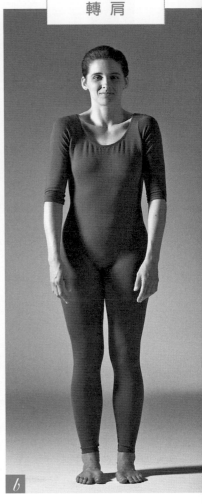

轉肩

站立山式

a b

5　站立山式

站立，雙腳平行，打開與髖部同寬，腳趾朝向正前方。向上、向後旋轉兩邊的肩膀，然後放鬆，使兩手臂自然垂落在身體的兩側。脊柱挺直，身體重心均勻分布在雙側的足弓。腳趾張開，腳掌均勻地向下踩地，同時感受頭頂向上伸展。停留在此姿勢上，進行 3 ～ 5 次呼吸。

益處

建立一個中心、平衡的身體校正結構，它將為站立以及其他體位法提供內在的參照點，也會將覺知帶入日常生活的姿勢中。

6　聳肩與轉肩

（a）吸氣，將雙肩提起，朝向耳朵；呼氣，肩膀放鬆下降。重複 3 次。

（b）然後轉動肩膀，讓它們向前、向上、向後、向下四個方向轉動。吸氣時，肩膀向上、向後轉動，呼氣時，肩膀向下、向前轉動。重複 3 ～ 5 次之後，反方向轉動。朝每個方向做最大程度的伸展，但手臂和雙手不要用力，要放鬆。

益處

此練習與接下來的四個動作，都有助於肩部的打開、強健與位置的調整，使肩部恢復最大程度的運動範圍。這些動作將可以明顯改善整個上半身的循環。

7 手臂畫圈

　　身體站直，雙手臂自然垂落於身體兩側。抬起手臂向兩側伸展，平行於地面，掌心朝下。

　　雙肩放鬆。轉動手臂（以手臂畫圓），從小圈圈開始慢慢擴展到最大圈。保持最大範圍的畫圈，然後改變轉圈方向，逐漸將繞圈範圍縮小，回到起始姿勢。雙手手臂自然放下。

8 手臂垂直擺動

　　身體站直，掌心朝向身體。輕輕握拳，前後擺動手臂，感受隨著手臂向後擺動，胸腔和肩膀被打開。

　　若想加大動作的動能，可以在交互擺動時彎曲手肘，向後時施力推動。

　　持續 20 ～ 30 秒。

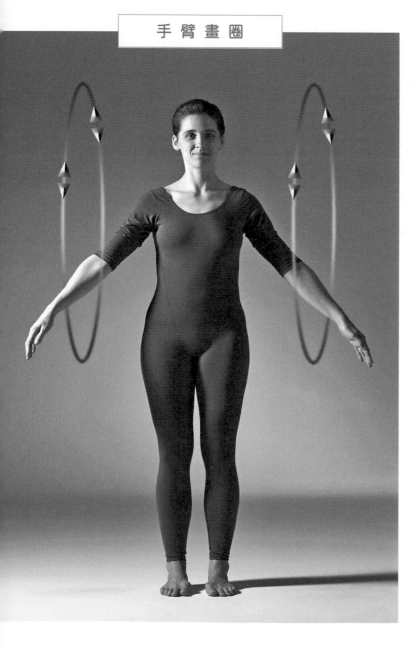

手 臂 畫 圈

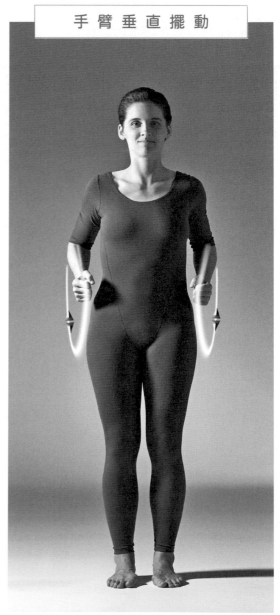

手 臂 垂 直 擺 動

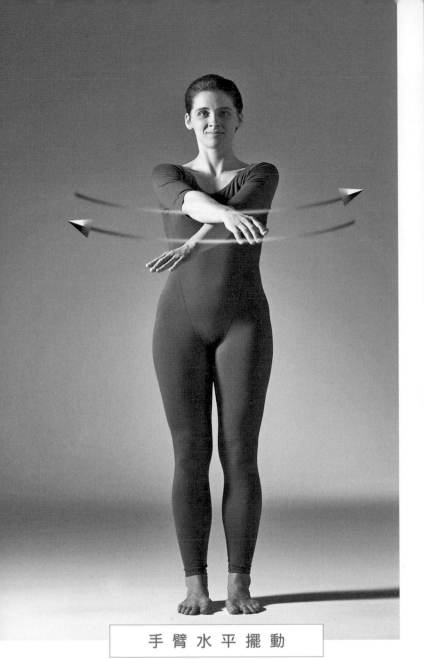

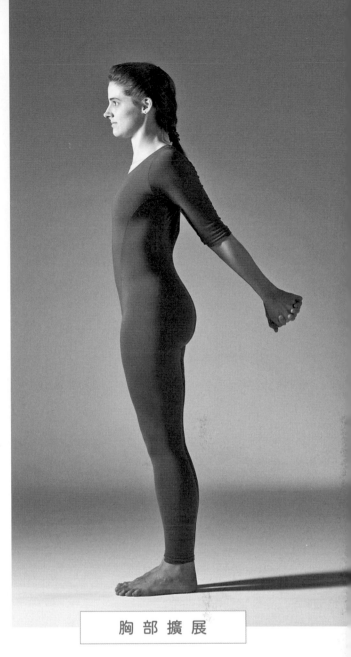

手 臂 水 平 擺 動

胸 部 擴 展

9 手臂水平擺動

身體站直，手臂向兩側伸展，平行於地面。前後揮動手臂，雙手臂在身體前方輪流上下交疊。

為了達到最大程度的伸展，當手臂向後揮動時，放鬆，並釋放上胸部的抗力，使肩胛骨向彼此靠攏。

持續 20 ～ 30 秒。

10 胸部擴展

身體站直，雙手十指交扣置於身體後方。將雙肩向後展開，肩胛骨向彼此靠攏。可能的話，將雙手掌相對緊靠，伸直手肘，朝地面方向伸展手臂。保持伸展和呼吸的流暢，打開胸腔。如果想加深伸展，可以將手臂從背部抬離，同時挺起並展開胸腔。保持脊柱直立，伸展頸部和下背部。在每一個位置上停留，進行 3 ～ 5 次深長的呼吸。

11 站姿暖身扭轉

　　站立，雙腳打開略寬於肩膀。輕輕握拳，彎曲手肘使前臂接近腰部的高度。保持頭部中立，臉部向前，以適中的速度左右扭轉身體，讓呼吸自然流動。

　　如果要逐漸加深扭轉，可以加強肩膀和骨盆的動作，但要保持覺知，不要過度伸展。

　　保持呼吸均勻，持續 30 ～ 40 秒。

益處

　　增強脊柱的靈活性及身體主軀幹的循環。

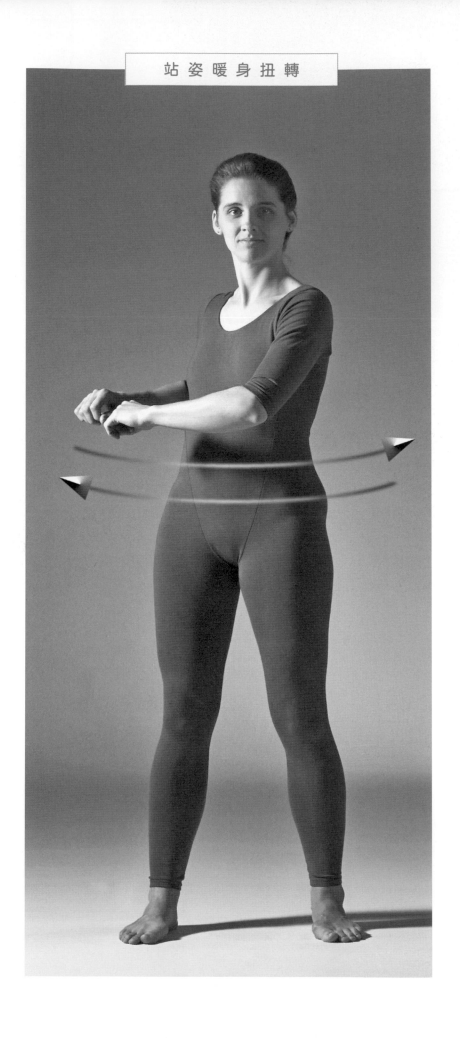

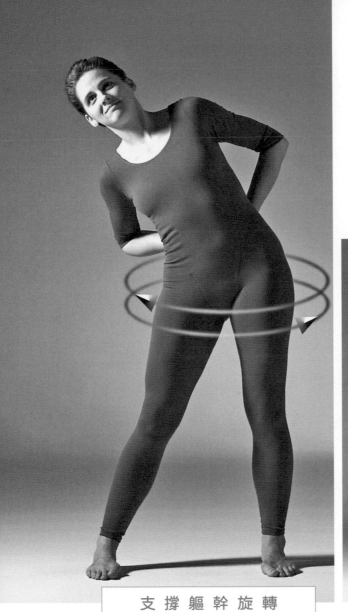

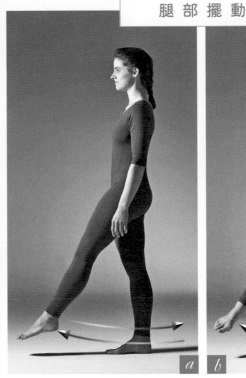

腿部擺動

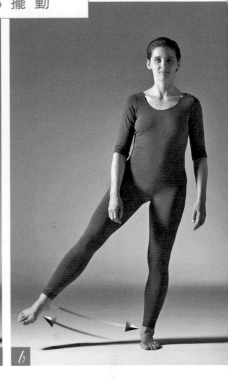

a　b

支撐軀幹旋轉

12 支撐軀幹旋轉

　　站立，雙腳打開約兩步的寬度（註：一步大約從腳跟到腳尖的一個腳掌長）。手掌支撐下背部，手指打開，指尖向下。以微微前傾開始，然後將髖關節向右轉，向前、向左、向後，畫圈旋轉。你可以想像自己站在一個水桶裡，正在用骨盆擦拭水桶的內側邊緣。頭和肩膀隨順骨盆的運動即可。順時針、逆時針各做 5 圈。

益處

改善協調能力；使髖關節、骨盆及下背部更靈活。

13 腿部擺動

　　（a）採山式站姿，雙腳併攏。膝蓋伸直。一條腿伸直向前擺動，然後伸直向後。重複 10 次。保持軀幹和骨盆直立穩定。
　　（b）然後，腿部伸直，左右擺動 5～10 次。始終保持腳趾朝前，骨盆穩定。
　　換另一條腿重複以上的動作。

益處

使髖關節和雙腿靈活、有力，提升平衡能力。

14 抬膝

採山式站姿，雙腳與髖部同寬，盡可能抬高一側膝蓋，放下後，抬高另一側，進行時保持脊柱挺直，雙手臂放鬆垂落於身體兩側。以適度的快速頻率交替進行 15～20 秒。

益處

強化位於骨盆區域的臀部屈肌，加強髖關節與膝關節的靈活性。

15 手臂上舉伸展

採山式站姿。吸氣，手臂從身體前方高舉過頭，同時腳跟上提。呼氣，腳跟和手臂自然放下。吸氣，手臂從身體兩側高舉過頭，同時腳跟上提。呼氣，手臂從身體兩側放下，同時腳跟放下。重複這組動作，完成 12 次呼吸。

益處

改善循環、平衡和協調；提升肩部的靈活性和小腿的力量。

16 山式・手臂交叉 （Tadasana）

站立，雙腳平行，與髖部同寬。脊柱挺直，身體重心均勻地分布在雙腳足弓。手臂於胸前交叉，閉眼。休息 30～45 秒，讓呼吸平順。

益處

建立一個中心、平衡的身體校正結構，它將為站立以及其他體位法提供內在的參照點，也將覺知帶入日常生活的姿勢中。

抬 膝

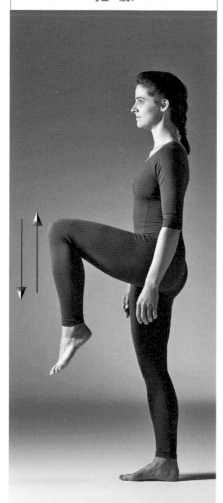

手 臂 上 舉 伸 展

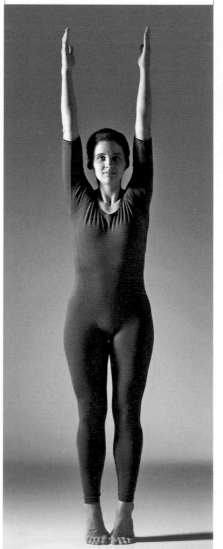

山 式・手 臂 交 叉

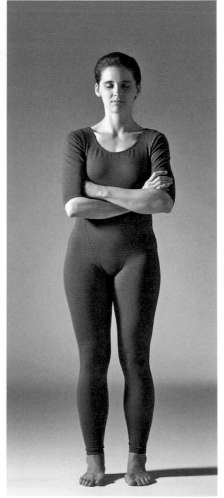

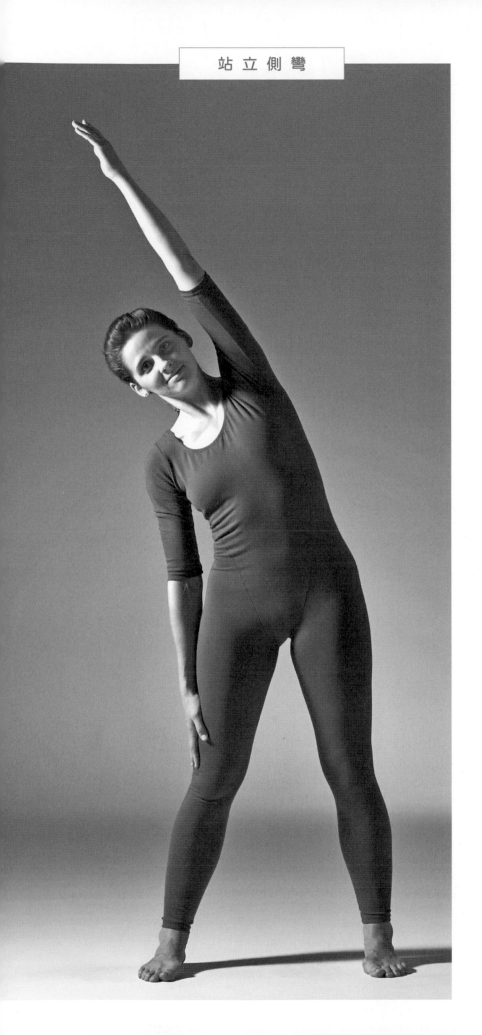

17 站立側彎

　　站姿，雙腳平行，打開約三步寬。吸氣，舉起左手臂至肩膀高度，掌心翻轉向上，繼續高舉過頭。向上伸展手臂，拉伸左側身體，然後身體向右側彎。

　　身體不要前傾或後仰，保持左手肘伸直。讓右手沿著右腿自然下滑，為側彎的深入提供輕微的支撐。

　　停留在此伸展位置上，進行 3 次深長而放鬆的呼吸。吸氣，手臂和身體回到正中位置；呼氣放鬆，手臂自然放下。

　　換另一側做。兩側分別重複兩組動作。

益處

深度伸展身體側邊的肌肉群。

18 站立前彎伸展

（a）站直，雙手在背後交握。可以的話，讓手掌心貼在一起，手肘打直，朝地板方向拉伸。雙肩向後展開，肩胛骨向中間靠攏；手臂微微抬離背部，打開胸腔。然後，身體從髖關節處向前彎，保持背部挺直，不要拱背，直到大腿後側肌群感受到伸展為止。

（b）接著，膝蓋微彎，回到起始位置。前彎和起身時皆要確保背部挺直。保持雙腳確實踩在地面。動作流暢後，重複 10 次以上，每一次重複都感受腿後側的拉伸感加深。

益處

建立「前彎是從髖關節啟動，而不是下背部」的覺知；在前彎伸展大腿後側肌群時，增強並保護下背部。

19 腹部擠壓
（Akunchana Prasarana）

採站姿，雙腿打開略寬於髖部。屈膝，身體前傾，雙手放在大腿上。上身的重量落在雙臂上，放鬆腹部。呼氣，緊實地收縮腹部肌肉，將肚臍推向脊柱。吸氣，放鬆，讓腹部自然回復。重複 10 次。

益處

這個練習對於調節、按摩腹腔，改善腹部內臟的循環，以及強健腹腔壁，都是非常重要的。運用橫膈膜式呼吸配合腹部的運動。

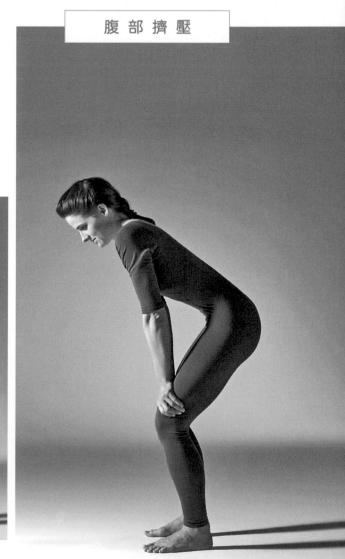

腹 部 擠 壓

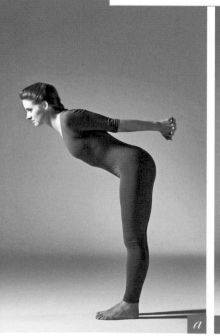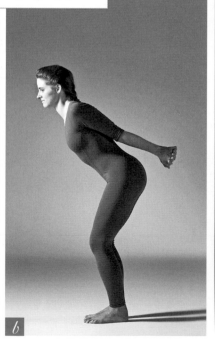

站 立 前 彎 伸 展

a b

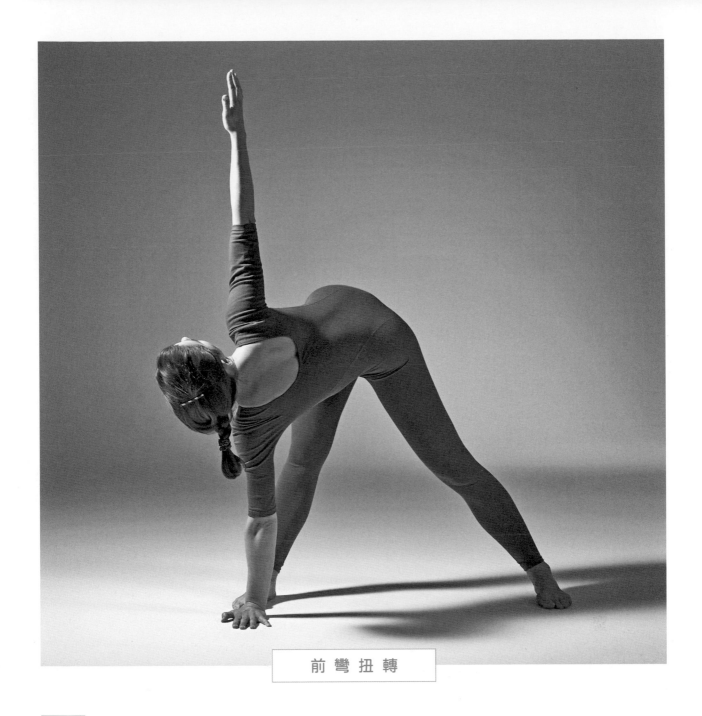

前 彎 扭 轉

20 前彎扭轉

採站姿,雙腳打開一大步。手臂向兩側平舉,從髖關節前彎,保持下背部挺直。現在向右側扭轉,將左手掌放在右腿或右腳前方的地板上(如果需要,可以稍微彎曲膝蓋)。右手臂向上高舉,轉動胸部及頭部朝向右手的方向。接著在保持前彎的狀態下,向反方向扭轉,將右手帶到左側。緩慢地交替進行 3 ～ 5 次。整個動作中,保持呼吸的穩定,在加深扭轉時呼氣,放鬆時吸氣。

益處

拉伸大腿後側肌群以及大腿內側;增強髖部和脊柱的靈活性;按摩調節腹部;改善平衡性。

21 貓式（Bidalasana）

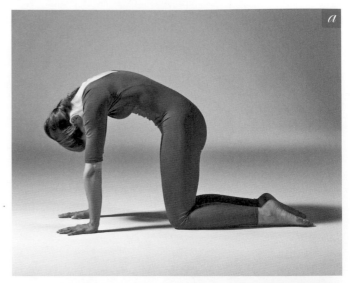

（a）跪立，雙手和膝蓋著地，手掌位於肩膀正下方，膝蓋在髖部的正下方（呈桌式）。呼氣，收縮腹部肌肉，骨盆向上推，脊柱拱起，整個背部呈上彎的弧線。

（b）吸氣，放鬆腹部肌肉，同時坐骨向上提，臀部伸展，抬頭，脊椎呈下彎的弧線。保持手臂伸直，身體重心均勻地分布在雙手和膝蓋上。（a）和（b）重複做5組。

（c）若要進一步強化背部力量，可以在吸氣時伸展，並同時抬起一條腿向後伸直。保持骨盆兩側與地面平行。

（d）呼氣，彎膝拱背，膝蓋收靠向前額。在每一側，（c）和（d）重複做5組。

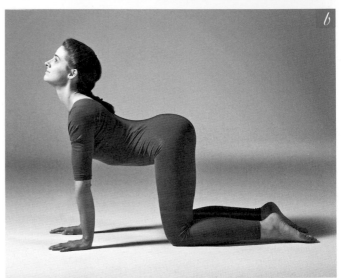

貓 式

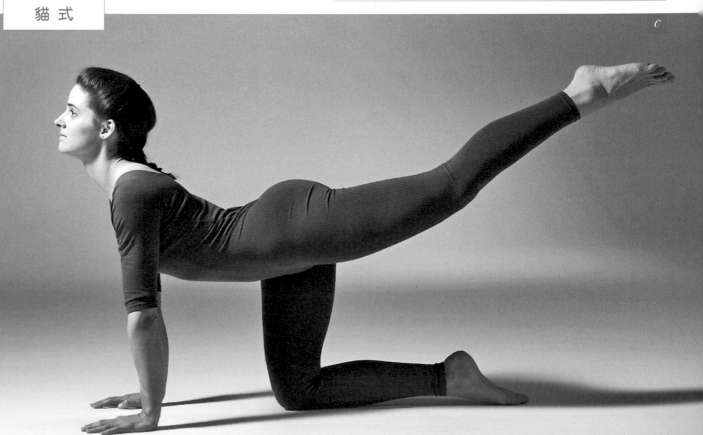

益處
增強脊柱的靈活性；強化腹部及背部肌肉。

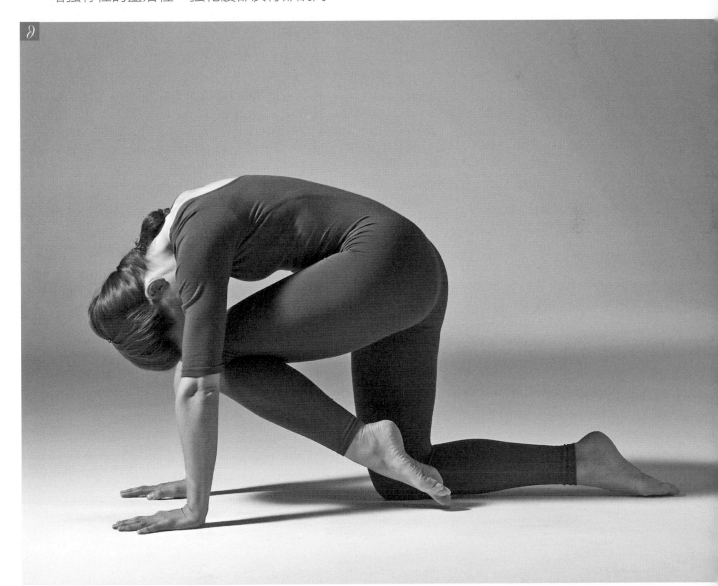

22 伸展嬰兒式（Balasana）

跪坐在腳跟上，兩個大腳趾觸碰在一起。如果感覺不舒服，可以在髖關節或腳踝下方墊一個墊子。

從髖關節向前彎，手臂伸展高舉過頭，放在地板上。將重心放在髖臀上，保持手臂向前伸直。手指尖向前移動，以伸長手臂。停留在此伸展上，進行 5 次呼吸。

益處

伸展肩膀與背部。

23 貓式平衡

回到雙手、雙膝著地。抬起左腿並向後伸展，腳尖指向遠方，保持雙髖和雙腿平行於地面。然後抬起右手臂並平行於地面。以左手與右膝保持平衡，右手臂與左腿向遠方伸展。放鬆回到原位，換另一側重複同樣的動作。每一側停留做 3 ～ 5 次呼吸。

益處

強健背部；改善身體的平衡性與協調性。

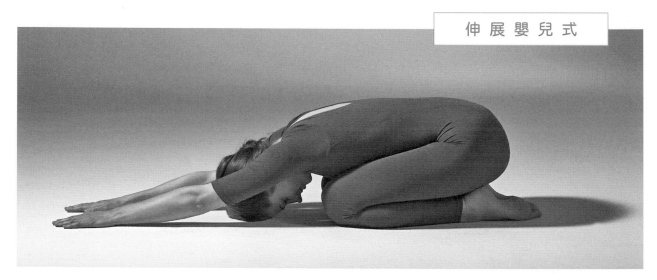

伸展嬰兒式

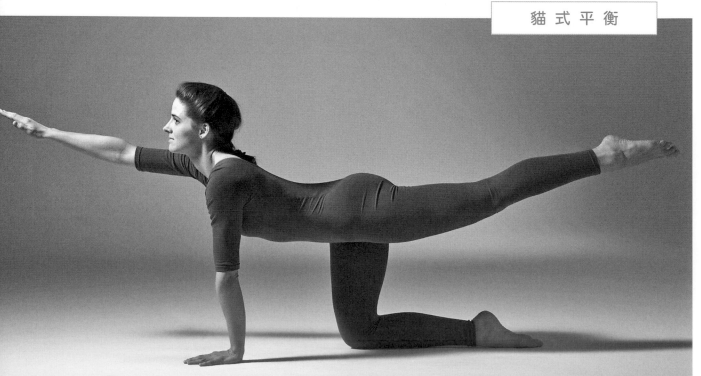

貓式平衡

24 貓式扭轉

在貓式上進行扭轉時,首先將右手掌向左移動,使其正好在臉的正下方。可以將雙膝打開一點。呼氣時,身體向左側扭轉,舉起左手臂。打開胸腔,左手臂向上伸展,轉頭,眼睛看左手。吸氣時手臂放下,換另一側重複以上動作。每一側在扭轉後停留,進行 5 次呼吸。

益處

強健背部;改善身體的平衡性與協調性;增強脊柱與肩膀的靈活性。

貓 式 扭 轉

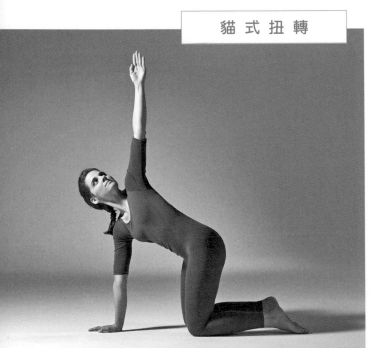

25 弓步式(Banarasana)

以雙手、雙膝著地開始,左腳向前一步,放在雙手之間,讓腳趾尖與手指尖齊平。右腿向後伸展,膝蓋、腳背碰地。左膝移到左腳踝的正上方,小腿垂直於地面。骨盆向下降,兩側大腿朝相反方向伸展。上身向前傾壓,然後溫和地抬起。放鬆並伸展頸部。停留在此姿勢,進行 5 次呼吸。然後回到手掌、雙膝著地,進行另一側的練習。

益處

這對於保持骨盆的正位是一個很重要的練習。可拉伸到位於骨盆深層的臀屈肌,以及大腿的前側。

弓 步 式

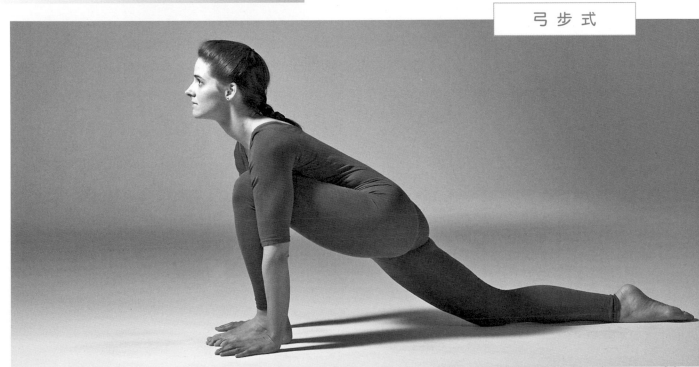

26 眼鏡蛇式（Bhujangasana）

（a）俯臥在墊子上，雙腿併攏。雙手掌平放在頭部上方的地板上，兩隻大拇指相互觸碰，兩隻食指與食指相互觸碰。手肘自然彎曲。臀部、髖部與雙腿均收緊。

（b）鼻子向前滑動，接著依序抬起頭部和胸部。前臂按壓地面，向前、向上抬起上半身。前臂繼續向下按壓，從骨盆處伸長身體並抬起肋骨，向前推動胸腔。專注於整條脊柱的伸展，並確保脊柱的伸展沒有給下背部造成壓力。使肩膀向下遠離耳朵，伸長喉嚨前側與頸部後側。放鬆雙眼、臉頰和下顎關節。停留在此姿勢，進行 5 次呼吸，感受呼吸在下腰部及肋骨兩側的流動。

然後，呼氣，保持身體的伸展，並慢慢回到地板上。首先，伸展並放低胸腔和下巴到地板上，接著是鼻子，然後收回頭部，讓額頭觸地。將頭轉向一側，手臂放在側邊放鬆，維持幾次呼吸的放鬆。可以重複一次，並在結束後將頭轉向另一側放鬆。

益處

這個基礎的動作非常重要，它能幫助打開胸腔，增強上背部，提升脊柱上半部的靈活性與循環，緊實雙臀和下背部。與其他後彎動作一樣，眼鏡蛇式能夠消除惰性，啟動能量，使大腦清醒。它還能透過釋放胸腔和腹腔的壓力，使橫膈膜可以自由地上下移動，肺部充分而均衡的擴張，來強化呼吸。

眼 鏡 蛇 式

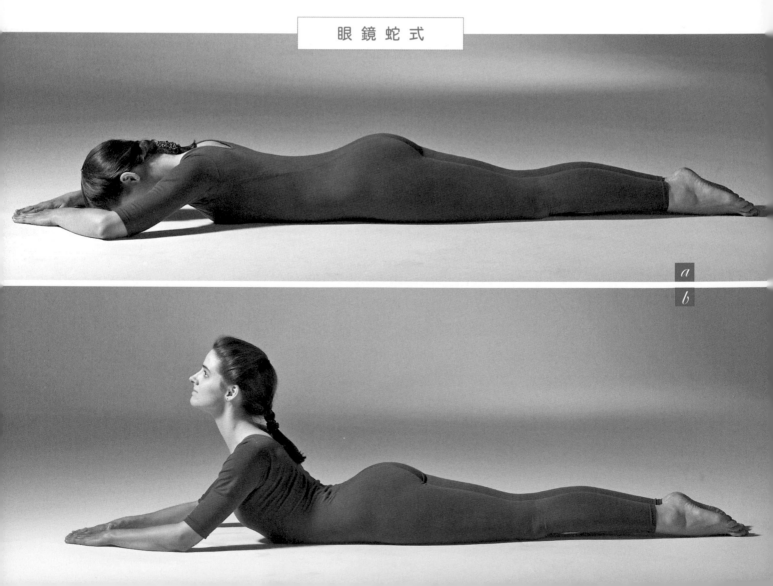

a

b

27 船式（Navasana）

（a）俯臥於地板上，下巴貼地，雙腿併攏，手臂置於身體兩側，掌心朝向臀部。

伸長手臂，肩胛骨向下、向後收。你會感覺到腹部在吸氣時會擴張推向地面，呼氣時會收縮。

雙腿保持併攏，臀部收緊。現在，吸氣，下腹部推向地面，同時抬起雙腿和上身。保持雙腿伸直，手臂位於身體兩側。

伸長整個身體，擴張胸腔，雙肩下降遠離耳朵。在這個姿勢上進行 5 次呼吸，以吸氣與呼氣的力量支撐身體，身體好像浮在呼吸的波動上。最後，呼氣，放鬆，身體回到地板上，頭轉向一側。享受幾次放鬆的呼吸，覺知整個身體的重量完全落在地板上。

（b）重複（a）的動作，但這次讓手臂向兩側打開與肩膀同高，掌心向下。注意要讓肩膀下降遠離耳朵，像之前那樣讓胸部抬起。

（c）船式也可以做手臂高舉過頭的變化式。從手臂平舉與肩同高的位置進入這個姿勢。吸氣，手臂沿耳朵向前伸展，雙臂平行，掌心相對。伸長頸部，並由此伸展整條脊柱。停留在此姿勢，進行 2 ～ 3 次呼吸後，呼氣時放鬆，將手臂放回到身體兩側，身體慢慢放回地面。

手臂高舉過頭的變化式比較難，你可能會發現在這個位置上，身體很難抬得像做前面兩套動作時那樣高。

益處

強健身體的背面；刺激腹部及神經系統；改善全身循環，以及對呼吸的覺知。

船 式

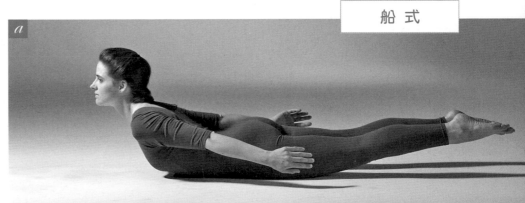

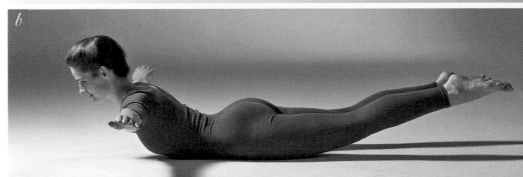

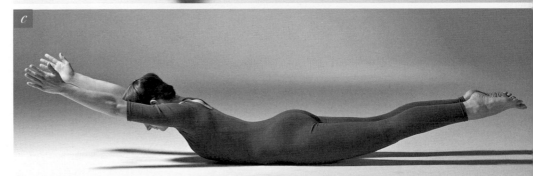

28 鐘擺運動

　　仰臥，手臂向兩側伸展，掌心向下。屈膝，膝蓋靠近胸部，下背部貼靠著地面。想像在骨盆的後面有一個時鐘，尾椎骨是它的 12 點方向，腰的後側是 6 點方向。現在順時針旋轉骨盆，讓它依序在「每個小時數字」的位置壓向地面。保持雙膝併攏，上背部平貼地面。順時針和逆時針各做 5 圈。

益處

釋放下背部的緊繃；按摩骨盆的後側；改善腹腔與骨盆區域的血液循環；強化腹部肌肉。

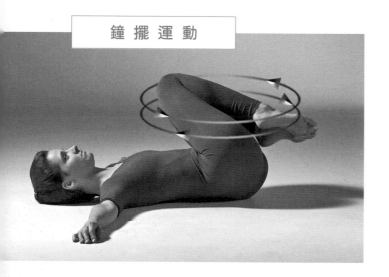

鐘 擺 運 動

29 捲體運動

　　（a）仰臥，屈膝，雙腳踩在地板上，腳跟盡可能靠近骨盆。右手置於頭部下方支撐。伴隨平順的呼氣捲起上半身，頭部靠近左膝。運用腹肌的力量抬起上身，左手抱膝協助動作的完成。切記，不是用手拉頭部的力量起身。吸氣，緩慢地將頭和腳放回地板。重複 5 次，然後換另一側再做 5 次。

　　（b）屈膝，雙腳踩在地板上。雙手放在大腿上。呼氣捲起上身，頭部靠近膝蓋。同樣的，用腹部的力量抬起上身，雙手抱住膝蓋以協助動作完成。吸氣，緩慢地放回到起始位置。重複 5 次。

　　（c）同樣地，屈膝，雙腳踩在地板上。雙手十指交叉置於腦後。呼氣，捲起上身，頭靠近膝蓋。保持手肘向兩側打開，以擴展胸腔。不要用力拉動頸部和頭部。吸氣，身體緩慢地放回墊子上。重複 5 次。

益處

強健腹部肌肉。

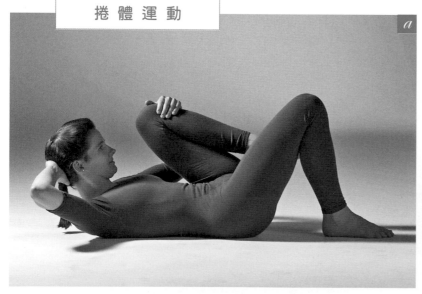

捲 體 運 動

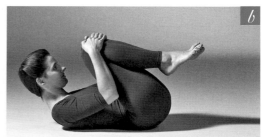

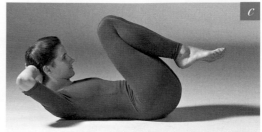

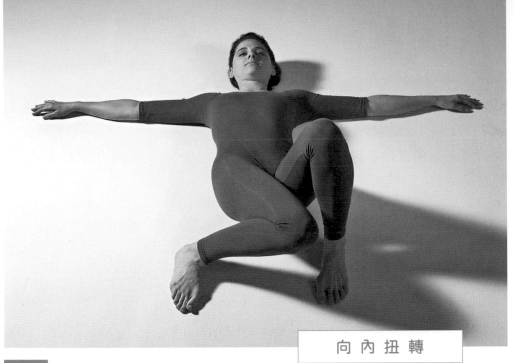

向 內 扭 轉

30 向內扭轉

　　仰臥，屈膝，雙腳踩在地板上，打開略寬於髖部，腳跟靠近骨盆。伸展手臂，與肩齊平，向兩側打開，掌心向下放在地板上。交替將膝蓋向內倒向對側腳踝。一側膝蓋運動時，另一側保持直立不動。肩膀與手臂放鬆地平放在地板上。持續而有節奏地進行30秒。

益處

釋放下背部的壓力。

31 仰臥腿部搖籃式

　　仰臥，屈膝，雙腳靠近骨盆。右腳踝放到左膝上，接著往腹部靠近。右手臂從兩條大腿的中間穿過，與左手在左大腿後側或左小腿前側交握。隨著將左腿拉向腹部的過程，持續將右膝往身體的反方向推壓。頭部平放於地板上（如果會因動作而抬離地面，可以在頭部下面墊一個墊子），放鬆臉部和下顎關節，釋放來自於腹部、臀部以及腹股溝深層肌肉的緊繃。

　　上背部與脊柱保持平貼於地面。輕輕

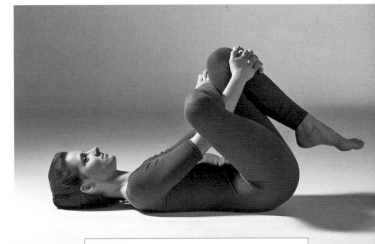

仰 臥 腿 部 搖 籃 式

左右搖動左膝，或者轉動膝蓋來加深這個伸展。接著平順地呼吸並放鬆，進行5～10次呼吸。

　　換另一側重複同樣的動作。

益處

加強髖部的靈活性；釋放髖關節的緊繃；為坐姿做好髖關節的準備。

32 毗濕奴式（Anantasana）

採右側臥，右腿可略微彎曲以保持平衡。左腳踩在骨盆前方的地板上，右手支撐頭部。左手抓住左腳大腳趾，腳跟帶動左腿向上伸展，直到伸直左腿，腳趾尖朝向頭部方向。

如果無法將腿伸直，可改為抓住腳踝或小腿，然後盡可能將腿伸直。保持身體的兩側伸長，髖部與軀幹在一條直線上。左腿屈膝後放回地板上。重複幾次，最後一次停留並進行 5 次呼吸。換另一側重複以上動作。

益處

伸展大腿後側肌群，並提升平衡力。

毗濕奴式

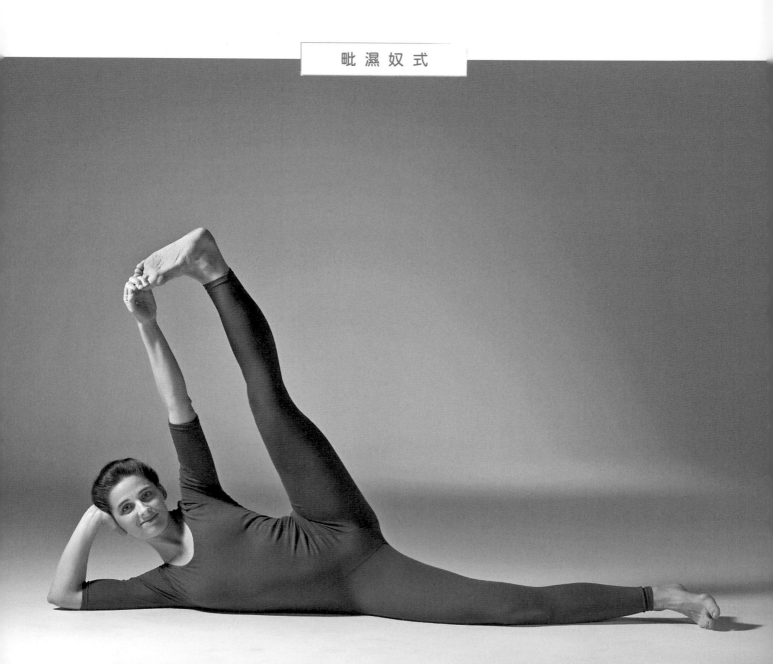

33 坐立前彎伸展・攪乳式

（a）坐在地上，雙腿大大地打開，膝蓋伸直。腳跟向前推，腳尖指向天空。

（b）上身轉向右腿，將右手放在身後靠近骨盆的地板上。挺起下背部，從髖關節處向右腿前彎，同時，讓左手沿右腿內側向前滑動。下背部盡可能保持伸長與平直。上身在右腿的上方伸展，然後下背部有力而緩慢地挺起上身，動作之間沒有停頓。然後轉向另一側，左手置於臀部後方地板上，右手與上身向左腿前彎伸展。重複 5 次，動作交替之間銜接流暢。

益處

提高髖關節、中背部、下背部及大腿後側的柔韌性；深化呼吸；為坐立前彎做準備。

坐立前彎伸展・攪乳式

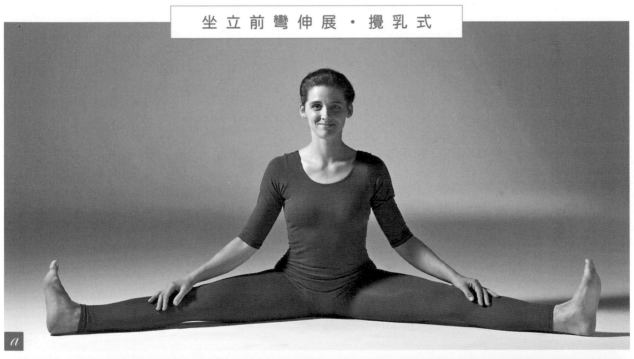

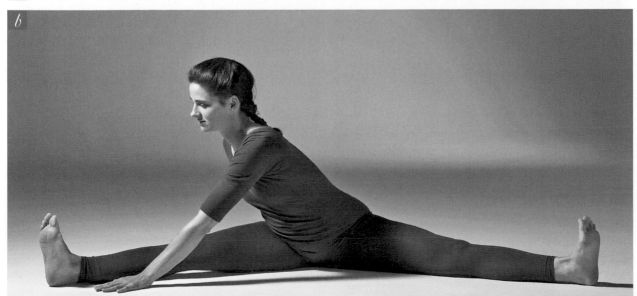

34 簡易坐姿扭轉

簡易盤坐，雙腿放在對側的腳背上。保持脊柱挺直，身體向右側扭轉，右手指尖觸放於骨盆後側的地板上，左手置於右膝上。深深地呼吸，在每一個呼吸上感受腹部和肋骨下端的擴張與收縮。吸氣伸展脊柱，呼氣加深扭轉。雙肩保持往下及水平。停留並進行 5～10 次呼吸。然後鬆開姿勢，向另一側扭轉。

益處

增強脊椎的靈活性；強健橫膈膜；按摩腹部；伸展肩膀與上胸部的肌肉。

簡 易 坐 姿 扭 轉

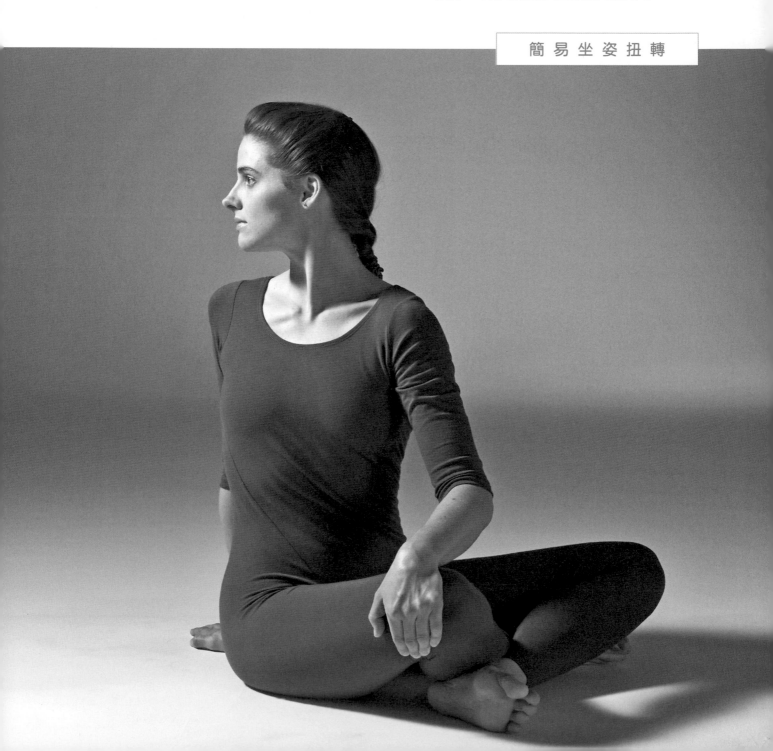

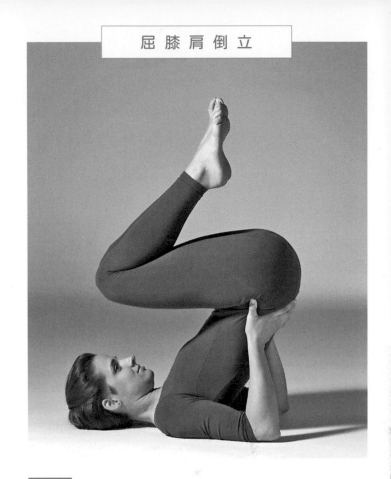

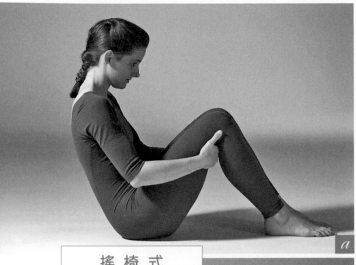

搖椅式

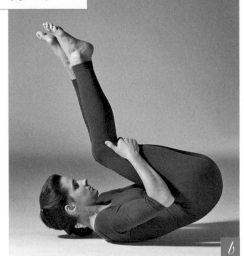

35 搖椅式

（a）坐在地毯或墊子上，膝蓋抬起，雙腳踩地。確認身前和身後留有足夠的空間。雙手抓握在膝蓋後方的大腿上，將整條脊柱拱成圓拱形（包括下背部），就像搖椅上的搖桿。

（b）保持拱背，在舉起並伸直雙腿的同時，溫和地向後朝肩膀位置滾動。然後，滾動回到起始位置，此時可透過屈膝來加強滾動的動力。注意在向前滾動時要保持下背部的圓拱形，這會讓回到坐直的位置比較容易一些。從 8 ～ 10 組開始做起。

益處

按摩背部與脊椎；改善協調性與平衡性；為倒立體式做好身體準備。

36 屈膝肩倒立

從坐立搖椅式開始，向後滾動，保持膝蓋彎曲。當肩膀著地後，將雙手從膝蓋後側滑到下背部，用手肘撐地。雙手支撐骨盆和背部，屈膝，大腿停靠於腹部上方。如果要加深拉伸，可以調整雙膝的位置，將它們輕輕地向前額方向移動，相應地調整手肘的位置，以將身體支撐得更穩定。停留並進行 5 次呼吸或更長的時間。

注意

懷孕和生理期的女性，患有高血壓、青光眼、視網膜剝離，或頸部受傷的人，請勿做此姿勢，以及一切倒立體位法；因其他原因被告知不適合做倒立體位法的人，也務必避免。

益處

伸展上背部和脊柱的肌肉；改善頸部和頭部的血液循環；緩解疲勞；提高注意力。

37 仰臥扭轉變化式

仰臥，手臂向兩側伸展，與肩齊平，掌心向下。右腿伸直，彎曲左膝，左腳放在右側膝蓋上。向右轉動骨盆，轉到一半時，抬起右臀並讓它往前滑動，與身體對齊，讓扭轉加深。右手放在左膝上做為槓桿。頭轉向左側，伸展左手臂，左肩壓向地面以加深扭轉。停留在這個姿勢上，進行 5 ～ 10 次深度呼吸。換邊重複同樣的動作。

益處

增進整條脊柱的靈活性；按摩調節腹部；強化橫膈膜。這個動作與接下來的兩個伸展動作，都可以緩解背部的不適。

仰 臥 扭 轉 變 化 式

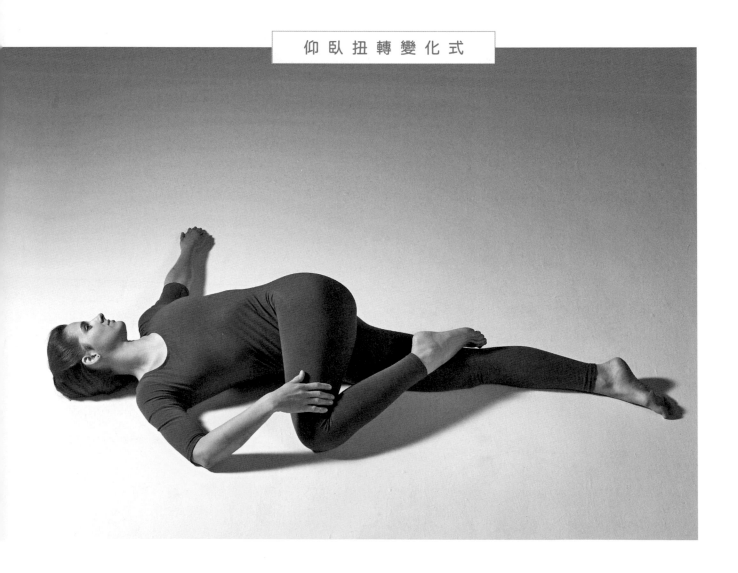

38 抱膝屈腿式（Pavanamuktasana）

（a）仰臥，向前伸展雙腿。彎曲右膝後，以雙手環抱右膝，輕柔地將右大腿拉向腹部。骨盆和左腿貼於地板上。抱住右膝，但不要抓得太緊，平順而深入地呼吸。下背部緊貼地面。停留在此姿勢，進行 5 ～ 10 次呼吸，然後換邊重複同樣的動作。

（b）接著抬起雙膝，雙手環抱住雙腿，將大腿拉向腹部。再一次輕柔地將下背部推向地板，放鬆那裡的肌肉。停留在這個姿勢上，進行 5 ～ 10 次均勻的呼吸。

益處
釋放下背部的緊繃；按摩腹部；活動膝關節和髖關節。

抱 膝 屈 腿 式

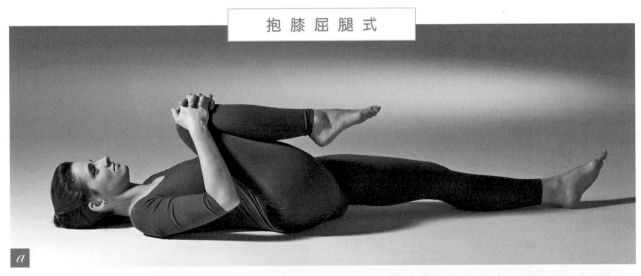

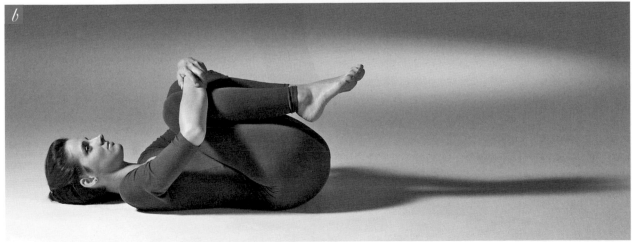

39 動態橋式

仰臥，屈膝，雙腳踩在地板上，打開與髖部同寬。手臂放在身體兩側，掌心向下。呼氣，收縮腹部肌肉並將下背部推向地板。然後，緩緩地抬起骶骨。吸氣，放鬆腹部，骨盆放回地板上。重複 5 次。

接著，加大脊柱的彎曲程度。收腹，下背部推向地板，然後像之前那樣抬起骨盆，但這次繼續往上抬，一節一節地捲起脊柱。從脊柱最下端開始，最後抬起胸腔，讓胸骨靠近下巴。緩慢地鬆開姿勢，讓脊柱一節節地放回地板上，伸長下背部，放鬆臀部。在整個動作過程中，雙腳腳尖始終朝向正前方，並均衡確實地踩著地板。重複 5 次以上，來釋放緊繃。

益處

提升脊柱與骨盆的靈活性；釋放下背部的緊繃；建立對下背部、腹部、大腿和骨盆處肌肉，更精微的控制力。

動　態　橋　式

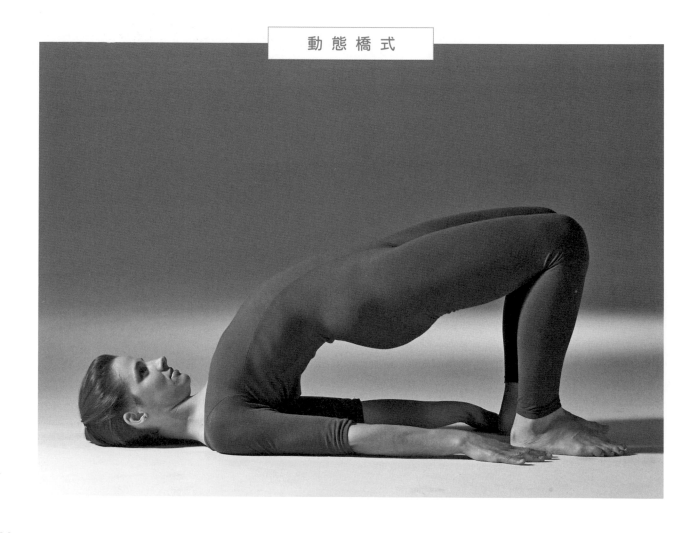

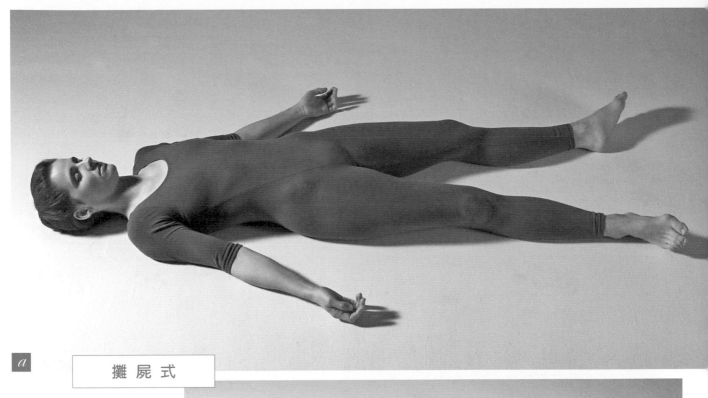

a

攤 屍 式

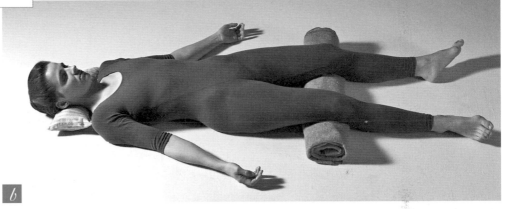

b

$\mathit{40}$ 攤屍式（Shavasana）

（a）仰臥於結實、平整的地面上，頭部下方放一個小枕頭。閉上雙眼，微微抬頭，伸展頸後側，直到頭頸部感到舒適。放鬆並伸長脊柱，保持中心，沒有向一側傾斜。雙腿打開約 30 ～ 35 公分寬。手臂向兩側打開約 15 ～ 20 公分，掌心向上（也可以朝向內側）。肩胛骨輕微內收、下降，打開胸腔。

（b）如果下背部感到不適，可以在膝蓋下方墊一個捲成圓柱的毯子。如果放鬆的時間比較長，或是你覺得冷，可以在身上蓋一條薄毯。平躺休息，觀察呼吸的流動，維持 5 ～ 10 分鐘。（你也可以使用第八章中提到的放鬆法。）

結束時，輕輕動一動手指和腳趾，然後伸展手臂高舉過頭，手腳向遠端伸展。然後屈膝，轉向左側臥，坐起身。在離開墊子之前，安靜地稍坐片刻。

益處

整合並吸收所有練習的效果。平靜大腦；恢復精力；平衡神經系統。身體放平有利於舒緩心臟的壓力。可進行深層、放鬆的呼吸。

初階系列動作總覽

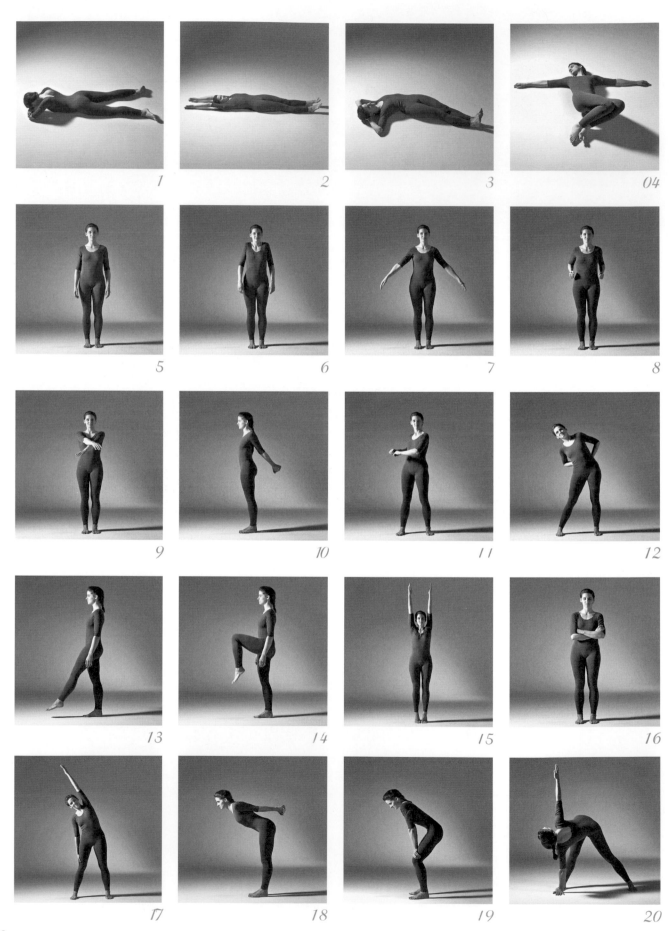

1

2

3

04

5

6

7

8

9

10

11

12

13

14

15

16

17

18

19

20

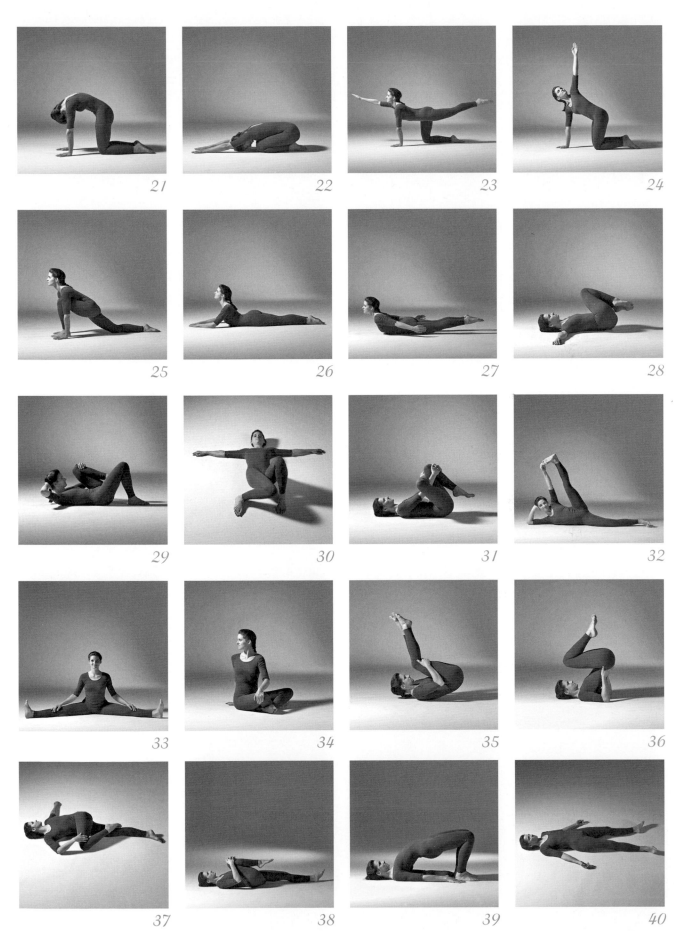

21

22

23

24

25

26

27

28

29

30

31

32

33

34

35

36

37

38

39

40

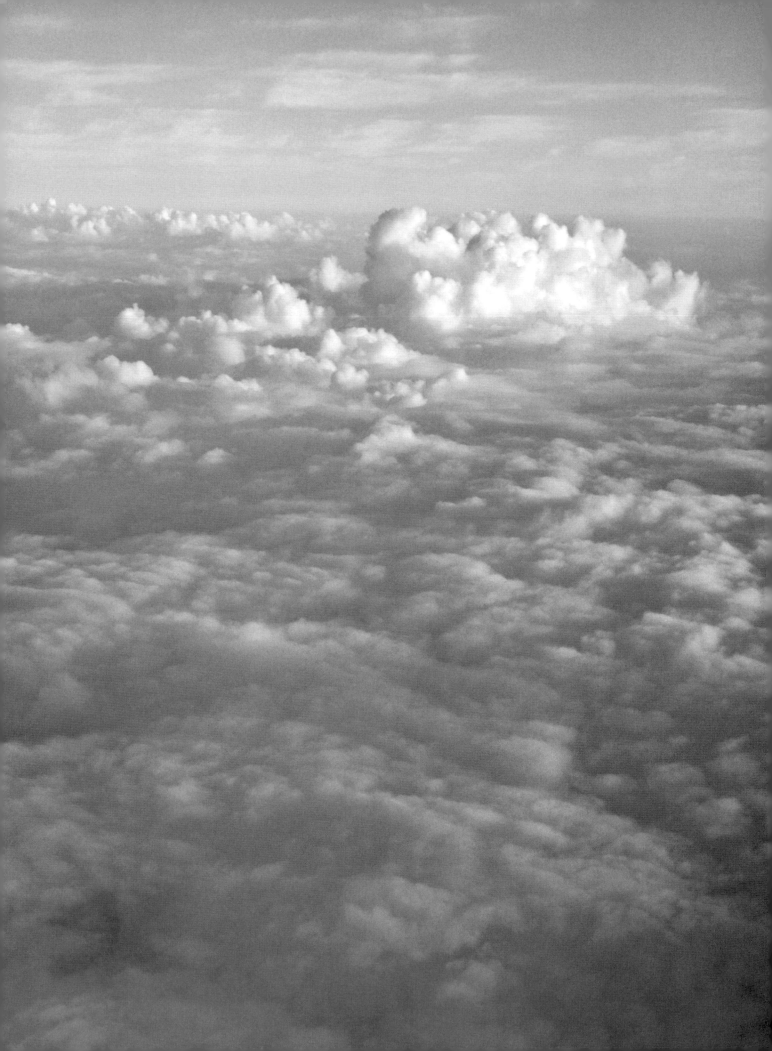

Chapter 4

訓練呼吸

◆

當你觀察到呼吸變得平靜、深長，
流暢沒有停頓時，
你將會感受到極大的舒適與喜悅。

——斯瓦米・拉瑪

《歌者奧義書》（*Chandogya Upanishad*，又譯「唱贊奧義書」）中有一則古老的故事，故事始於眼睛、耳朵、心和呼吸之間進行的一場熱烈的討論。「到底哪個才是維持人類生命所必需的？」為了解決這個爭論，每一種感官同意離開身體各一年的時間，讓其他功能管理身體。當它們都返回人體後，就會自然明瞭到底哪個是最重要的。

眼睛、耳朵、心一個接一個的離開了，然而，在眼盲、失聰以及一種近似於昏迷的生存狀態下，生命都依然延續著。輪到呼吸離開身體時，突然間，其他功能發現自己彷彿被連根拔起了，就像一匹原本拴牢在地樁上的強壯馬兒，突然間所有的樁子都被拔

起。其他感官在心生敬畏之下，懇求呼吸回歸，謙卑地承認它才是維持生命體最重要的角色。

儘管呼吸如此重要，但在大部分情況下，它都只是其他生理活動的背景音樂：它那從不中斷的流動一直處在我們覺知的邊緣。一股難聞氣味、誤入氣管的異物，或者一陣濃厚的灰塵，可能會迫使我們暫時注意到呼吸，但問題解決之後，呼吸又退回到背景音樂的角色裡了。我們從未覺察到呼吸深深鑲嵌在每一個念頭和活動之中。

對人類而言，不需要持續地監控呼吸讓生活變得方便，然而對呼吸的無意識也引發了相應的後果。長期不良的呼吸習慣、不協調的身體姿勢，以及肌肉不平衡，都會影響呼吸的效能，而這通常是從很年輕的時候就已經開始養成的。低能量狀態、短淺的呼吸、焦慮、緊張，以及注意力不能專注，都是由此導致的症狀。

這些狀況是可以扭轉的，在接下來的幾頁中，將介紹呼吸的機制以及基本的呼吸肌群，你將從中找到改善呼吸的方法。這裡介紹了改善呼吸狀態的五種技巧，透過適當的訓練，你的呼吸將會變得強壯、健康且放鬆，你也將因此獲得更健康的生命狀態。

可自主的呼吸

正常的呼吸節奏是緩慢的。平均而言，心臟每分鐘跳動 70 下，而呼吸只有 16 次。然而這 16 次呼吸，意味著在一天的時間裡，肺要擴張收縮兩萬次，消耗約 35 磅（約 15 公斤）空氣，是我們每日吃進去的食物和水總重量的六倍。

呼吸的頻率在一天之中也是會變化的。在強烈的運動之後，可能會增加到每分鐘 30 次，在冥想中則可能會降到每分鐘 5 次或更少。在這些起落之中，呼吸節奏的脈動維持著身心的整體性。

自主神經系統（Autonomic Nervous System, ANS）負責調節呼吸，以及心跳、體溫等基礎功能的運行。這些功能皆受此系統的自動控制，通常是在無意識狀態下運作的。

然而，呼吸的獨特性在於，它是由骨骼肌的運動來承載，因此可以是有意識的。比如說，如果你想要快速呼氣、更深地吸氣或是短暫地屏息，都可以隨意進行。

因為呼吸是自主神經系統中，唯一可受意識操控的自主功能，因此，它在實現瑜伽的自我控制技巧中，扮演著非常重要的角色；正是透過這條看起來脆弱（實則強大）的呼吸之線，我們找到了內在精神世界的入口，在那裡，平衡、平和與安定戰勝了緊繃與壓力。

呼吸與自主神經系統

壓力會造成神經系統失衡及負荷過重。當人們處在緊張的情緒中，就會產生恐懼或不確定性的情緒，讓人覺得：「我無法應付這個。」如果心理和神經系統的刺激反應被持續加劇，緊接著就會是虛弱；如果壓力持續下去，則終將導致疾病。

如果不能釋放這種緊張的狀態，那麼神經系統的和諧性就會被打破。身體會發出信號，諸如感覺不到飢餓或者間歇性的緊張進食、行動遲緩、體溫變化、注意力渙散等。這些乃至其他的變化，都可以追溯到「我的神經系統」。

呼吸是神經系統的壓力計。當神經系統失衡時，呼吸就會跟著改變，變得短淺、緊繃、抖動，並且會產生明顯的嘆息與呼吸停頓。這些狀態也會在心中留下印記，於是一個內在的循環就建立起來了。

呼吸的改變會帶來精神的痛苦，這種痛苦讓不良的呼吸維持下去，不良呼吸狀態不斷強化這種痛苦……由此，壓力狀態建立起自有的模式；它漸漸脫離了最初引發壓力的源頭，獨立存在。

放鬆的橫膈膜式呼吸（也叫瑜伽呼吸）是一個有力的工具，可以重建神經系統的協調與平衡。隨著呼吸恢復到自然的節奏，內在的緊張會慢慢柔軟下來，通常伴隨著緊張而產生的失控感也會逐漸消失。最重要的是，每一個放鬆的呼吸都能使內心安靜下來，從而使我們恢復前進的力量和勇氣。

日常生活中的呼吸

神經系統的狀態、情緒的狀態與呼吸品質之間，是密切相關的。所有在外界世界和內心世界發生的事件，都會顯示在呼吸上。舉例來說，正前方行駛的一輛車突然停下來，你在狠踩剎車之後會猛地倒抽一口氣；或是在一週繁重的工作之後，哪怕你只是想到週末就要來了，也會輕鬆地呼一口氣。當人受到驚嚇的時候，通常會狠狠地吸一口氣；悲傷（或戀愛）時會嘆氣；大笑的時候，呼氣的開始和停止都會非常明顯。當處在極度痛苦之中時，我們可能會透過使呼吸緊縮來關閉感受的能力；而心情愉悅時，呼吸也是緩慢而輕鬆的。所有這些呼吸模式的變化，都會立即強化我們的內在反應。

當焦慮的呼吸模式成為常態，我們的生命氣場也會呈現出一種不安與攻擊性的狀態。而放鬆的呼吸，則會安定神經系統。如果我們養成了深長、平順的呼吸習慣，就能夠平和地面對生活中的起起伏伏。這也是為什麼放鬆的呼吸練習在改善心血管疾病、恐懼症／焦慮症、偏頭痛、高血壓、哮喘等疾病上有很好的效果。

最重要的是，從心理健康的觀點來看，呼吸和情緒之間的關係是一條雙向的道路：當我們處在痛苦中時，放鬆的呼吸能夠幫助人們平復焦慮不安的情緒；當生活歲月靜好時，放鬆的呼吸則幫助人們建立持續的愉悅和滿足感。

瑜伽練習時的呼吸

瑜伽士會以多種方式運用呼吸。在費力的體位法中，或是需要將身體保持在某些特殊姿勢上時，更能清楚地看到放鬆的呼吸所帶來的鎮靜效果。當你挑戰這些體位法時，如果可以放鬆地呼吸，則意味著我們能夠駕馭它們；如果呼吸改變，則意味著我們正在奮力地掙扎。換句話說，在整個體位法練習過程中，放鬆的呼吸對於練習效果有巨大的影響。

在瑜伽的呼吸練習（又稱調息法〔pranayama〕）中，呼吸是用來清潔、平靜、強化神經系統，從而提高生命的活力。瑜伽大師們能展示出遠超出常人的呼吸控制能力，但他們不認為自己是超人。他們只是簡單地說，呼吸的潛能遠比我們所體驗到的大得多，不經過耐心的練習是無法領會的。

呼吸也是放鬆法和冥想練習中主要關注的內容。然而，因為放鬆法練習通常是以仰臥（或俯臥）的姿勢進行，冥想通常是以坐姿進行，呼吸的模式會因姿勢變化而有所不同。因此，我們必須徹底理解放鬆呼吸的原則，以便將這些練習的精髓掌握得更好。

呼吸也能夠強化心的專注力。在放鬆法和冥想練習的最初，運用呼吸做為集中注意力的工具。慢慢地，隨著呼吸變得不再費力，放鬆而平順，心便能從所有令其分心的事物中解脫出來，轉向內在更深層的覺知狀態之中。

呼吸訓練是一個循序漸進的過程。本章所傳授的技巧會幫你建立強大而健康的呼吸能力，同時為瑜伽練習打下堅實的基礎。以下是一個總結，請時常回顧它們，以檢視自己的進步。

◆ **步驟 1**：學著練習持續的呼吸覺知，觀察呼吸的流入與流出。

◆ **步驟 2**：養成由鼻子呼吸的習慣。

◆ **步驟 3**：學會辨認與橫膈膜式呼吸相關的感受，在攤屍式、鱷魚式及坐姿時進行橫膈膜式呼吸。

◆ **步驟 4**：強化橫膈膜。

◆ **步驟 5**：練習並建立高品質呼吸的五個特性，讓呼吸 (1) 深長、(2) 平順、(3) 均勻、(4) 無聲，以及 (5) 沒有停頓。

步驟 1：呼吸覺知

　　呼吸訓練的第一步是培養持續的呼吸覺知，覺察呼吸的流入與流出。瑜伽的伸展法和體位法會幫你做到這一點，以下這套簡單的動作將會帶你瞭解這個過程。

- 站直，雙手自然垂放在身體兩側，雙腳平行，與髖部同寬。吸氣，手臂向兩側平舉；呼氣，放回手臂。多做幾次，感受呼吸與動作的配合。
- 接下來，吸氣，手臂繼續高舉過頭，保持雙臂平行。呼氣時，將手臂放回與肩同高。同樣地，多做幾次以感受身體與呼吸的自然配合。
- 最後，雙手臂舉過頭頂，停留在那裡，十指相扣。在維持動作的時候不要屏息；繼續保持對氣息呼入呼

出的覺知，沒有停頓。如果你放鬆腹部，將能感受到肋骨邊緣明顯的擴張與收縮。這些運動代表了深層的呼吸。當你準備好的時候，呼氣，將手臂放回。

　　讓呼吸與身體的動作協調一致，可強化對呼吸的覺知，並使伸展更放鬆。它能夠強化你對呼吸肌群的理解，深化呼吸，辨認並放鬆無意識的肌肉抗力，使心平靜下來。

潔淨與滋養

　　隨著對呼吸的觀察，你會發現呼氣和吸氣有不同的作用。當呼吸流入時，它帶著能量一起進入，啟動身體和心。當它流出時，身體內隨著血液回流到肺部的垃圾，也會隨呼氣被帶出。吸氣是充滿活力的，呼氣則通常不需要用力，是放鬆的。

　　對呼吸過程建立平靜而穩定的覺知，在瑜伽練習的各個方面都是至關重要的，請養成習慣，每天早晚都進行以下練習。它會成為其他呼吸練習的基礎，也會成為放鬆法和冥想練習的基礎。同時，它也會成為你在偶爾感到焦慮和壓力時可以回歸的體驗。

練習：放鬆的呼吸覺知

　　你可以試著先對下文介紹的練習進行錄音。對著錄音設備以緩慢的節奏將引導文讀出來，並在之後的練習中使用該錄音。

- 以攤屍式仰臥在堅實、平整的地面上。閉上雙眼，讓身體放鬆。感受地面給你的支撐，讓自己徹底地向它釋放。
- 當你準備好了，將覺知帶到呼吸的流動上。感受氣息流出、流入。當呼吸

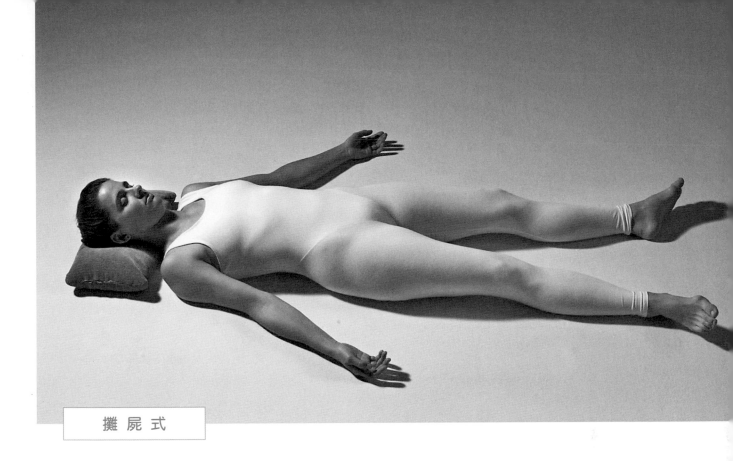

攤 屍 式

流出時，它淨化你，帶走所有的垃圾和疲憊；當呼吸流入時，它為你灌注鮮活的能量和盈實的幸福感。

- 讓腹部柔軟放鬆，釋放此處所有的緊張，並允許它隨著呼吸起伏。放鬆肋骨處的肌肉。讓每一個呼氣和吸氣之間都沒有停頓。保持對這兩股呼吸之流的觀察。覺察吸氣與呼氣所產生的不同感受。熟悉你的呼吸模式，但放下對於所謂「正確」呼吸的評判。只是單純地感受兩股呼吸的流動。

- 保持放鬆並覺知呼吸，維持 5 分鐘，如果你發現心放鬆下來，神經系統也開始變得舒緩，請允許它發生，但不要執著於此。單純地觀察呼吸之流。然後，當你休息好了，將雙手掌蓋在眼睛上，在掌心中睜開雙眼，伸展身體，轉向側臥，緩慢起身到坐姿。

你會發現，觀察呼吸的過程會影響心，心將逐漸平息思緒的狂風暴雨，並產生平靜的專注感。在每一個呼氣中感受到放鬆，而在每一個吸氣中則被滋養。隨著練習深入，你可能會將在攤屍式上練習的呼吸覺知，自然地帶入生活中。比如說，在外出散步時，或在健身器材上運動時，也保持對呼吸的覺知。這是一個實用的工具，可以幫助你集中注意力、平復情緒的緊張。

當 你 感 到 焦 慮 的 時 候

這個呼吸練習，以及本章裡所介紹的其他練習，都會放鬆呼吸流動的節奏，讓人得到舒適和休息。然而，在少數情況中，學生會回報說，觀察呼吸會造成緊張。如果你有這樣的問題，不要放棄練習。你可以嘗試坐在舒適的椅子上，或者仰臥但睜開眼睛練習一段時間。經過一些嘗試和努力，通常會穿越顛簸地帶，進入平靜而愉悅的體驗。

步驟 2：以鼻子呼吸

在梵文中，鼻子的區域叫做 sapta-patha（讀音為沙普達—帕達），意思是「七道（經）」，因為它是七個開口的交匯之處：兩個鼻孔、兩條淚腺（雙眼）、兩個耳咽管（雙耳），以及一個咽管（喉嚨上半部）。除此之外，鼻竇也由小孔與鼻子相連。鼻腔對於進入的空氣具有過濾、暖化、清潔、濕潤及測毒的功能，因此，空氣在進入鼻腔的短暫過程中，經歷了驚人的轉化。

鼻子、鼻竇和鼻咽道內側，排列著極為敏感的組織，包括杯狀細胞（goblet cell）與纖毛細胞這兩種特殊的細胞類型。杯狀細胞會分泌黏液。纖毛細胞包含微小的髮狀細絲，會規律地擺動，將黏液由鼻子運送至喉嚨，並在那裡被吞入或吐出。

從瑜伽士的觀點來看，黏液既是健康的分泌物，又是令人不悅的排泄物。作為健康的分泌物，黏液毯會裹住隨空氣進入鼻腔的微粒，包括可能導致疾病的微生物。健康的黏液也是內襯，會潤滑鼻腔，濕潤空氣，否則入鼻的空氣將極為乾燥（在你必須用嘴巴呼吸的時候，你會很感激這個濕潤的功能）。

三層骨架狀的骨質結構（鼻甲骨）和組織（鼻甲），在鼻腔內的空間中延伸。空氣在它們當中旋轉而過，增加與黏液內襯的接觸，提高嗅覺與味覺。除此之外，鼻甲會膨脹與收縮，這會改變經由兩個鼻孔進入身體的空氣流之平衡。

若以嘴巴呼吸，就會跳過這些重要的暖化、濕潤及過濾功能，因此，除非是當身體處於極度耗力，需要快速進行氣氧交換的時刻，才用嘴巴呼吸，否則，用鼻子呼吸始終是最好的選擇。

有些學生會學習用鼻子吸氣，再用嘟起的嘴唇呼氣。這種技巧會啟動腹部肌肉，並將覺知帶到腹部肌肉上，但它不會用在瑜伽

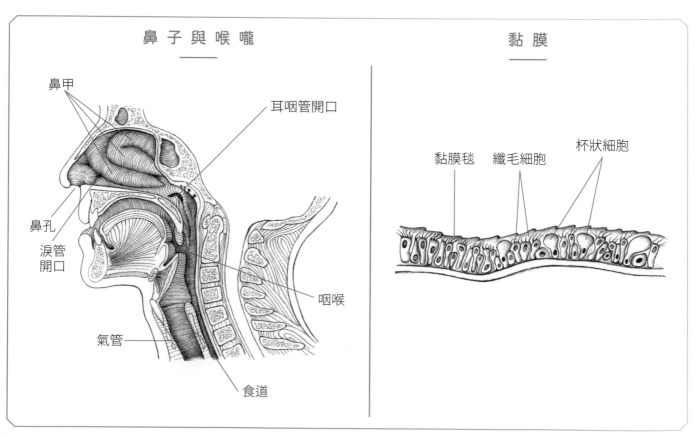

鼻子與喉嚨

鼻甲

耳咽管開口

鼻孔

淚管開口

氣管

食道

咽喉

黏膜

黏膜毯　纖毛細胞　杯狀細胞

練習或日常呼吸中。用鼻子呼氣會延長呼氣
的時間，使呼氣與吸氣的長度相互平衡，讓
支氣管的通道在呼吸過程中保持開放。

不幸的是，鼻腔內的充血（鼻塞）會
阻礙空氣的自由流動。那如果你有這種情
況，一種簡單的鼻腔沖洗法：洗鼻法（neti
wash，在第七章有詳細介紹）對你會有幫
助。如果你有長期的鼻塞問題，建議諮詢專
科醫師，造成這種阻塞的原因是很多樣的。

步驟 3：以橫膈膜呼吸

肺臟不同於心臟，並不是由肌肉纖維
組成的，因此它們無法自行呼吸。肺臟位於
胸腔內，它們與空氣的接觸是通過鼻腔和喉
嚨形成的管道實現的。由於它們自己沒辦法
使空氣進入這個管道，因此，肺臟就像是宴
會上等著被人服務的客人。負責服務它的器
官，就是各種呼吸肌群。麻煩的是，我們必
須「讓肺呼吸」。選擇用哪些肌肉來執行這
個任務，以及我們運用這些肌肉的能力，會
造成呼吸品質的巨大差異。

主要的呼吸肌是橫膈膜，如果它功能正
常，每一次吸氣的75%都要透過它來完成。
不幸的是，不良的呼吸習慣大量存在，通常

是由於橫膈膜的功能受到限制，或其部分功
能被其他肌肉取代。

有數種技巧可以用來重建強而有力的橫
膈膜式呼吸。首先對呼吸系統機制進行簡單
的瞭解是有必要的，瞭解之後，就可以將書
本上的解剖圖轉化為活生生的體驗。

橫膈膜

橫膈膜是位於肺部底端的一塊圓頂形的
肌肉。在這個圓頂之下是腹部的臟器，在其
上是肺和心臟。因此，橫膈膜將上身分成兩
個區隔的腔室。血管和消化道穿過橫膈膜，
但除此以外，其他的器官則分屬上下兩個空
間，沒有直接的接觸。

正如所有的骨骼肌一樣，橫膈膜在神
經脈衝的刺激下收縮，產生吸氣的動作。然
後，當神經脈衝消退時，橫膈膜開始放鬆，
呼氣在此時發生，空氣從肺部排出。

呼氣是多種力量組合的結果，其中最
重要的部分是肺組織的自然彈性，這種彈性
使肺部在刺激擴張解除後就會自動收縮。因
此，呼氣通常是一個被動的過程，當你坐到
一張舒服的椅子上準備休息的時候，通常會
伴隨吐一口氣。

如果需要，腹部和胸腔壁的肌肉收縮，
將會增強呼氣的力道。在你吹氣球，或者在
冷天朝掌心呵氣的時候，你會感受到呼氣時
腹部肌肉有額外的收縮感。（瑜伽中的一些
呼吸練習會用到這種額外的力量，第七章會
討論其中的一種。）

運作中的橫膈膜

橫膈膜並不是完全由肌肉組織構成。
它中間的部分，也就是剛好位於肺底端的部
分，叫做「橫膈膜中央腱」，它是由相對固
定、堅韌的結締組織構成的。橫膈膜的肌肉

部分，位於橫膈模中央腱的兩側朝下，當肌肉收縮時，也會將中央腱拉下來。這種情況發生時，肺的底部也會被拉下來，於是吸氣就發生了。

在橫膈膜下方的是腹腔內的臟器，當橫膈膜下降時，這些器官會被從上往下擠壓。為了獲得空間，它們只能向外推動腹腔壁。

這種情況，可以從身體的不同部位（腹部、肋骨底端和背部）觀察到。

在三個常用的瑜伽體位上，可以清楚看到這種情況：攤屍式（corpse，仰臥）、鱷魚式（crocodile，俯臥），以及任何站姿和坐姿的體位。請先閱讀接下來的解說，再到練習的部分親身體驗。

攤屍式

在攤屍式中，吸氣時肋骨幾乎不動，腹部會向上推。你會感覺到肚臍周圍隨著每次吸氣向上凸起，每次呼氣向下降，因此，它也常被叫做腹式呼吸。這也是在瑜伽課堂上教的第一種呼吸方法，因為當腹部肌肉的緊繃被釋放，胸腔中輔助的呼吸肌群也會得到休息，那麼呼吸品質就會顯著地提高。

在第 58 頁的練習中，曾介紹了在攤屍式上進行呼吸覺知的練習。以此為基礎，現在，你可以進一步塑造自己的呼吸，改善因身體和精神緊張所造成的違背自然的呼吸模式，改由深長的橫膈膜式呼吸所取代。

橫 膈 膜

横膈膜
中央腱

横膈膜肌肉

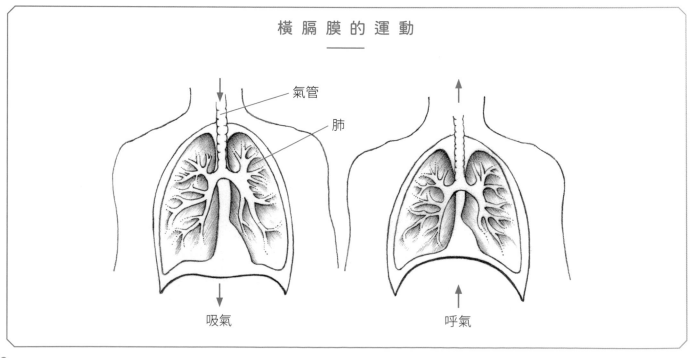

橫 膈 膜 的 運 動

氣管

肺

吸氣

呼氣

練習：在攤屍式上進行橫膈膜式呼吸

· 採攤屍式，在頭頸下方墊一個小枕頭。以鼻子呼吸。

· 將一隻手放在肚臍上，另一隻手放在胸部上方，手肘放在地板上。將覺知帶到呼吸上，感受吸氣和呼氣的流動。

· 放鬆腹部，允許它自由地移動。讓肋骨間的肌肉休息。很快的，你會觀察到腹部的起伏，以及肋骨幾乎完全靜止。這也是在這個體位法上建立起橫膈膜式呼吸的標誌。（注意：橫膈膜本身無法用手直接觸摸到，因為它的位置比較深。）

· 繼續溫和地調整呼吸的動作，使它變得放鬆，毫不費力。不是透過用力鼓肚子使它凸起：它的凸起單純只是吸氣的結果。每次呼吸的感覺幾乎一樣；腹部的起伏節奏相似，來回循環。

· 關注這個過程。如果你發現自己張開了嘴巴，或者起伏的部位移向胸部，呼吸變淺或是有停頓，那麼需要有意識地做一些調整，透過腹部的擴張，使呼吸深長、平順。

· 接下來，將手臂放回到身體兩側的地板上，繼續觀察呼吸。現在，觀察呼吸之間的過渡。在吸氣的盡頭，擴張的腹部會自然放鬆，使呼氣發生。呼氣的盡頭，放鬆，吸氣自然發生。放鬆可以使每一個呼氣自然流向下一個吸氣。這個流動中間沒有停頓，呼吸是來回循環的。

· 仰臥休息，持續觀察呼吸的來回流動，大約 10 分鐘。你可能會發現，透過規律的練習，你不再需要任何多餘的力氣來維持呼吸深入、無停頓的

流動。以一個自在、無執的觀察者態度看著自己的呼吸，這個觀察者保持著自我覺知和內在滿足，將注意力集中在呼吸的流動上。

· 最後，當你準備好了，將覺知帶回到整個身體，舒適地伸一個懶腰，轉向側臥，再起身回到坐姿上。

鱷魚式

放鬆的橫膈膜式呼吸並不像前一個練習說的那麼容易做到。如果你已經習慣用胸部的肌肉呼吸，或者覺得吸氣時擴張腹部有些不自然，或者觀察呼吸時會產生緊張感，以至於失去內在的專注力，那麼在鱷魚式上練習呼吸會是一個好的選擇。事實上，每個學生都會從這個練習中受益。這是集中專注力，建立橫膈膜式呼吸的重要體位法。

鱷魚式有幾個版本，可以用來幫助或適應學生不同程度的靈活性。我們將採用如下頁圖所示的這個版本：手臂交疊，頭部放在前臂上；胸部因雙臂支撐而抬離地面；腹部放在地板上；雙腿放鬆，打開或併攏。如果這樣讓你感覺不舒服，可以在胸部上方以及喉嚨的位置墊一個小毯子（將下巴搭在毯子上，用鼻子呼吸）。你也可以將雙肘向兩側打開一點，前臂外移一些，雙手掌距離近一點（但不要降低手臂的高度，否則就會失去這個體位法的目的）。

在鱷魚式中，將手臂放在肩膀前上方，如此能伸展並局部固定胸部的肌肉活動。這會使橫膈膜更活躍一些。（注意，在每次呼吸時，胸部上方保持相對靜止，身體軀幹中段則會擴張與收縮）。當你將身體保持在這個位置上休息時，正是在以橫膈膜呼吸，下背部、肋骨兩側和腹部都會擴張。下背部隨吸氣升起，呼氣下降。兩側肋骨，特別是浮

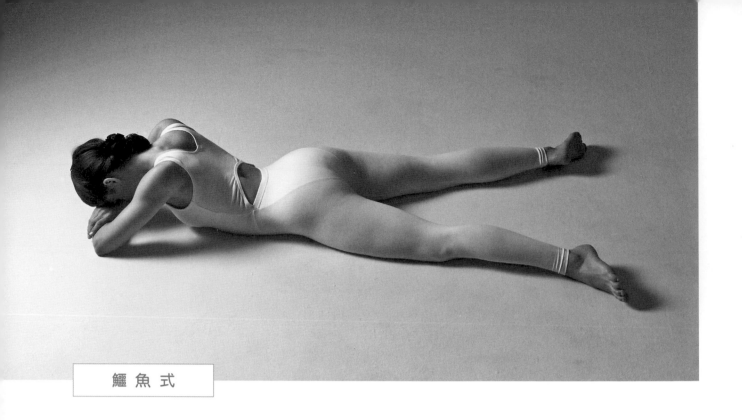

肋，會隨著吸氣擴張，呼氣回收。由於這兩個區域的肌肉通常都是處於緊繃狀態，因此在吸氣時對它們形成的伸展，會讓人感到舒爽。以這個基本姿勢練習一會兒，接著進行以下練習。

練習：在鱷魚式上練習橫膈膜式呼吸

- 俯臥，進入鱷魚式。
- 閉上眼睛。讓身體休息、靜定下來。漸漸地將覺知帶到呼吸上。如前面其他練習所述，感受呼吸沒有停頓地流入、流出。呼吸會呈現自己的節奏，無論你希望它快一點還是慢一點，都不要去刻意控制。不帶評判地觀察你的呼吸。
- 隨著呼吸持續流動，將覺知帶到下背部，進行幾次呼吸。感受背部隨著每一次吸氣升起，呼氣下降。接下來，觀察兩側肋骨的底端隨呼吸擴張與收縮。最後，關注腹部隨著每一次吸氣推向地面，呼氣時釋放。

- 放鬆並觀察呼吸一段時間後，你可以試著加深呼吸。將覺知帶到肚臍區域，看看是否可以讓它更柔軟放鬆。這會安撫神經系統、緩解情緒壓力，很多人認為只做這個練習就足夠了。這個練習可以持續進行數堂課，甚至數週。
- 你也可以嘗試這個實驗：在呼氣的盡頭，繼續將腹部推向脊椎，然後再多吐出一些氣體。接著，緩慢地吸氣，使下背部和腹部柔軟放鬆，背部起伏。或許你會感覺到下背部在深深的吸氣中得到伸展。重複 5 次加強的呼氣和擴張的吸氣，直到你開始習慣這種深入呼吸的感覺。回到正常的呼氣，但仍保持吸氣時下背部擴張。你的呼吸會變得更加緩慢和深長。
- 繼續在鱷魚式上休息 5 分鐘。當你清醒後，從體位法中慢慢出來，平穩地過渡到正常呼吸中。

坐姿與站姿

當身體直立時，呼吸的動作會明顯地將肋骨下端往兩側推動。那麼就讓我們來詳細瞭解肋骨架的運動機制，以更加理解這個現象的發生。

儘管肋骨架（rib cage，指由肋骨組成的胸廓）會在不同肌群的帶動下活動，但它的骨架結構決定了其穩定性。

正如我們所見，當在攤屍式仰臥時，肋骨架是相對靜止的，腹部的起伏幾乎不會牽動肋骨。但當我們處在直立的姿勢上（坐姿或站姿），肋骨的活動變得明顯，將會產生兩種主要的運動模式。

第一種，深呼吸時，在胸部肋間肌以及肩頸部位附屬肌肉的聯合帶動下，胸骨會被向前、向上拉動，這有點像是一個老式的手搖幫浦把手。接近胸骨頂端的關節啟動了這

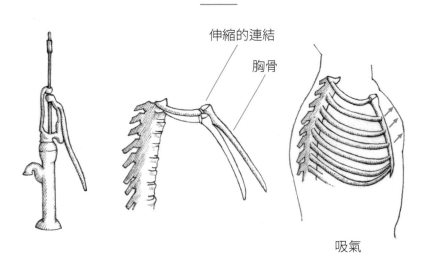

胸 骨 的 幫 浦 把 手 運 動

伸縮的連結

胸骨

吸氣

肋 骨 的 桶 柄 運 動

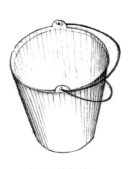

桶子的提把

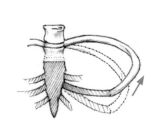

肋骨的動作

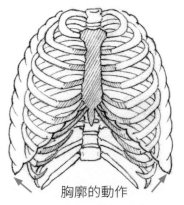

胸廓的動作

個動作。你可以張開嘴巴，做幾次深深的嘆氣。你會感受到胸腔上部的起伏，當需要快速地深吸氣時，這是一個有用的動作。

然而，胸式呼吸和鎖骨式呼吸（用到脖子和肩膀的肌肉呼吸）是身體在應對緊急情況時的呼吸方式：它可以為身體迅速提供大量能量，但不適用於日常生活。如果這兩種呼吸模式成為習慣，就會增加情緒緊張，造成焦慮感及不必要的壓力。

如果你不理解呼吸的基本原則，還可能造成更不好的呼吸模式。或許會有朋友出於好心告訴你，在吸氣時要擴張胸腔，並收腹。這種方式一定會在下腹部造成緊張，並將呼吸的動作集中在胸部。但這將導致反式呼吸（paradoxical breathing，即吸氣時腹部會收縮而不是擴張），造成更大程度的緊張與焦慮。

肋骨架正常的運動範圍沒有那麼大。在直立姿勢正常呼吸，上胸部會相對靜止，肋骨下端的運動會比較明顯。

這叫做肋骨的桶柄（bucket-handle）運動：肋骨下端向上、向前的運動，沒有向兩側的擴張那麼大。記住一個基本的要領，就是在直立姿勢下，自然的呼吸會使肋骨下端擴張與收縮，特別是向兩側，但上胸部幾乎是不動的。將雙手置於肚臍與心口之間的軀幹兩側，便能感受到肋骨的擴張與收縮。在此基礎上將肩膀向前捲，手肘朝向前，更可以明顯地感受到兩側肋骨在吸氣時擴張，呼氣時收縮。

坐姿

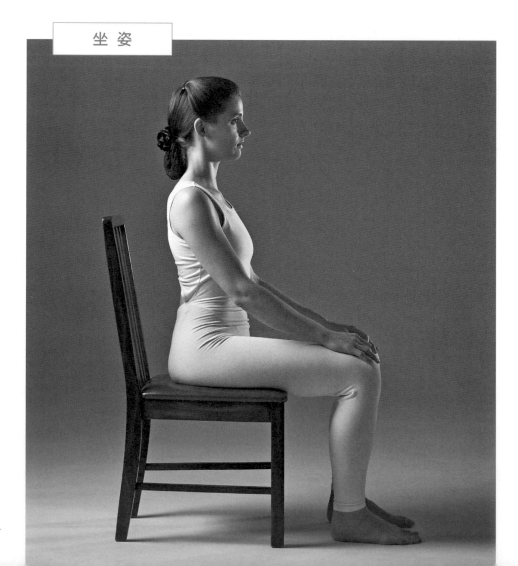

練習：在坐姿上進行橫膈膜式呼吸

- 以任意一種坐姿坐直（坐在平實的椅子上也可以）。將雙手置於大腿上。閉上眼睛，輕柔地將脊柱豎直，使肋骨、腹部和背部有足夠的空間可以隨著呼吸收縮起伏。

- 讓肋骨架兩側放鬆，用適當的腹部和背部肌肉力量支撐身體，保持直立。現在，注意你的呼吸在軀幹下半部帶來安靜的舒張。就像一隻魚的鰓會向兩側擴張收縮，你也會感受到肋骨下端向旁側的擴張與收縮。

- 每個人都有屬於自己的「協調的呼吸動作」。透過觀察呼吸的運動，探索身體兩側、前側與後側之間動作的平衡，你會逐漸找到讓呼吸流動最順暢的方式。你會發現，當腹部的動作配合肋骨向兩側擴展時，不會像仰臥時那樣明顯。

- 繼續觀察你的呼吸，讓關注點聚焦在呼吸上。停留一段時間，感受隨著每一次呼吸進出，為身體帶來的清潔與滋養。讓呼吸變得深長、平順、均勻。

- 現在，你應該可以辨認出在坐立和站立姿勢上啟動了橫膈膜式呼吸時的感受。隨著練習，你會發現自己變得越來越放鬆，在第九章你將會瞭解到，這個練習會自然過渡到穩定的坐姿冥想練習。

步驟 4：強化橫膈膜

正如人體內所有的骨骼肌一樣，橫膈膜也會喪失肌張力而變得虛弱，而虛弱的橫膈膜會導致不良的呼吸習慣，使呼吸不夠充分。修復橫膈膜張力的方法是沙袋呼吸，之所以如此命名，是因為在練習過程中會將一個沙袋放在腹部上，藉以建立起力量與覺知。這種方式簡便而省時，它不僅會強化橫膈膜，同時也會建立對腹部區域不費力的控制，讓你更有信心能使呼吸變得輕鬆順暢。

練習：沙袋呼吸

- 仰臥，在頭頸下方墊枕頭。雙腿略微分開，手臂放於身體兩側，掌心向上。脊柱保持直立，不要歪向一側。

置 放 沙 袋

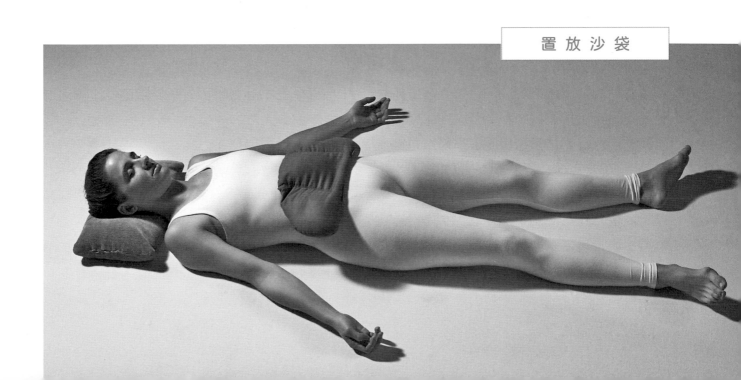

- 放鬆呼吸：感受呼吸之流進出身體，來回循環。讓腹部柔軟放鬆，感受腹部在吸氣時凸起，呼氣時下降。
- 讓呼吸之流在一吸一呼之間沒有停頓。
- 當呼吸的流動建立起來，將一個重約10磅（約4.5公斤）的沙袋放在腹部上，開始進行重量訓練。你會發現，只是把沙袋放在腹部，就會讓覺知集中在此處。呼吸進出，沙袋隨著吸氣而上升，隨著呼氣而下降。你無需刻意鼓肚子來推動沙袋，沙袋是由橫膈膜的收縮而升起的。
- 腹部的重量使你需要在吸氣擴張肺部時，稍微出一點力；而呼氣時，沙袋會自然下降，造成呼氣速度加快。調節呼氣，使其放鬆，並盡量與吸氣等長。這種沙袋呼吸法不僅會強化橫膈膜，還會增強腹部肌肉。
- 觀察自身對此的承受力，如果感到疲倦，就將重量移除。
- 從5分鐘開始練起。之後將沙袋移除，放鬆腹部，覺察新的感受。即使在短暫的沙袋呼吸之後，你都會發現呼吸的感受截然不同。休息幾分鐘後，回到坐姿。

一種練習沙袋呼吸的方法是，連續練習三天後休息一天，持續一個月。逐漸將使用沙袋的時間從5分鐘延長到10分鐘。（勤奮的學生可能想要再增加一個沙袋，讓沙袋的重量加倍。）每日練習一次或兩次。要對自己的承受力保持覺知：不要太快增加重量或延長練習時間。

一個月後，你會發現橫膈膜變得更有力了，你的呼吸也變得更深沉、更有勁道，你對自己呼吸的狀態會更有自信。這一個月週期的練習可以隨時重複進行，以強化肌肉的力量。

哈達瑜伽的體位法也可以用來強化橫膈膜。或許對此最有力的練習是扭轉和倒立的體位法。在扭轉的姿勢中，腹部區域是緊的，很像是擰抹布擠水一樣；這增加了腹腔內的壓力，迫使橫膈膜需要用力推動腹腔內的臟器，同時透過向扭轉狀態中的腹腔進行有力的呼吸，橫膈膜也能得到強化。

初階的倒立體位法也可以達到這個目的。當身體處於倒立位置時，腹部的臟器會落在橫膈膜上，此時與直立姿勢不同，吸氣的動作意味著橫膈膜要向上推起腹部臟器。由於腹部臟器有一定的重量，因此有助於強化橫膈膜。

步驟5：優質呼吸的五個特點

重塑呼吸模式的過程，需要時間和經驗。如果在練習橫膈膜式呼吸時用力過猛，反而會引發新的緊繃。然而，如果還沒有建立起有力的橫膈膜式呼吸，我們就沒辦法在呼吸上放鬆，必然會回應呼吸中存在的無意識緊張。

當你的呼吸之流可以毫無障礙地從鼻孔進出，並以適中的力道建立起橫膈膜式呼吸，就可以開始關注高品質呼吸的五個特點了。它們是：

1. 深長：不是短淺的
2. 平順：沒有抖動
3. 均勻：呼氣和吸氣等長
4. 無聲：沒有雜音
5. 沒有停頓：呼吸與呼吸之間的過渡平順、沒有斷續

每當你在放鬆的狀態中觀察呼吸時，便可以從這幾個方面來檢視呼吸過程有哪些障礙，然後釋放緊繃，允許呼吸自由地流動。

我該練習多久？

不要期待一天就能改變一生養成的呼吸習慣。兩週左右的練習會幫助你內化橫膈膜式呼吸的要點。

六個月左右可以養成習慣，新的呼吸模式也會在不同的情境下得到檢驗。

在這段訓練的期間，配合練習第三章和第五章所列的體位法，將對你有極大的幫助。這些練習讓你有機會整合呼吸與身體的動作，並在可能會導致分心的挑戰性體位法中，練習將注意力放在呼吸上。

訓練呼吸有時會令人迷惑。心是活躍的。在開始的階段，念頭比呼吸流動得更快，相比之下，呼吸的速度慢得令人痛苦。因此，這個練習感覺起來很無聊，顯得沒那麼重要，或者冗長而乏味。不要放棄，一旦心適應呼吸的速度之後，放鬆就發生了。

每一天，呼吸的練習將帶領你到達一種內在的寧靜，這是從任何外在經驗都無法獲得的。很快地，你的呼吸將會流動得毫不費力。

當你第一次在情緒緊張時體驗到呼吸帶來的放鬆後，將更加確認所有的努力都是值得的。你也會在日常生活中發現，呼吸練習會幫助你穿越最煩躁的時刻。

隨著練習持續，你的呼吸也將變得穩定、安靜，這是你用耐心和努力深化及放鬆呼吸的結果。

展 開 行 動 的 計 畫 表

本章中的練習有很多種做法，以下所列的時間表，會幫助你展開練習。

◆ 養成每日早晚練習的習慣。每次練習的時間不需要很長，10 分鐘左右即可。

◆ 用三天的時間在仰臥攤屍式上練習放鬆的呼吸覺知（見 p.58）。確保從鼻子吸氣和吐氣。

◆ 接下來，每天早上在鱷魚式上練習呼吸（見 p.64），晚上在攤屍式上練習呼吸（見 p.63）。透過這段時間的練習，你將能夠更嫻熟地掌握橫膈膜式呼吸。

◆ 除此之外，在每次瑜伽體位法練習結束時，在攤屍式上放鬆休息，同時進行橫膈膜式呼吸。

◆ 兩週之後，改變早上的練習。2～3 分鐘的鱷魚式之後，進行坐姿的呼吸覺知練習（見 p.67）。如此持續一個月。在這段時間裡，逐漸體悟高品質呼吸的五個特點。

◆ 如果你覺得有幫助，早上做沙袋呼吸練習（見 p.67），持續一個月。這個練習隨時都可以進行。

◆ 最後，將呼吸覺知練習自然過渡到早晚規律的放鬆法和冥想練習。

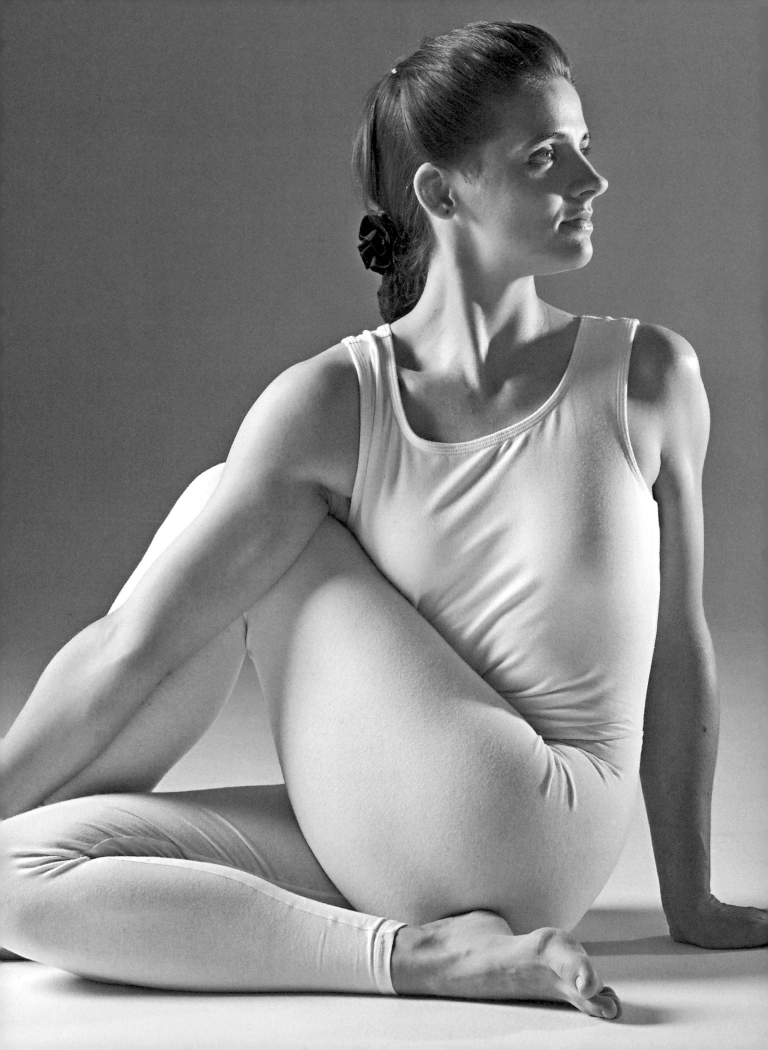

Chapter 5

進階體位法系列 30 式
─深化與強化─

◆

讓你的姿勢穩定而舒適。

──《瑜伽經》（*Yoga Sutras*），帕坦迦利

這一章所列的體位法系列，比第三章的系列需要更多力量與技巧，它包含了更多古典瑜伽的體位法。這裡介紹了拜日式，根據傳統，這是一套在體位法練習開始時進行的系列。請先熟練初階系列，當你能做到對其輕鬆掌握之後，再用這一套練習替換（這可能需要幾個月甚至更長時間的規律練習）。

初階系列會幫助你對自己的身體有更深的認識，並逐漸提升靈活性、力量及平衡。這一章的進階系列將使你在體位法練習中逐漸綻放。

你要面臨的挑戰，不僅在於訓練肌肉和關節，還包括對身體更敏銳的覺知程度，包括對呼吸的覺知，以及在體位中能配合高品質的呼吸。保持對呼吸的覺知，將使得每一個姿勢都是有意識的，進入與結束體位的動作要與呼吸相配合。這是非常重要的，因為身體、呼吸和心靈的合一，會平衡神經系統，解開哈達瑜伽的能量祕密。

無斷續的呼吸覺知，不僅能夠訓練心意，還能夠在每一個體位中，將身體的能量統合導引，使之流向下一個體位。後面系列中的體位安排，正是基於這種覺知的流動。不要把每一個體位看作孤立的動作、獨立的事件，而是要將之視為一個流動的整體，體位之間互為基礎，互相成就。每一個體位一方面讓你反向平衡前一個體位所帶來的挑戰和緊繃，同時也為下一個體位做準備。

這一章的動作比第三章所列的更複雜，因此在嘗試每一個體位之前，請先通讀說明文字並仔細觀察配圖。對於部分體位法，你可以分階段練習，一次練習一個步驟，根據自己在體位上的練習進度，參照相應的說明文字。

然而，有些體位法需要不間斷地串聯進行，以防止肌肉的疲勞和拉傷，這種情況下你需要先記住並內化練習要點。

另外，重複是關鍵，它會幫你逐漸內化練習要點並使該體位法與你融為一體。為了方便查閱，全部的體位法系列會列在本章的最後（p.126）。

進階體位法系列

預備練習

在進行下面這套練習系列之前，首先將心念帶回到中心點，並伸展身體。

建立中心點的步驟，可以在站立山式、仰臥攤屍式或鱷魚式上進行。之後在初階系列中選擇一些簡單的伸展動作來熱身，如右頁所示。

如果你身體的某些部位感到特別緊繃或不靈活，可以針對性地調整伸展動作或延長練習時間。但至少要做以下幾個動作：手臂上舉伸展、肩臂運動、前彎、後彎、側彎、身體扭轉以及 5 次腹部擠壓。最後，以拜日式結束熱身。

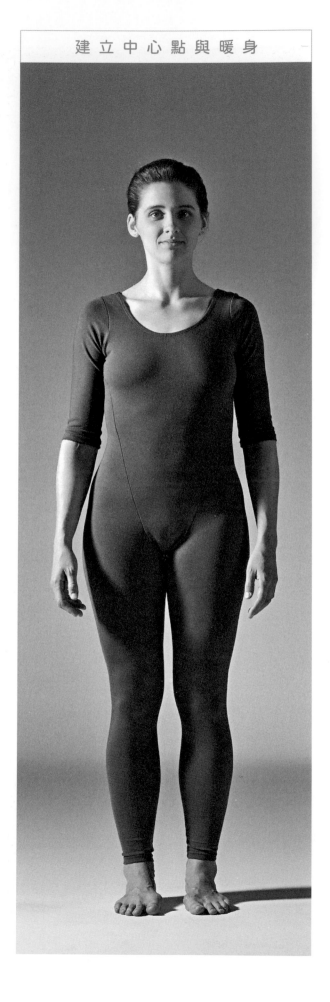

建 立 中 心 點 與 暖 身

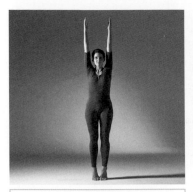

手臂上舉伸展

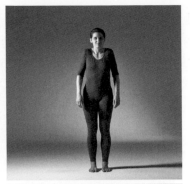

聳肩與轉肩

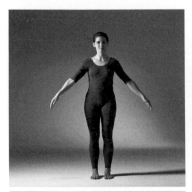

手臂畫圈

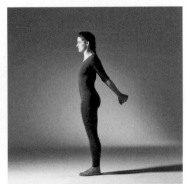

胸部擴展

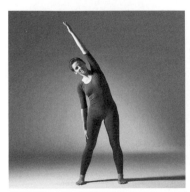

站立側彎

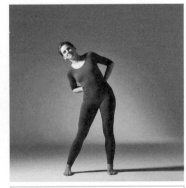

支撐軀幹旋轉

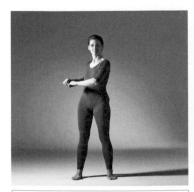

站姿暖身扭轉

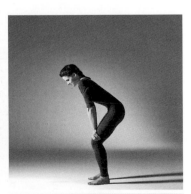

腹部擠壓

1 建立中心點與暖身

採山式站立。閉上雙眼，感受雙腳扎實地踩在地板上，頭頂牽引身體向上伸展。覺知呼吸，感受呼吸流出，滌清身體；呼吸流入，滋養身體。讓你的姿勢穩定、平衡。

現在從初階體位法系列（第三章）中，選擇一組簡短的拉伸運動進行熱身，如圖所示。重複每個動作，直到你準備好繼續前進。

拜日式 （Surya Namaskara）

　　拜日式是一組由 12 個傳統體位法串聯而成的系列，一般用於體位法練習的開場。對於怠惰萎靡、能量散亂、緊繃及壞情緒，這是最好的修復方法。

　　這會伸展和強健所有主要肌群、前後屈伸脊柱、啟動臍輪（太陽神經叢）、促進循環及溫熱身體。它使身體、心靈與呼吸和諧，並喚醒一種喜悅的感覺。

拜　日　式

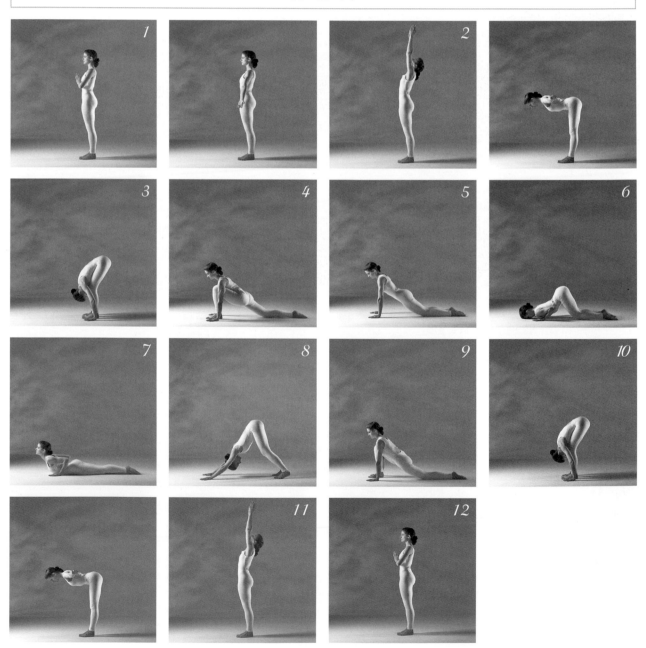

站立山式	手臂上舉

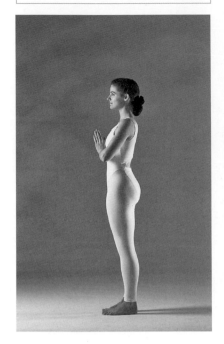
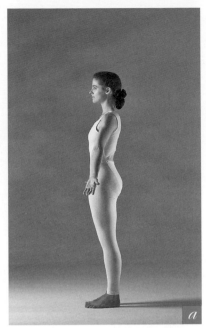
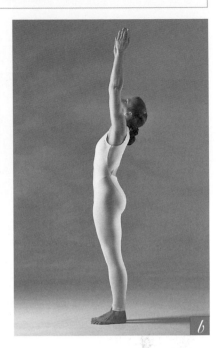

拜日式的步驟

2

STEP 1

站立山式，雙手合十胸前
（Tadasana）

　　雙腳平行，打開與髖部同寬，身體重心
落在足弓上。雙腳向下踩，同時頭頂牽引脊
柱向上伸長。雙手合十於心口處，表達對內
在靈性的虔敬之心。然後打開胸腔、微微上
挺，雙肩向下遠離耳朵。閉上雙眼，專注在
呼吸的流動上。

STEP 2

手臂上舉

　　（a）睜開雙眼，鬆開手，放回至身體
兩側。吸氣，緩慢將手臂從兩側向上抬起，
在肩膀的高度上，掌心翻轉向上，繼續高舉
過頭，掌心相對。（這樣舉手臂的方式，會
釋放背部的疲勞感。）

　　（b）隨著手臂上舉，挺起胸腔，微抬
頭，保持頸後側的伸展。手臂伸直，雙手緊
扣或掌心相對。

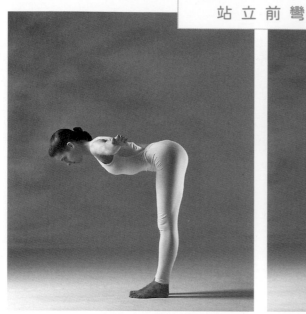

站 立 前 彎

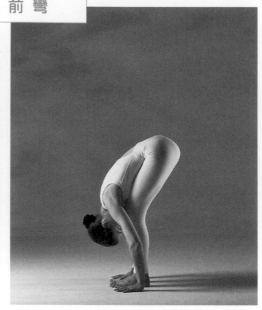

站 立 前 彎 · 腿 伸 直

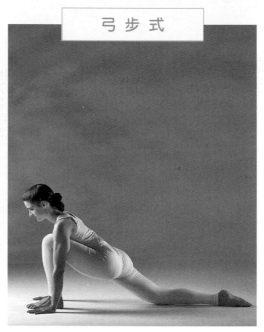

弓 步 式

STEP 3
站立前彎

（a）呼氣，伸展脊柱，身體從髖關節向前彎，手臂放在身體兩側。保持背部平直，肩膀向下遠離耳朵。

（b）當背部開始拱起時，微微屈膝，手掌放在雙腳兩旁的地板上。伸展脊柱，放鬆頭、肩膀、手臂，使它們自然沉向地面。透過收縮腹部肌肉，使坐骨上提，使腹部靠向大腿。如果可以，雙腿伸直進行這個動作。

STEP 4
弓步式

吸氣，右腿向後一步，膝蓋和腳背著地。左膝位於左腳踝正上方，小腿垂直於地面。指尖與腳尖在一條直線上。允許骨盆往地板方向移動。隨著骨盆下降，伸展身體前側。用腹部呼吸，柔化內在抗力。

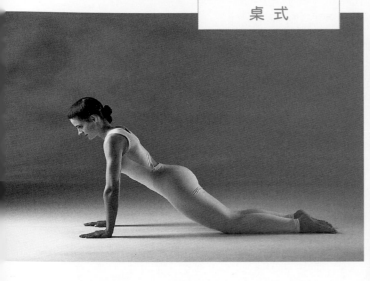

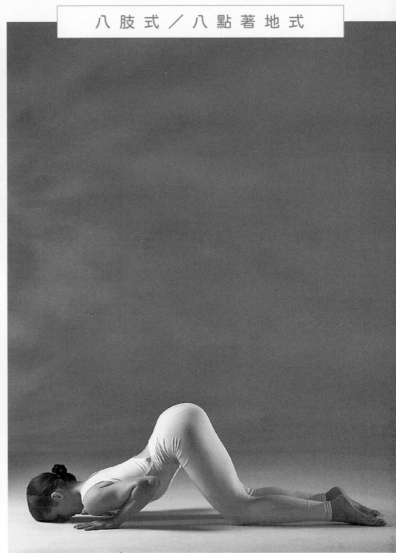

平 板 式

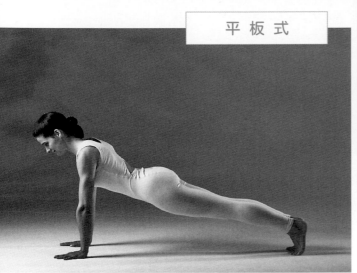

STEP 5

桌式

在不移動雙手和右膝的情況下，左腿往後，讓左膝與右膝在一條直線上，從而使雙膝與髖部同寬，以雙手和膝蓋撐地。肩胛骨下降，脊柱自尾端向頭頂伸展。

平板式

如果可以，嘗試用平板式替代桌式。從弓步式到平板式的做法是：右腳腳趾踩地，膝部上移離地，腳跟向後壓。骨盆不動，左腿向後一步，置於右腿旁側。身體從頭到腳跟伸直並收緊。確保骨盆與身體在一條直線上。

STEP 6

八肢式／八點著地式

呼氣，將膝蓋、胸腔和額頭（或下巴）放到地板上。保持脊柱的拱曲，骨盆抬離地面，手臂緊貼身側。

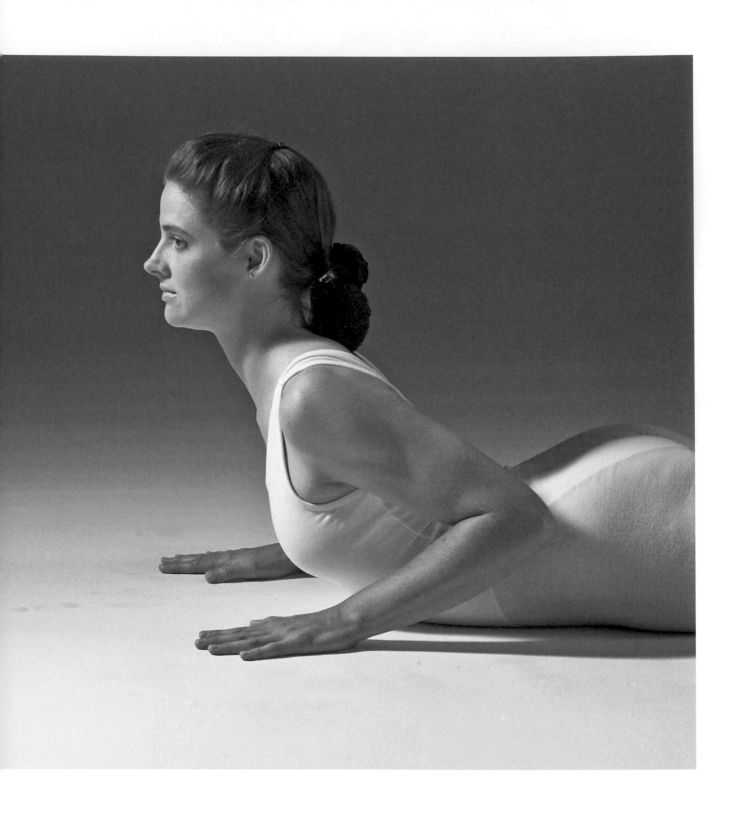

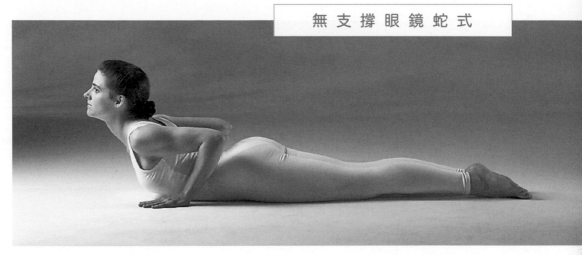

無支撐眼鏡蛇式

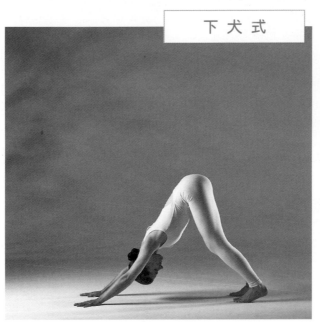

下犬式

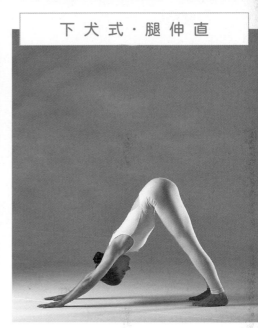

下犬式·腿伸直

STEP 7

無支撐眼鏡蛇式

　　吸氣，骨盆下降，將身體放到地板上，伸長脊柱。手掌放在胸部兩側的地面上，十指指尖朝向前方，手臂夾緊肋骨。臀部與雙腿保持收緊，骨盆推向地面，肩胛骨下降並向中間靠攏。

　　吸氣，鼻子向前滑動，用背部的肌肉力量抬起頭部和胸部。肩膀向後、向下拉動，手肘向內夾緊。雙手不要用力推地。

STEP 8

下犬式

　　接下來，呼氣，雙手推地，雙腳以腳趾踩地，同時向上、向後抬起骨盆。膝蓋微彎，腳跟抬起，背部挺直，坐骨上提。伸展脊柱，打開肩胛骨區域。頸部放鬆，並與脊柱在一條直線上。若要使伸展更加深入，可以慢慢伸直雙腿，並將腳跟踩向地面。不要拱背，並始終保持坐骨上提。停留並進行 1 ～ 3 次呼吸。

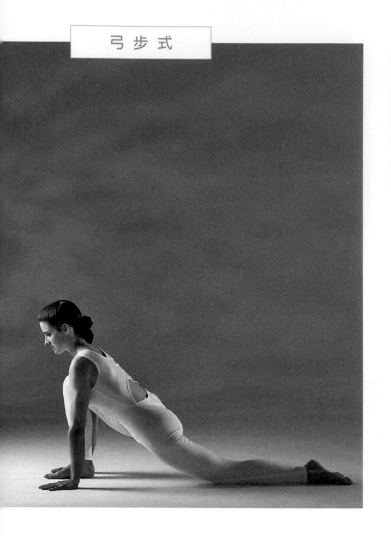

弓 步 式

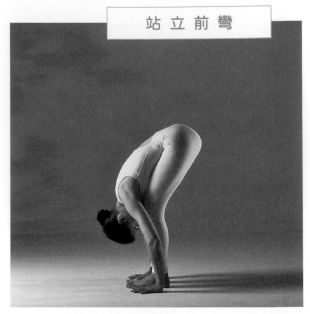

站 立 前 彎

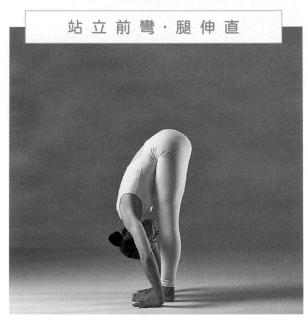

站 立 前 彎 · 腿 伸 直

STEP 9
弓步式

　　從下犬式吸氣，右腳向前一大步，右腳放在雙手之間，腳尖與指尖在一條直線上。在右腳向前一步的過程中，身體的重心向左側微傾，這將有助於為右腿的動作創造空間。左膝和左腳背著地，伸展左腿。右膝位於右腳踝正上方。允許骨盆自然向地面下降，伴隨這個過程伸展身體前側。感受呼吸在腹部的起伏，柔化內在抗力。

STEP 10
站立前彎

　　現在，以左腳腳尖踩地。伴隨呼氣將身體重心移向右腿，抬起骨盆並將左腳向前一步，來到右腳旁邊（如果需要，可分幾步移動左腿）。伸直雙腿，抬起坐骨向上，需要的話，也可以保持膝蓋微彎，以此確保脊椎的伸展並保護背部。雙手放在雙腳旁邊，放鬆頭部，自然垂向地面。

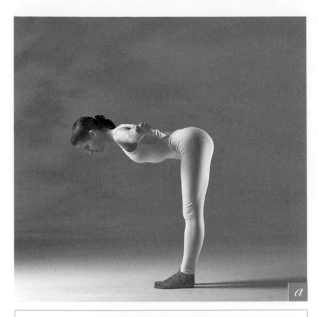

手 臂 上 舉

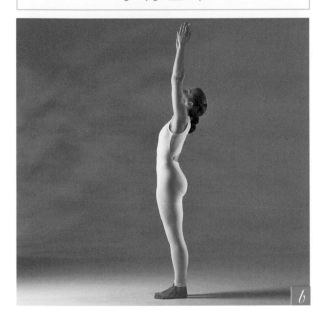

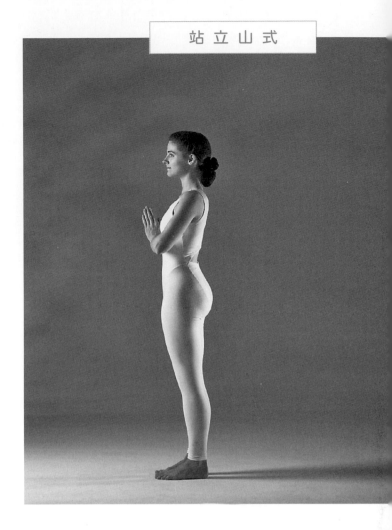

STEP 11
手臂上舉

（a）下一次吸氣時，屈膝，向兩側打開手臂，同時抬起並伸展脊柱，使之與地板平行。繼續抬起上身，起身時確保脊柱伸直。

（b）伸展手臂高舉過頭，挺起胸腔，眼睛向上看雙手。

STEP 12
站立山式

呼氣，手臂放回到身體兩側。然後再次將雙手合十於胸前。在此放鬆片刻，隨著身體逐漸靜定下來，感受呼吸的流動。

接著，換腳往前邁步，重複以上 12 個步驟。這樣一來，一組拜日式的練習為兩輪。從每次 1 ～ 3 組開始練起。結束後，在山式上站立休息，直到呼吸變得平緩、安靜。

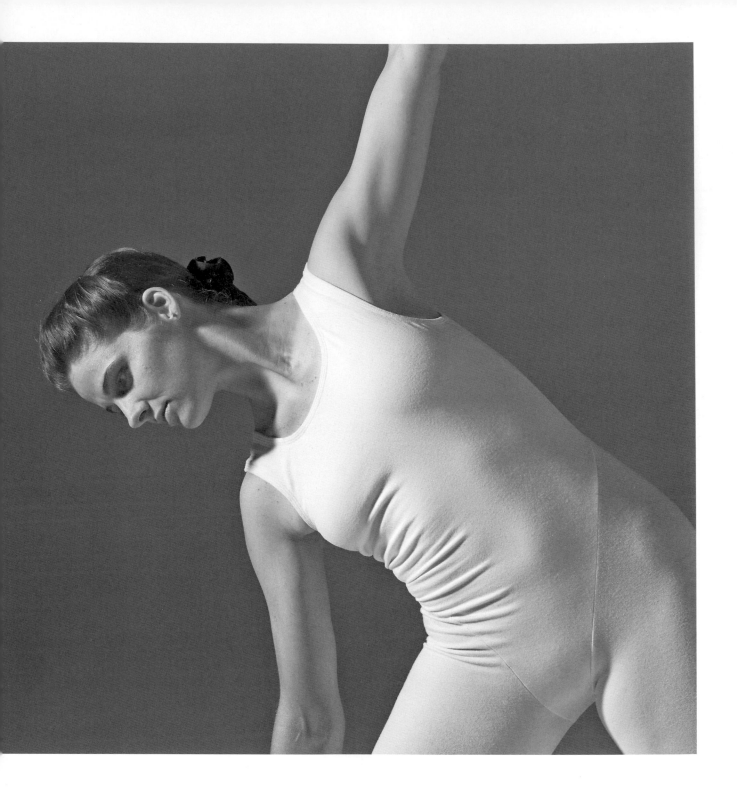

站立體位法

　　站立體位法會提升力量和靈活性，也是其他體位法的基礎。它們的重要性不僅展現在練習初期用以訓練平衡性及整合的覺知力，還展現在我們如何改善坐、站、行，以及在日常生活中應用身體的方式。

　　站立體位法有助於改善循環、消化和排泄能力，同時也會賦予我們更多的自信、意志力、耐力和穩定性。

　　在所有的站立體位法中，都要關注雙腳、膝蓋和骨盆的校正對齊。使關節收緊但不要鎖住，尤其是膝關節；當需要屈膝時，要確保膝蓋與腳處在垂直線上。

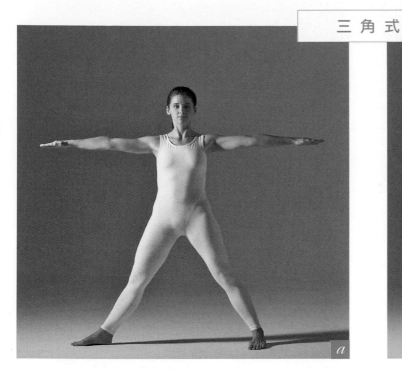

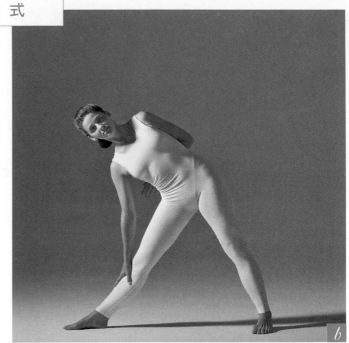

3 三角式（Trikonasana）

（a）從站立山式將雙腳打開三至四步寬（或是與一條腿等長的寬度）。

右腳外轉 90 度，左腳微微內轉，腳跟朝外。右腳腳跟與左腳足弓對齊，腳掌確實踩向地板。保持骨盆水平朝前，覺知骨盆及大腿前側打開，並將這種敞開的感覺延伸至整個身體。然後在一個連貫的動作中，吸氣向兩側舉起手臂，肩膀下降，感受身體自胸口中心打開，並逐漸開闊。放鬆，保持呼吸的流動。

（b）現在，放下左手臂反手置於身後，前臂放在下背部。呼氣，骨盆稍向左轉，同時將雙肩向右移動，右肩推出，位於右腿上方。繼續移動，同時向右側彎身體（自髖部啟動側彎，而非自腰部），右手在膝蓋的上方或下方抓住腿。身體的重量並非完全落在手臂上。

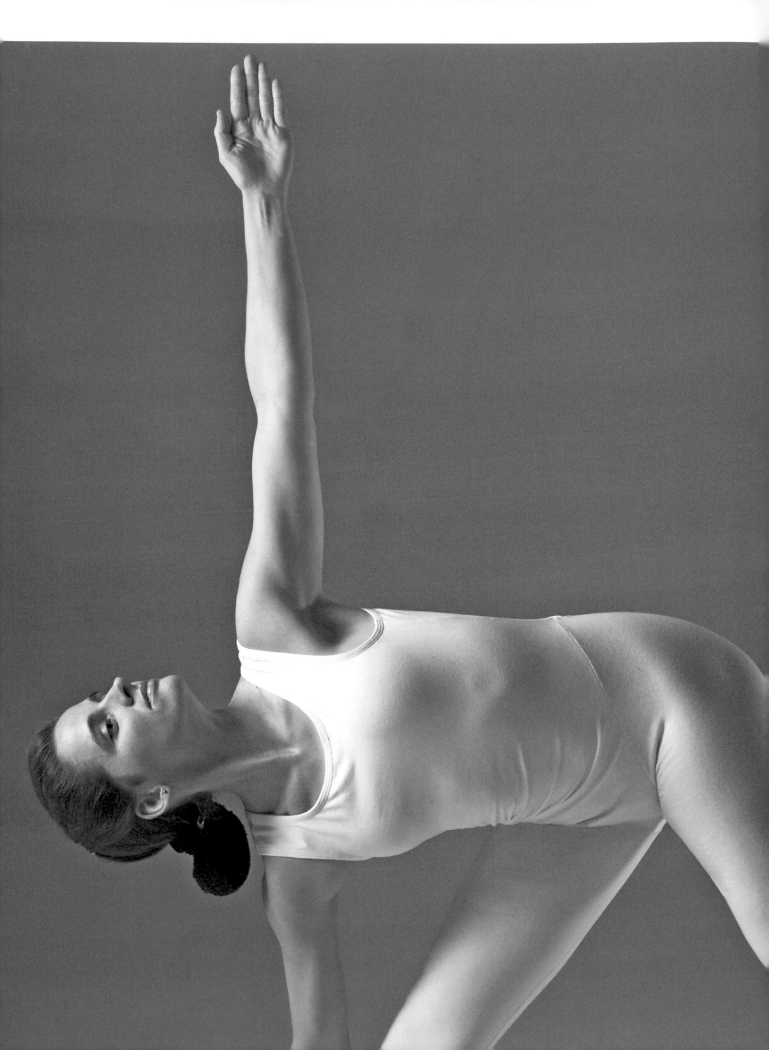

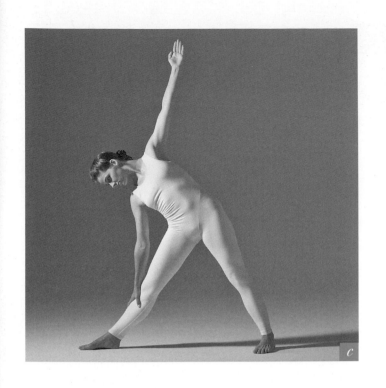

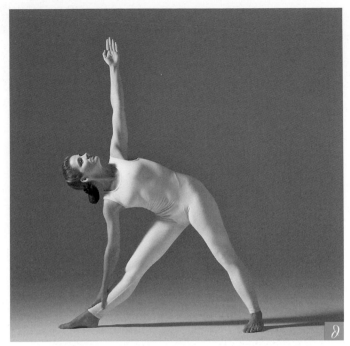

（c）轉頭看右腳，頸部與腿在一條直線上。保持身體右側的這種校正對齊，將覺知帶到左側。左髖向後拉轉，以進一步打開骨盆。然後將注意力向上移動，依次打開腹腔、胸腔、肩膀。保持兩側大腿肌肉的啟動狀態，深化骨盆處的敞開。最後，舉手臂，從肩膀處向上伸展，掌心朝前。在體位上放鬆，呼吸並感受整個身體前側的擴展。

可以在這裡完成體位。如果你準備好了，呼氣，右腳腳掌踩向地面並抬起上身回正，保持脊柱的長直。如果感覺有些搖晃，可以屈膝抬起上身，這樣會容易一些。在幾次放鬆的呼吸之後，重建身體的平衡感，另一側重複同樣的動作。

（d）如果想繼續深化向下的動作，要從胸口中心處開始拓展，感受左手臂向上伸長，右腿後側伸長，脊柱伸長，右手沿著腿向下移動，釋放存在於左側身體和右腿後側膕繩肌群內的抗力，並利用上方手臂的重力

使身體下降的幅度更深。右手握住腳踝（如果你的柔軟度夠好，可以抓住大腳趾，或將手掌放在腳外側的地板上）。然而，在進行這些深入伸展時，不要將左髖向前轉，這樣會犧牲掉你在骨盆和上身處已經達到的擴展感。視線可以向下看腳，向前平視，也可以向上看伸展的手臂。保持姿勢時要放鬆，讓呼吸自由流動。

當你準備好了，呼氣，右腳掌踩地，抬起上身，保持脊柱長直。如果感到不穩，起身時可以屈膝，這樣會容易一些。最後，將雙腳轉向前，用幾次放鬆的呼吸重建身體的平衡，換邊重複同樣的動作。

益處

伸展放鬆脊椎及脊椎兩側的神經；提升髖關節的靈活性；調整骶骨和下背部；拉伸腿後側。整合身體的覺知；增進力量與柔韌度；改善身體曲線。

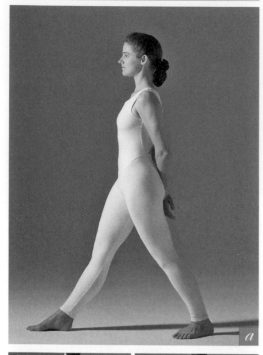

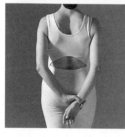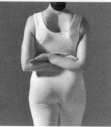

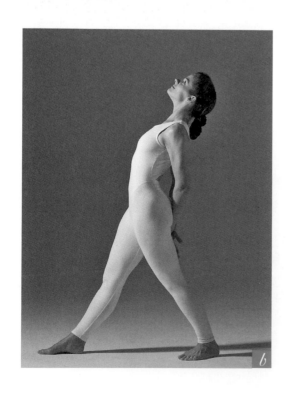

加 強 側 伸 展

4 加強側伸展（Parshvottanasana）

（a）站立，雙腳打開三步寬。右腳向右轉開90度；左腳向內轉，轉動幅度略寬於三角式。將骨盆和上身轉向右腿的方向。雙肩往後旋轉，兩手在背部交握，可以用左手握住右手腕，或者雙手互抱對側手肘。

（b）進一步將左髖向前轉，右髖向後轉，以加深骨盆的轉動。雙腳確實踩向地板。從雙腿和骨盆處向上伸展身體。拉長脊柱，挺起胸腔，微微向上看。

（c）伴隨呼氣，從髖關節前彎，直到上半身平行於地板。伴隨前彎使坐骨上抬，拉伸大腿後側的膕繩肌。保持下背部平直，與骨盆在同一個水平線上。

你也可以在這裡完成體位。如果準備好結束，吸氣，腳掌踩地，抬起上身，保持脊柱長直。起身時微彎右膝，會讓動作容易一些。透過幾次放鬆的呼吸，讓身體重回平衡，換邊重複同樣的動作。

（d）繼續向前彎，伸展脊柱，右側膝蓋向上提拉，釋放膕繩肌內在的抗力。為了使上身在下降過程中保持平衡，可以將雙手放在右腿兩側（或者始終保持手臂在身後）。

（e）伸展並將腹部、胸部和臉部往腿的方向靠攏。放鬆頸後側，使之位於腿上方的中線上。觀察呼吸，釋放抗力。

當你準備好結束體位時，雙手在背後交扣，吸氣，腳掌踩地，抬起上身，保持脊柱長直。起身時微彎右膝，會讓動作容易一些。最後，將雙腳轉正，透過幾次放鬆的呼吸，讓身體重回平衡，換邊重複同樣的動作。

益處

拉伸大腿後側的膕繩肌；建立腿部和骨盆的力量及靈活性；伸展位於骨盆內的髖關節旋轉器（在臀部的深處）；改善平衡性。

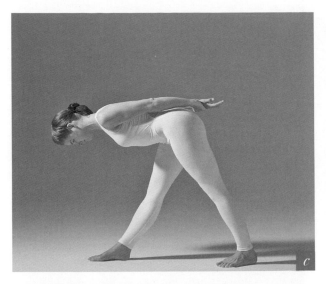

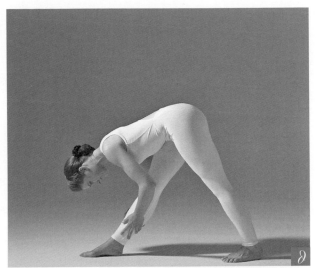

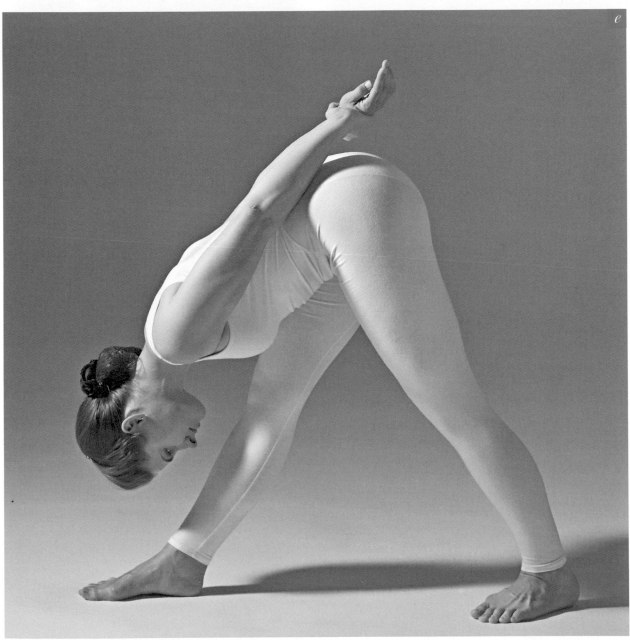

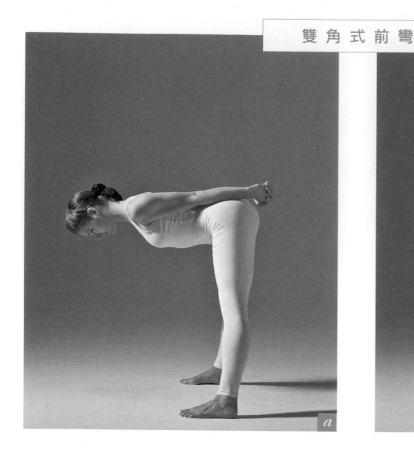

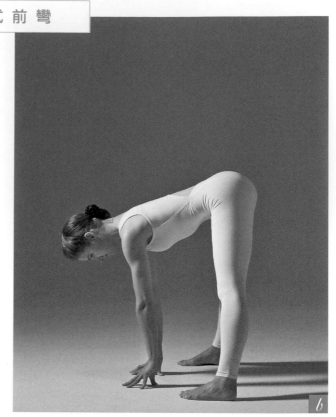

5　雙角式前彎（Prasarita Padottanasana）

（a）站立，雙腳平行，打開三至四步寬。雙手在背後交握，展開胸腔與肩膀。呼氣，緩慢地從髖關節讓身體前彎。在伸展與前彎的過程中，將身體的重量均勻分布於雙腳。從肩頸處到整個背部都保持平展。

（b）鬆開雙手，將指尖放在肩膀下方的地板上，伸直手臂，讓動作流暢地進行。如果雙手碰不到地板，可以在手的下方墊一個支撐物，或者屈膝，但要保持脊柱的長直。眼睛看向地面，伸展頸部。隨著放鬆地呼吸，前傾骨盆，捲起恥骨拉向大腿之間。

這個有力的動作不僅會拉展下背部，還會使坐骨抬起並向兩側打開，伸展大腿內側（隨著練習，你會發現，當進入這個體位後，骨盆會自然前傾，坐骨也會自然向兩側打開）。保持在這個姿勢上，自然呼吸。

（c）接著，將右手居中放到地板上。呼氣，扭轉上身，流暢地將左手向外打開並向上伸展。由指尖牽引，從心口處展開身體。伸展頸部，轉頭看向左手。吸氣，轉身體回正，伴隨呼吸重複動作 3 ～ 5 回。在最後一次停留，進行 3 ～ 5 次呼吸。然後鬆開身體，換另一側進行。

（d）為了深化前彎，可以將雙手放在肩膀下方的地板上。彎曲手肘，將腹部收向雙腿，低頭，頭頂朝向地板。保持下背部平展，從髖關節啟動前彎。

（e）你也可以在身體後方握住雙手，並抬離手臂，讓手臂在腦後往地板方向下移，手臂的重力會幫助你加深這個動作的幅度。保持呼吸，在體位上放鬆。

結束體位時，先將手臂放回到背部。吸氣，使下背部平直，優雅地依次抬起頭、頸和上背部，如果需要的話，屈膝，以使下背部有力，脊柱長直。放鬆手臂，雙腳收回併攏，在站立山式上放鬆，觀察呼吸的流動。

益處

這一組動作會拉伸大腿後側的膕繩肌和大腿內收肌；提升髖關節的靈活性；強化下背部的深層肌肉和骨盆肌肉；扭轉並伸展整個上身；改善平衡能力。

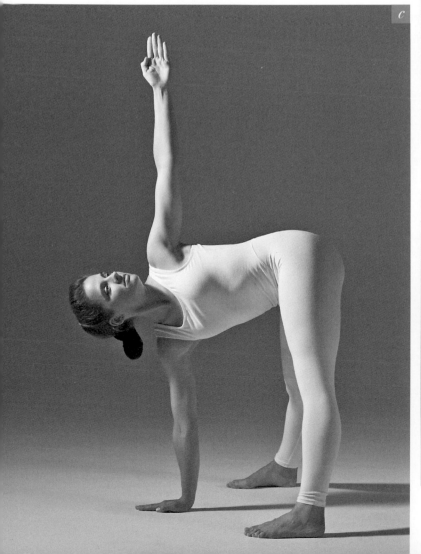

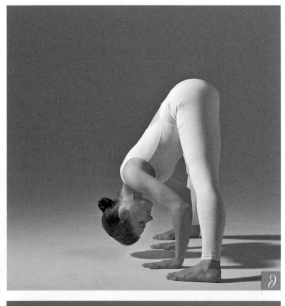

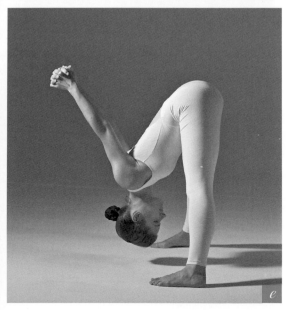

6 樹式（Vrikshasana）

（a）以站立山式開始，雙腳平行，併攏。骨盆保持中心，從骨盆處向上伸展脊柱。雙眼盯住前方地面或牆上一點。然後，抬起左腳，腳掌踩在右腳腳踝處，同時打開左髖，旋轉左膝向外。可以讓左腳腳趾輕觸地，這樣會更容易保持平衡。手掌合十於胸口，自頭頂向上伸長身體。

（b）如果還能更進一步，可以將左腳踩在右腿小腿或大腿內側。手臂高舉過頭（或向兩側平舉，或豎直上舉）。手掌合十或相對。身體向上延伸，挺起胸腔，從頭頂處向上伸展。保持平衡與穩定，跟隨著呼吸的流動，享受這個體位，停留你覺得舒適的時間長度。

結束體位時，呼氣，放下手臂和腳回到站立山式。靜定片刻，感受呼吸。然後換邊重複同樣的動作。

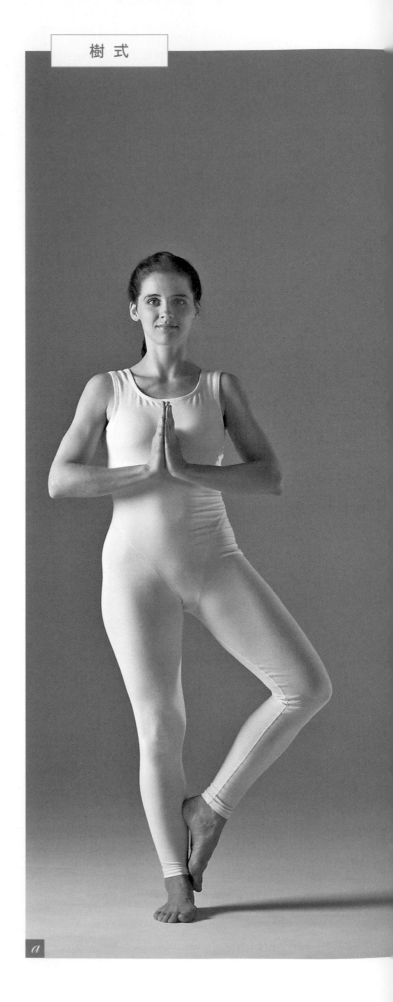

樹式

a

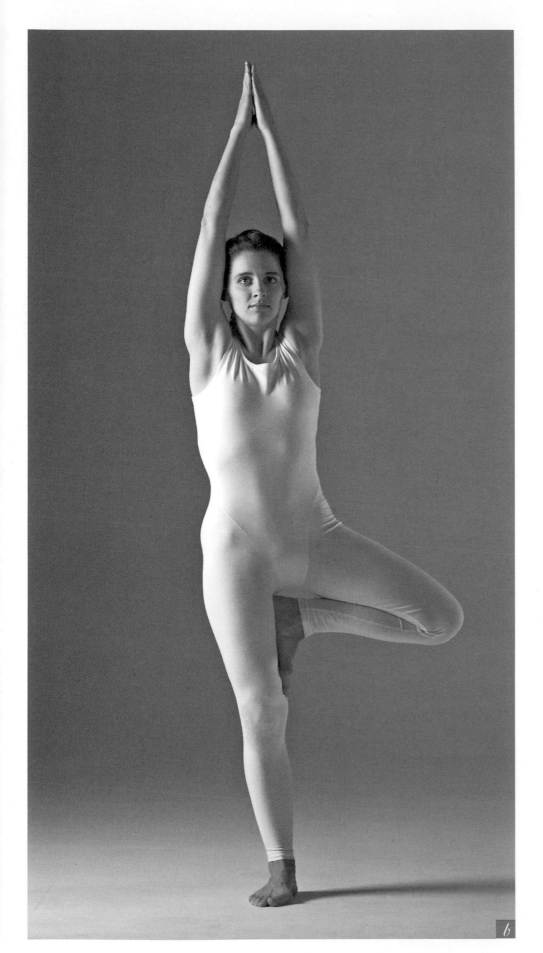

益處

提升平衡性與專注力；
強化腿部和骨盆的肌
肉；打開胸腔和肩膀；
改善呼吸品質。

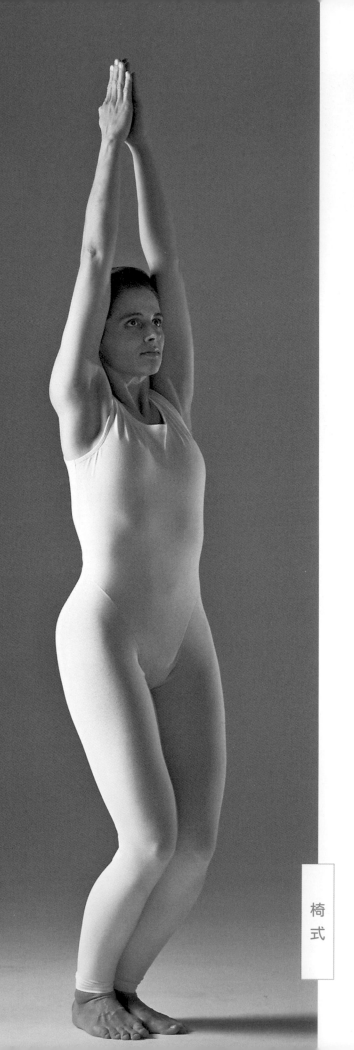

7　椅式（Utkatasana）

站立，雙腳併攏。吸氣，從身體兩側將手臂高舉過頭頂。手臂向上伸直，靠近耳朵。手掌合十，伸直手肘，或者掌心相對，指尖向上伸展。

現在，呼氣屈膝，雙髖往地板方向下降，膝蓋併攏。雙腳確實踩向地面，不要拱背。大腿收緊，骨盆底向內、向上收。眼睛注視前方，呼吸均勻流暢，保持脊柱和手臂向上伸長。

感受這個體位為身體內在注入的能量，並讓這股能量之流滋養身體的縱向通道。

當你準備好了，伸直雙腿，呼氣，放下手臂。

益處

乍看之下這個體位的作用很明顯：強化雙腿和上身的肌肉力量，以及腳踝與肩膀的靈活性。然而，它還有更深層的作用。隨著大腿內側與骨盆底的收縮，能量會被推動向上。隨著臀部降得更低，骨盆收縮的位置會從後向前轉移，從而逐漸強化整個區域的力量與肌肉協調性。這個體位的生命力也因而被啟動，心念專注於沿著身體縱軸流動的能量。

椅式

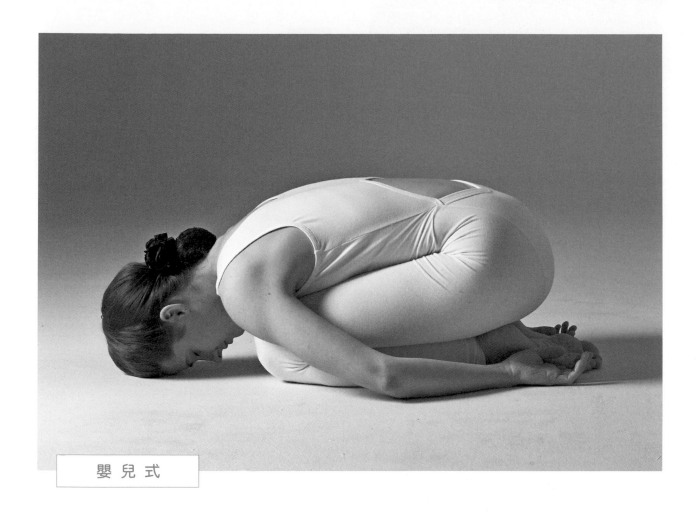

嬰兒式

休息與仰臥姿勢

在做完費力的站立體位之後，這些體位會讓身體得到休息，雙腿恢復能量。它們同時會打開下背部和脊柱，重建深入且放鬆的呼吸，並輕柔地喚醒臍輪，此處蘊藏了生命力、能量、勇氣與熱情。

強壯而柔軟的腹肌結合適當的呼吸，是建立健康活力的生命狀態與實現體位法進步的基礎。在這部分的體位法練習中，要特別注意將覺知力放在呼吸上。

8 嬰兒式（Balasana）

跪立，雙腳腳背著地，臀部坐在腳跟上。脊柱立直，呼氣，自髖關節前彎，將腹部放到大腿上。額頭輕觸地板，手臂放在身體兩側，掌心向上。感受呼吸的流動在大腿上形成的起伏，在肋骨兩側擴張。放鬆，直到呼吸穩定平順，心準備好繼續下一個動作。如果感到不舒服，可以嘗試將雙膝打開一點，或在腳踝及大腿後側墊毯子。還有一個選擇是仰臥，將雙膝靠近胸腔。結束體位時，抬頭，背部保持平直，回到直立跪姿。

益處

釋放下背部的緊張；輕柔地拉伸脊柱；按摩腹部臟器；滋養雙腿；平靜心靈。

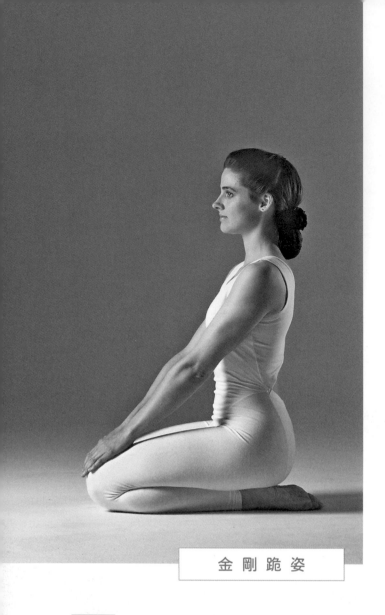

金 剛 跪 姿

9 金剛跪姿 （Vajrasana）

跪立，腳背貼地。手掌放在大腿上。下背部立直，挺起胸腔，從尾骨到頭頂伸展整條脊柱。閉上眼睛，跟隨著呼吸的流動，這個姿勢可以讓人很快地深入到靜定之中。如果膝蓋或腳踝不舒服，可用簡易坐代替這個姿勢。

禁忌

如果膝蓋有傷痛，不要做這個體位法。

益處

放鬆身體；伸展雙腳、腳踝和膝蓋；滋養雙腿；重建自然的呼吸和健康的脊柱線條；淨化心念以進行後面的練習。

10 初階火系列・單腿上抬與踩自行車式

（a）坐在地板上，雙腿向前伸直。身體後傾，前臂在身體後方支撐身體，手肘位於肩膀正下方。挺起胸腔，下巴向喉嚨內收。彎曲右膝，將右腳踩在靠近骨盆的地板上。吸氣，抬起左腿使之垂直於地板，保持腿部伸直，腳趾伸向天花板。呼氣，放下左腿輕輕觸地，但不要將重量完全放下來。然後再一次吸氣，筆直地抬起左腿。下巴和臉部放鬆，將覺知放在臍輪。跟隨呼吸流暢地重複動作 5 次。然後換另一側重複 5 次。

（b）如果希望增加難度，可以從雙腿都向前伸直開始。吸氣，抬起一條腿，另一條腿在地板上保持向前伸直。呼氣，放下腿。吸氣，再抬起另一條腿。如此交替進行 5 組。

或者你也可以做垂直剪刀式動作，在第一條腿開始往下時便抬起另一條腿。雙腿在空中交錯，下方的腿盡可能接近地板，但不落地。保持動作流暢，不要憋氣。

（c）抬腿踩自行車。雙腿向前伸直。一條腿屈膝，並將大腿拉向胸腔。然後換腿，雙腿像活塞一樣交替推出拉進。伸直的腿與地面平行，高於地板幾公分。向前踩腿時用腳跟出力。完成 5 輪。

禁忌

如果背部、頸部和肩膀在練習過程或之後有不尋常的疼痛感或不適感，在繼續練習之前要諮詢專業老師。

益處

強健腹部肌肉；提升活力；改善消化、排泄和循環系統。

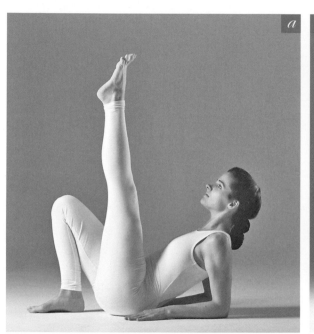
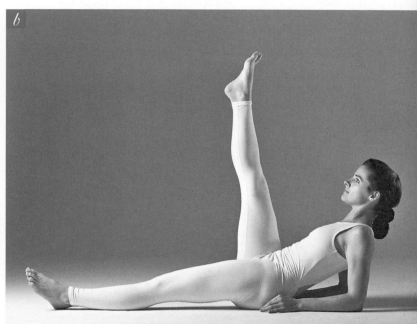

初 階 火 系 列

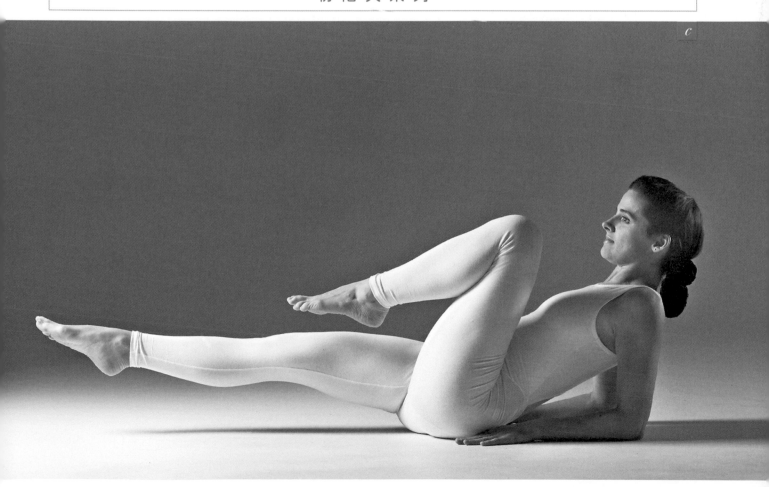

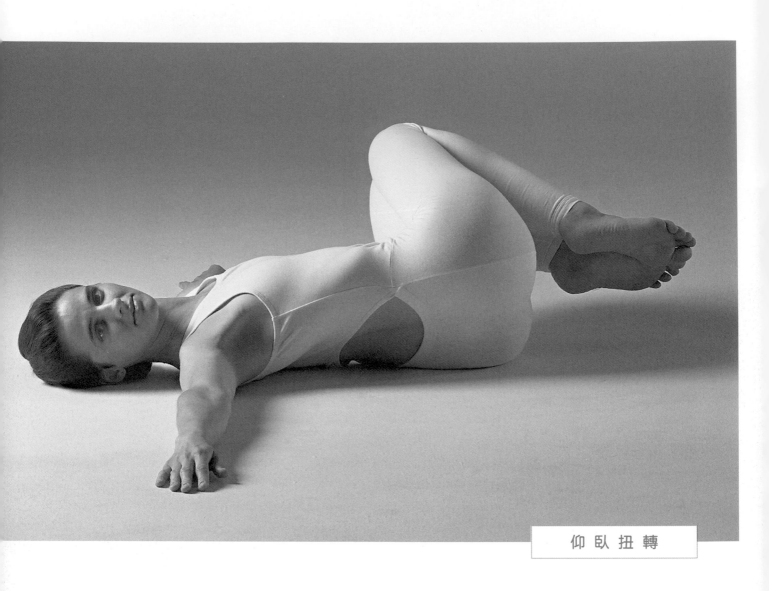

仰 臥 扭 轉

11 仰臥扭轉

　　仰臥，手臂向兩側水平伸出，掌心向下。彎曲膝蓋，雙腿併攏，大腿靠近腹部。現在輕柔地向兩側扭轉，雙腿移向地板。確保上背部和肩膀貼地，雙腿併攏。

　　在左右滾動的過程中，讓下背部放鬆，用此動作為它按摩。重複 5 ～ 10 組，然後將雙腿放在地板上，使之靠近骨盆。閉上眼睛放鬆。感受呼吸在骨盆處、下背部和腹部的流動。

益處

強化腹肌，同時釋放隱藏在脊柱中下段的緊繃，增強脊柱的靈活性。

後彎

後彎是最能提升活力、激發能量的體位法。它們是對治惰性、不良呼吸習慣,以及很多身體疾病的良藥,它們也會矯正大部分人在日常生活中容易駝背的傾向。後彎體位練習的重點是整條脊柱要均勻地伸展,而且避免過度後彎或擠壓下背部與頸部。嘗試為整條脊椎打開空間。在進行後彎時,保持脊柱拉長,臀部夾緊,骨盆推地,胸腔上挺。

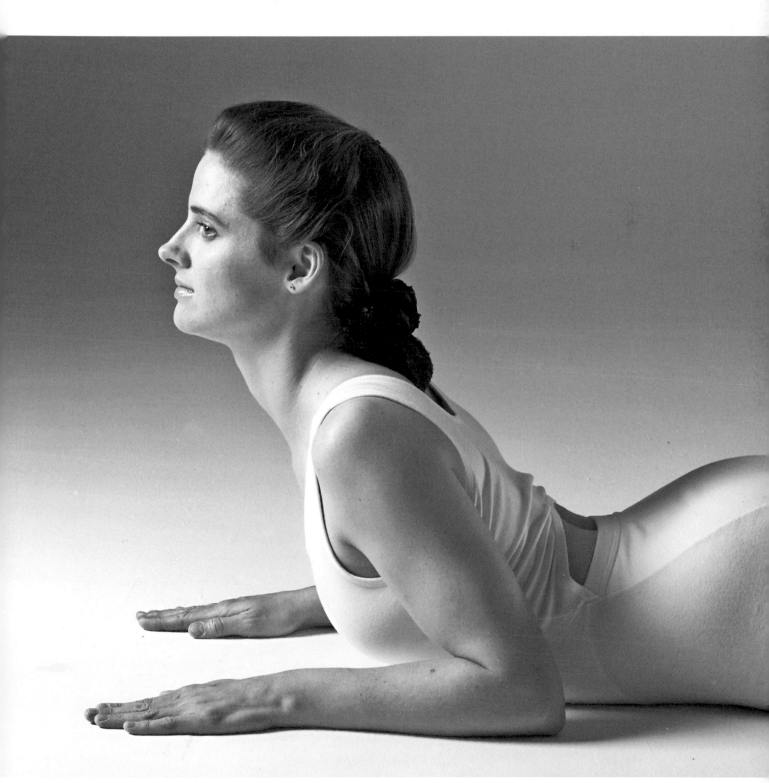

12 無支撐眼鏡蛇式（Bhujangasana）

（a）臉部朝下俯臥在地板上，雙腿雙腳併攏。手掌緊靠胸部或在肩膀下方平放於地板上（手掌的位置越靠後，動作的強度就越大）。指尖朝前，手臂靠近肋骨兩側。臀部與雙腿收緊，將骨盆推向地板，肩胛骨內收，下降。

（b）吸氣，鼻子向前滑動，順勢抬起頭部和胸部。保持肩膀向後、向下拉動，手肘內收。在這個姿勢中，觀察呼吸於腹部及兩側肋骨邊緣的流動。每次吸氣時，都伸長脊柱、挺起胸腔。呼氣時，保持脊柱的後彎。

注意

雙手不受力。不要透過雙手推地進入體位。手臂的推力會迫使背部承受壓力。

停留在此姿勢中，進行 5 次呼吸，然後呼氣時放下，伸展並依次放下下巴、鼻子、前額。將頭轉向一側，休息並進行幾次呼吸。然後重複動作，之後再將頭轉向另一側休息。

無 支 撐 眼 鏡 蛇 式

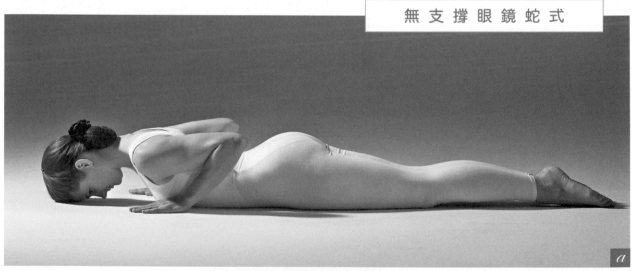

a

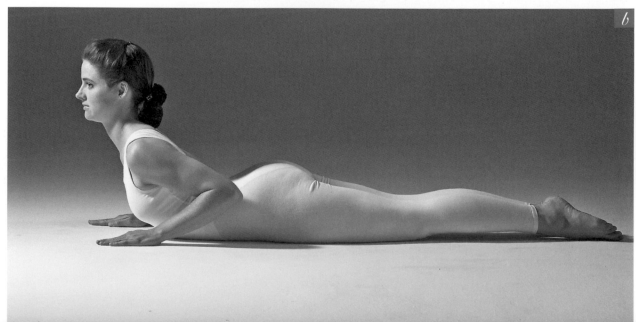

b

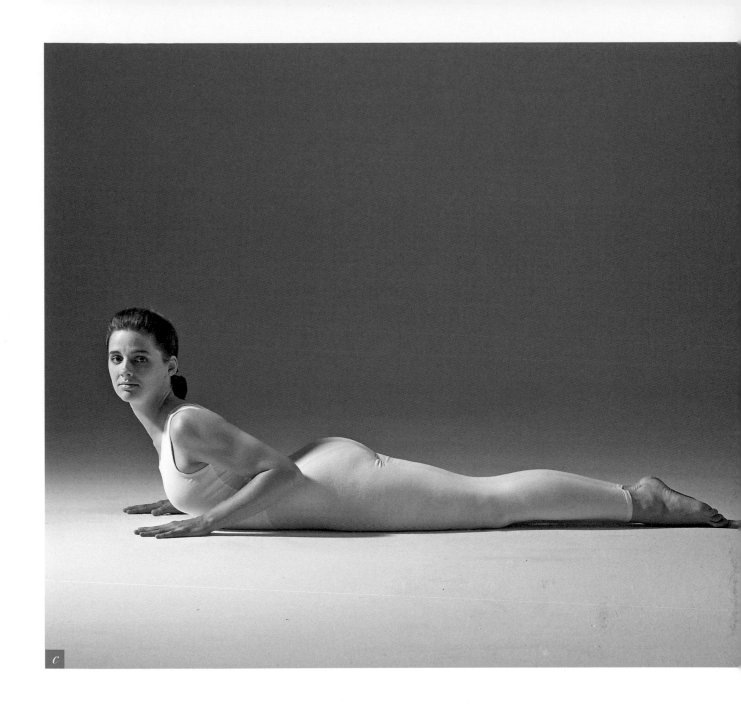

c

（c）若要提升肩頸的靈活性，可以再一次進入體位。緩慢地左右轉頭（好像要往後看一樣），同時保持肩膀向下降。然後將下巴轉回正中，保持此姿勢並進行幾次呼吸。如前述過程一樣結束體位，呼氣，依序將胸骨、下巴、鼻子和前額放向地板。鬆開手臂後放在身體兩側，將頭轉向一側，休息，並觀察呼吸的流動。重複 2 ～ 3 組。

益處

強化背部肌肉；改善椎間盤內的血液循環；打開喉嚨、胸腔及腹部；改善脊柱的靈活性和線性結構；輔助改善下背部疼痛；優化呼吸模式。

13 蝗蟲式（Shalabhasana）

（**a**）**單腿蝗蟲式**。俯臥，下巴放在地板上，雙腿併攏；手臂放在身體兩側，掌心朝向身體。輕輕地握拳，雙腿併攏，繃直腳尖，伸長整個身體。收緊臀部，將腹部推向地板。

吸氣，從腳尖帶動右腿伸展並抬離地面約 20～36 公分，膝蓋伸直。抬腿的同時，保持右側臀部、下背部收緊，注意不要用左膝蓋用力推地來幫助動作的完成。膝蓋與腳背朝下。無論你的腿能抬多高，都要始終保持雙側的骨盆和下巴在地板上。在這個姿勢上進行幾次呼吸，再換另一側。先練習這個變化式，直到身體有足夠的力量可以舒適地完成（b）所述的雙腿蝗蟲式。

（**b**）**雙腿蝗蟲式**。同樣採俯臥姿勢，雙腿併攏，手臂放在身體兩側。將手臂放在身體下方，前臂剛好壓在骼骨內側邊緣。雙手握拳，讓拳頭的小指一側壓在腹股溝上，大拇指一側壓在地板上。手臂伸直，手肘併攏。吸氣，手臂推地同時抬起雙腿。保持呼吸順暢。雙腿間距不要超過臀寬，繃直腳尖以助力於向上、向後拉伸雙腿。稍作停留後放鬆，緩慢放下。

蝗 蟲 式

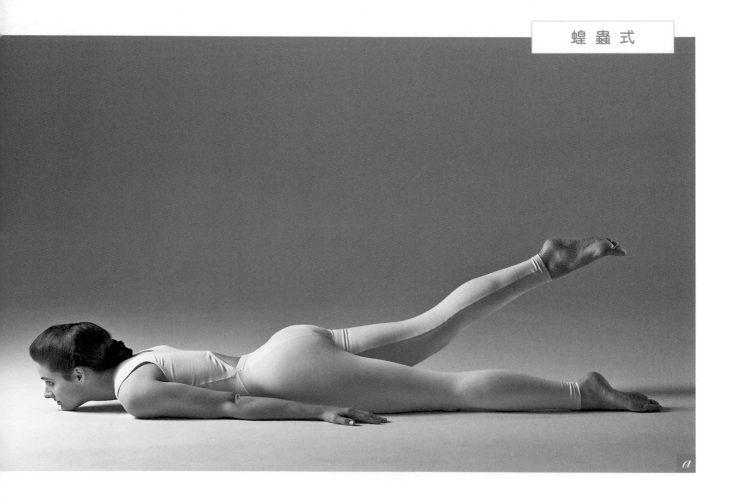

a

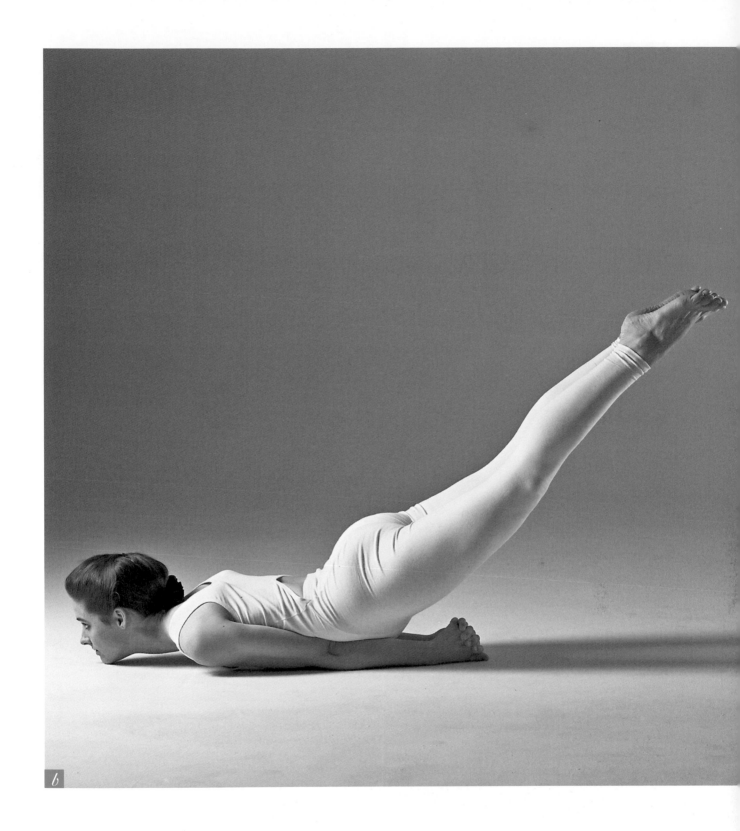

6

益處

強化雙腿、臀部和下背部；按摩內臟；
刺激神經系統；調整骨盆的線形結構；
建立對雙腿、骨盆、腹部和下背部之間
內在關係的精微覺知力。

14 船式（Navasana/Naukasana）

（a）俯臥，手臂沿耳朵兩側伸展過頭頂。伸直雙腿，雙腳與髖部同寬。

（b）吸氣，從肚臍中心伸展並抬起雙腿、上半身和手臂。保持手臂在耳朵兩側。吸氣時，從身體中心向兩端伸長。想像手臂、雙腿無限地伸長，你毫不費力地在呼吸上漂浮。每一次吸氣都深化伸展，讓臍輪的能量穿透指尖與腳尖；每一次呼氣都允許自己再敞開一點，釋放肩膀和骨盆處積存的壓力。在鬆開姿勢之前，吸氣，再拉伸一點點，呼氣，放下身體，放鬆。

益處

提振精神；強化背部肌肉；改善腹部臟器的循環。

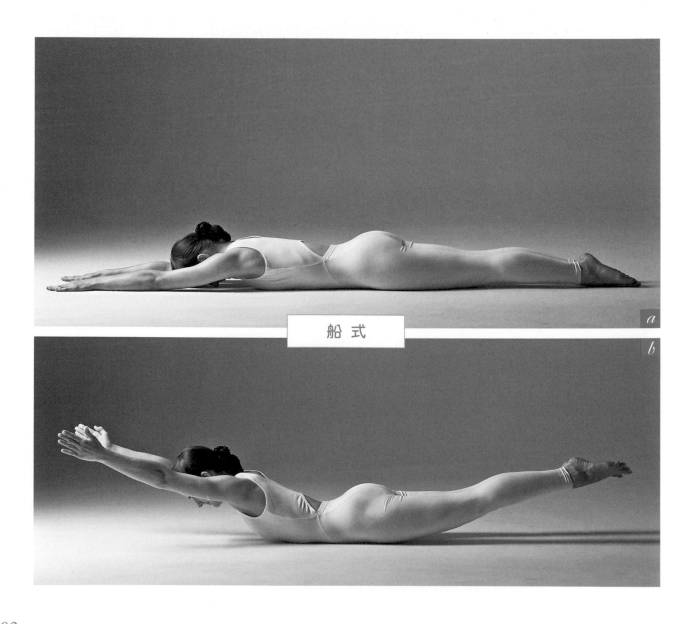

船 式

15 抱膝屈腿式（Pavanamuktasana）

為了平衡前面強烈的後彎體位，現在仰臥，彎曲膝蓋並靠向胸部。雙手輕柔地將大腿拉向腹部，尾椎推向地板。然後輕輕地左右搖晃，按摩下背部，釋放這裡的緊繃與壓力。

益處
釋放下背部以及髖關節內的壓力。

抱 膝 屈 腿 式

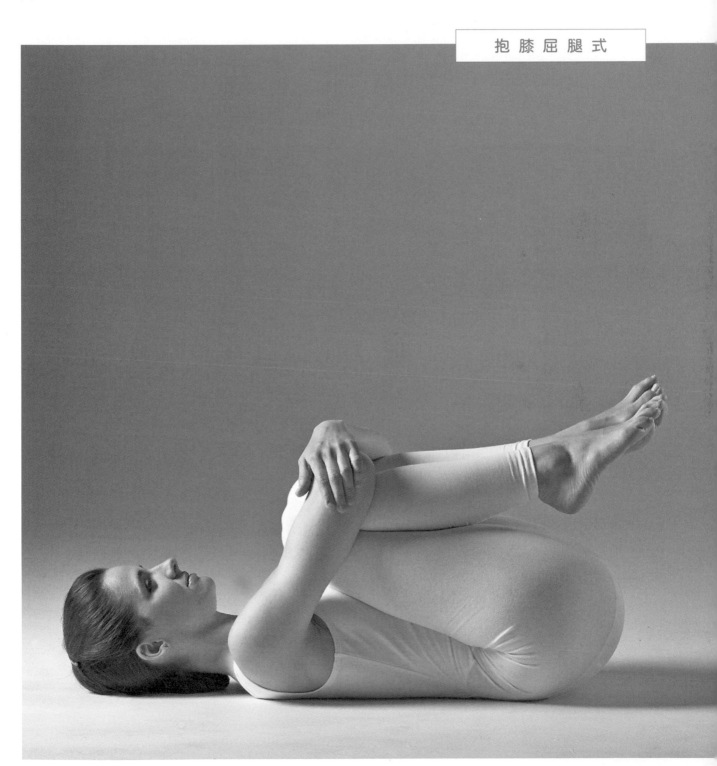

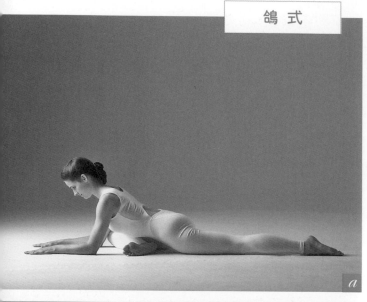

a

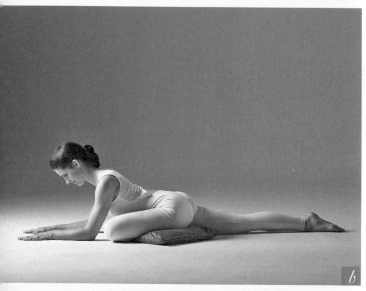

b

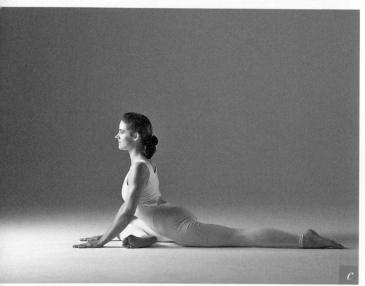

c

16 鴿式（Kapotasana）

（a）雙手、雙膝放在地板上。抬起右膝向前，置於雙手之間，右腳放在身體左下方。右腳跟在左側骨盆或腹部的下方。接著將左腿向後伸直，骨盆放鬆地沉向地板。

雙手向前滑動，手肘碰地。保持骨盆後側水平，均勻地向下降（腹股溝或腹部可能會抵住左腳跟）。繼續放鬆、伸展後側的腿。伸直手臂，將頭部放在地板上。

（b）調整腿的位置，使膝蓋免受壓力；如果感覺拉伸太強烈，以至於讓你無法享受這個姿勢，可以在伸直那條腿的大腿及腹股溝下方，或是彎膝那條腿的臀部下方，墊一個墊子或折疊的毯子。這些支撐物將幫助你放鬆。專注而放鬆地維持此姿勢，讓呼吸飽滿而深入。

（c）如果希望進一步加強伸展，慢慢地伸直手臂，並將雙手掌往膝蓋方向收回。伸長脊柱，胸腔向前推動，脊柱呈現微微後彎。拉伸頸部，平視前方。在此姿勢上自由地呼吸，釋放抗力，感受到穩定和舒適。

結束體位時，讓臀部坐向身體的一側，收雙腿併攏。移動並伸展雙腿；回到一開始雙手、雙膝著地的姿勢，換邊重複同樣的動作。

益處

透過伸展髖關節旋轉器與髖屈肌，來改善靈活性和骨盆的線形結構；是冥想坐姿與後彎體位的絕佳準備練習。

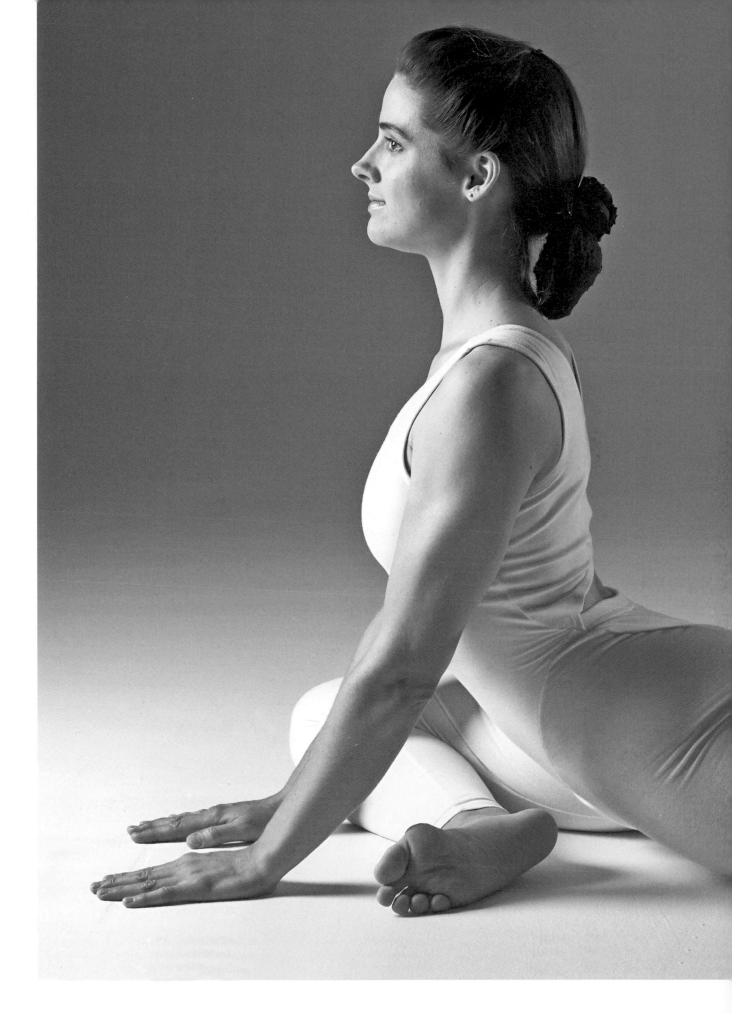

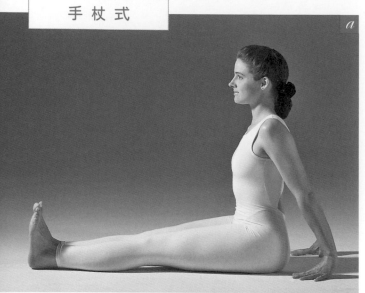

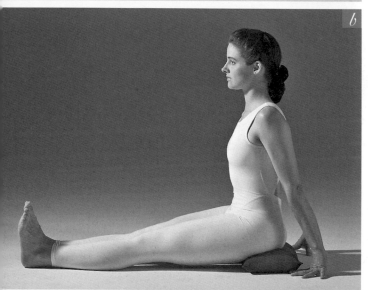

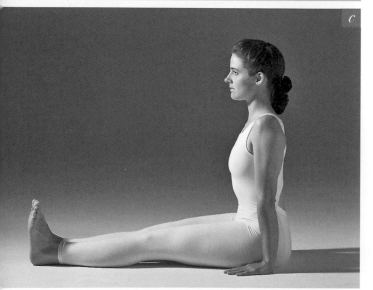

坐姿體位法與前彎

坐姿體位法與前彎會強力地作用在腿部、骨盆和背部。在這類體位法中，要著力於脊柱的伸長與延展，向下至尾骨，向上至頭頂。在前彎中，轉骨盆，從髖關節往前彎，而不是從腰部。在每個體位法中均勻而深入地呼吸。這些體位法能夠鎮靜神經系統，舒緩內心。

17 手杖式（Dandasana）

（a）採坐姿，雙腿併攏，向前伸出。指尖放在臀部兩側的地板上，手指指向前方。吸氣，指尖向下按壓，同時立直下背部，從頭頂向上伸長身體。繼續呼吸，將雙腿向下按壓地板，收腳踝，腳跟往前。挺起胸腔和肋骨，肩膀向後、向下降。專注在姿勢上，眼睛直視前方，呼吸均勻，進行 5～10 次呼吸。

（b）在這個及其他坐姿體位法上，如果下背部會鬆垮，就在臀部下方墊一個毯子或墊子，來幫助下背部保持自然曲線，脊柱立直。

（c）如果可以，讓雙手掌放在臀部兩側的地板上。

益處

優化身體曲線，強化下背部力量，對骨盆和脊椎的位置建立覺知。手杖式是其他坐姿體位的基礎。

18 單腿頭碰膝式（Janu Shirshasana）

（a）以手杖式坐姿（需要的話，在臀部下方墊一個墊子，以免下背部鬆垮）。彎曲左膝，將左腳腳掌踩在右大腿內側。臉部朝向右腿，伸長軀幹，保持脊柱挺直。吸氣，挺起胸腔，呼氣時上身從右髖處往右腿前彎，雙手掌在腿兩側沿著地板往前滑動。現在，將雙手掌放在腿上，隨吸氣伸長脊柱，下背部平直地向上伸展，腿後側壓向地面。頸部伸長並放鬆。

（b）若要進一步強化拉伸，可從髖關節繼續向前彎，將上身靠向腿。雙手掌繼續向前滑動，抓住腳踝或腳趾，或整隻腳。如果手掌不能輕鬆地抓到腳，可以使用帶子。最後，展開並伸長背部，將上身往腿部釋放。如果你的柔軟度夠好，將臉貼向小腿。安住在此姿勢中，保持呼吸。結束體位時，吸氣，保持背部平直，伸長並抬起上身，同時雙手掌收回到骨盆兩側。換邊重複同樣的動作。

益處

拉伸大腿後側的膕繩肌和背部；改善髖的靈活性以及骨盆的結構性校正；按摩腹部；鎮定舒緩大腦。

單 腿 頭 碰 膝 式

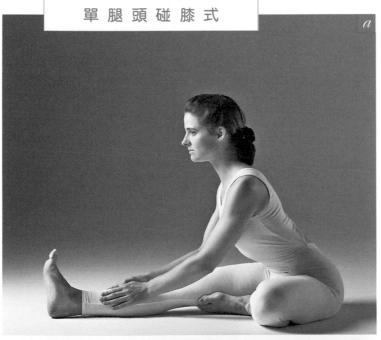

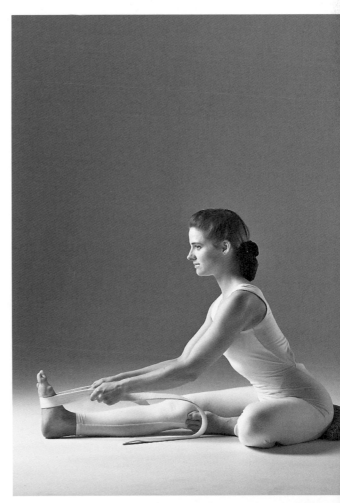

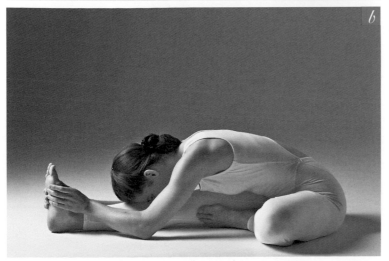

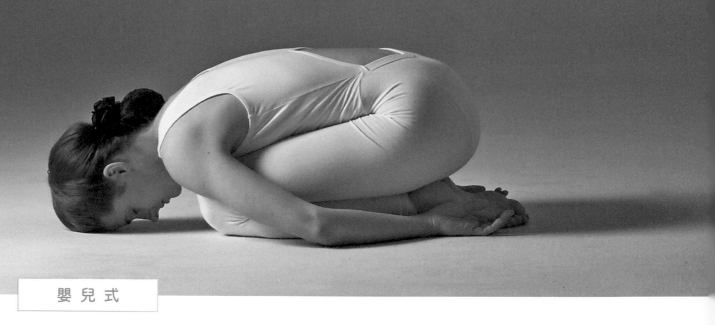

嬰兒式

19 嬰兒式（Balasana）

在坐姿前彎後，你會想要再次來到嬰兒式中休息一下。採跪姿，腳背貼地，臀部坐在腳跟上。脊柱挺直，呼氣，從髖關節向前彎，腹部放在大腿上。前額輕觸地板，手臂放鬆地置於身體兩側，掌心向上。感受隨著呼吸的律動，大腿被輕輕推動，肋骨兩側也隨之起伏。放鬆，直到呼吸穩定而平順，準備好進行接下來的練習。

如果在體位中感覺不太舒服，可以將雙膝打開一點，或者在腳踝或大腿後側墊一個墊子。另一個選擇是仰臥，屈膝抱腿拉向胸腔。結束體位時，抬頭，保持背部平直，回到直立跪姿。

益處

緩解下背部的緊繃；輕柔地拉伸脊柱；按摩腹部臟器；滋養雙腿；鎮靜心靈。

20 牛面式（Gomukhasana）

（a）採手杖式坐姿。彎曲左腿放在右腿下方，左腳跟放在右臀旁邊的地板上；右腿環繞在左腿上方，右腳跟放在左臀旁邊。調整雙腿，讓右膝蓋正好放在左膝上方。身體重心均勻分布在兩側坐骨上，坐直，從頭頂向上伸長脊柱。雙手放在腳上。

（b）右手臂高舉過頭，彎曲手肘，右手沿脊柱向下伸。左手臂置於背後，左手先盡可能向右移動，然後向上拉扣右手。

（c）如果雙手不能拉到彼此，用一條帶子做為輔助，雙手分別抓住帶子兩端。脊柱打直，感受胸口處的放鬆與開闊。將左肩向後拉，右手肘向上伸展。在沒有過度擠壓雙肩的情況下，將兩側的手肘盡可能向脊柱的中心軸線靠攏，並將雙手拉在一起。停留並進行幾次呼吸，然後緩慢地放鬆手臂、放開雙腿。換邊重複同樣的動作。

益處

改善雙肩與雙髖的靈活性；支撐起直立而穩定的姿勢；有助於橫膈膜式呼吸。

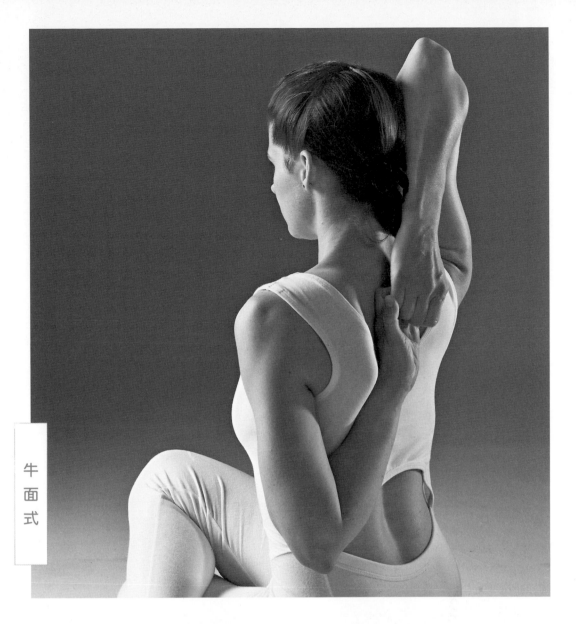

牛面式

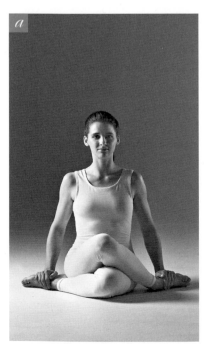

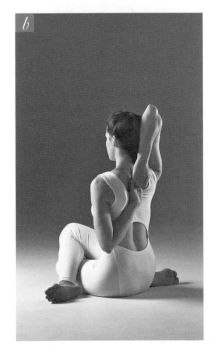

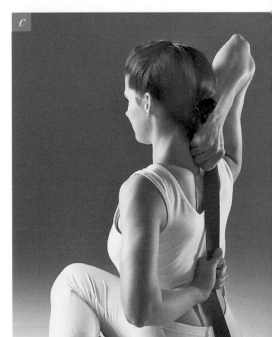

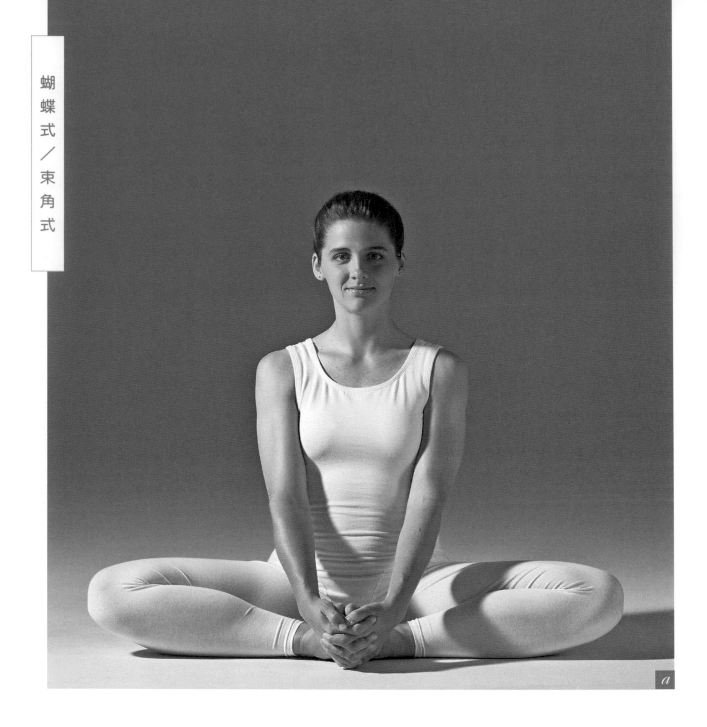

a

21 蝴蝶式／束角式 （Baddha Konasana）

（a）採坐姿，雙腳腳心相對，腳跟靠近骨盆（如果需要的話，墊一個坐墊以免下背部鬆垮）。雙手相扣握住腳，膝蓋往下壓。下背部立直，向上伸展整條脊柱。坐骨推地，胸骨上抬，從頭頂和頸部向上伸展。觀察呼吸，釋放抗力，在此姿勢中感受到穩定和舒適。

（b）為進一步強化拉伸，將下背部立直，骨盆向前傾。隨著呼氣，背打直，上身從髖關節處前彎，恥骨向下、向後收往大腿之間，大腿內側推地。

（c）最後，上身往下靠向雙腳，頭部放在地板上。無論你在前彎中能做到哪種程度，觀察呼吸並釋放抗力，從而不斷地在體位中深入。

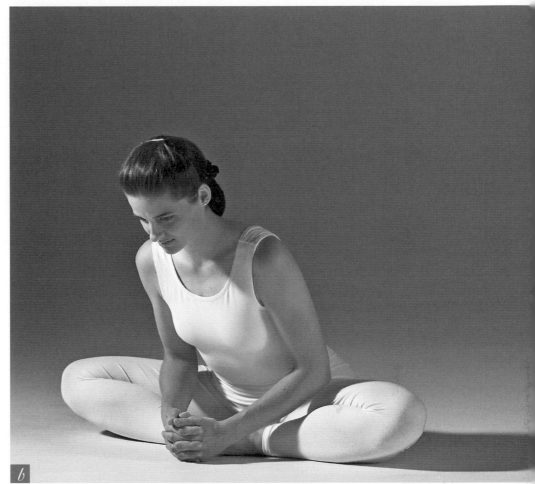

益處

按摩骨盆底;增強髖
關節、骨盆、大腿內
側、下背部、膝蓋、
腳踝的靈活性;維護
生殖系統和泌尿系統
的健康。這個體位法
尤其有助於改善女性
月經不調的問題。

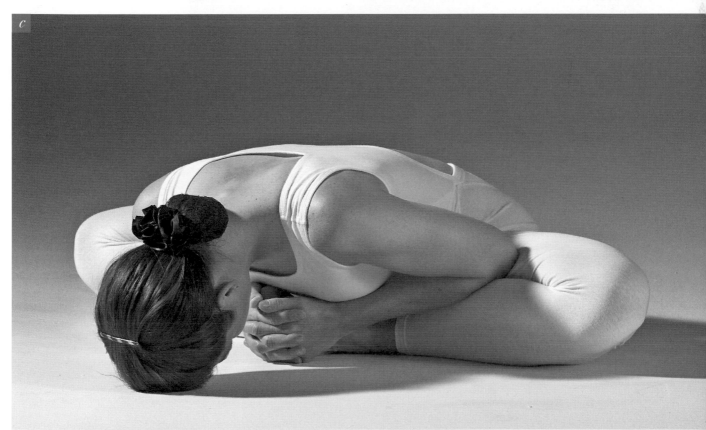

22 髖部平衡系列（坐立船式）

（a）採手杖式坐姿，彎曲雙膝並拉向胸部，保持膝蓋併攏。雙手握住膝蓋後側，身體向後微傾，抬起小腿並使之平行於地面。下背部和胸腔向上挺起，從頭頂牽引整條脊柱的伸展。保持膝蓋與腳踝併攏，肩膀下降。停留並進行 5 次呼吸。

（b）若要進一步深化這個體位，則讓雙手鬆開膝蓋，手臂在雙腿兩側伸直。保持膝蓋和腳踝併攏，小腿平行於地面，軀幹立直，往大腿方向靠近。停留並進行 5 次呼吸。

（c）最後，為進一步強化腹部肌肉，可以打直膝蓋，雙腿向斜上方伸直。伸長脊柱，挺起胸腔，肩膀下降。停留並進行 5 次呼吸。

益處
強化腹部和胸椎；有助於調整脊椎曲線；改善冥想坐姿。

髖 部 平 衡 系 列 （ 坐 立 船 式 ）

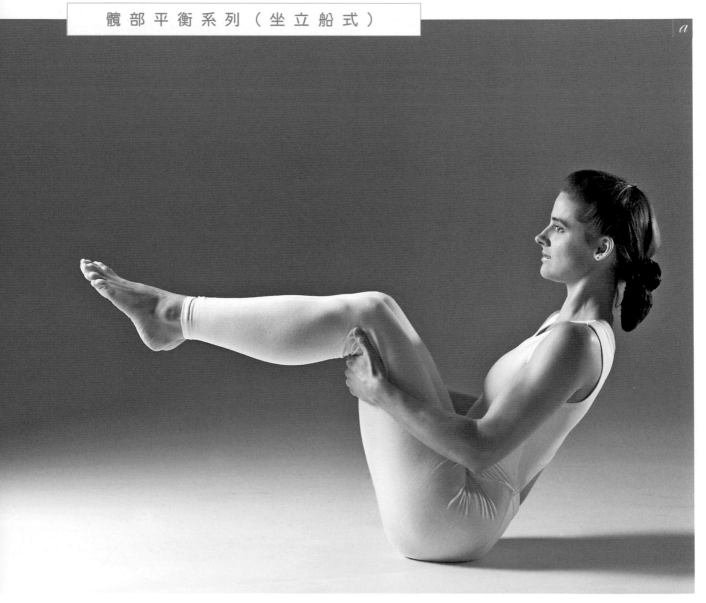

a

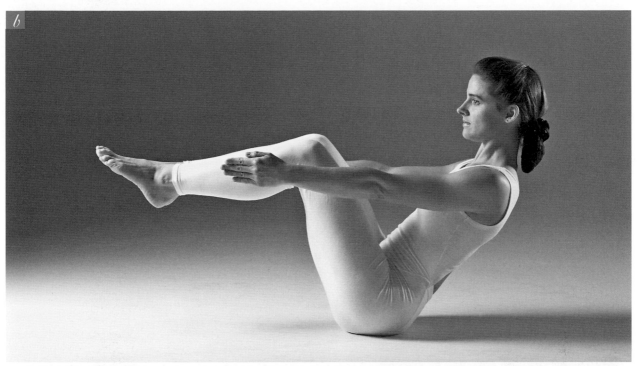

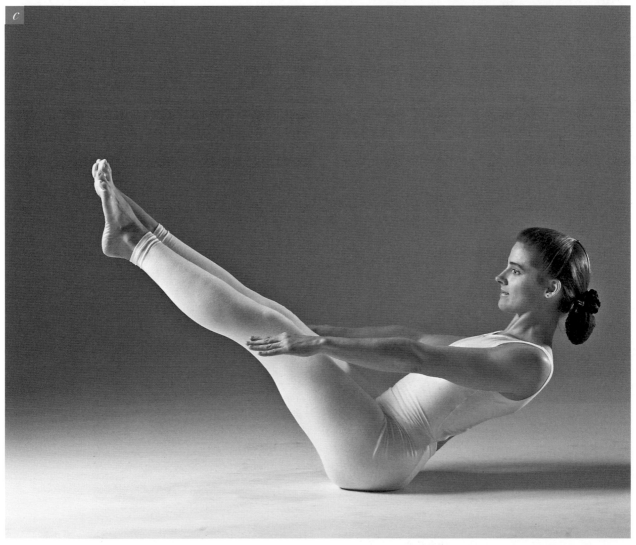

23 半魚王式／坐立脊柱扭轉（Ardha Matsyendrasana）

（a）採手杖式坐姿。彎曲右腿放在左腿下方，右腳跟置於左臀旁邊的地板上。立起左膝，左腳繞過右腿，踩在右膝或右大腿外側的地板上。伸直脊柱。雙手放在身後的地板上，打開肩膀。雙手推地，脊柱伸展。

（b）右手臂環繞左膝，以右手肘抱住膝蓋。腹部緊貼左大腿。呼氣，向左側扭轉。從腹部深處開始扭轉，往上依次扭轉肋骨、肩膀、頸部及頭部。保持在體位中，伴隨每一次吸氣抬拉下背部，伸長整條脊柱。呼氣時深化扭轉。

（c）為了進一步深化扭轉，可以讓右手肘抵住左膝的外側。運用右手臂對左腿的壓力，來提升扭轉強度。右手掌可以放在胸前，也可以伸直手肘，用手掌抓握左腳或腳踝。無論在哪個位置上，都要確保脊柱伸長，肩膀下降，兩側坐骨都放在地板上。使用腹式呼吸，即使你會感受到腹部因扭轉而產生一些抗力。當你準備結束體位時，首先將頭部轉回，接著鬆開肩膀、胸部、骨盆和雙腿。換邊重複同樣的動作。

益處

強化橫膈膜；改善腹部臟器的循環；刺激並平衡消化系統、生殖系統和排泄系統；提升髖關節、肩膀及脊椎的靈活性；有助於所有坐姿體位法的進步。

半 魚 王 式 ／ 坐 立 脊 柱 扭 轉

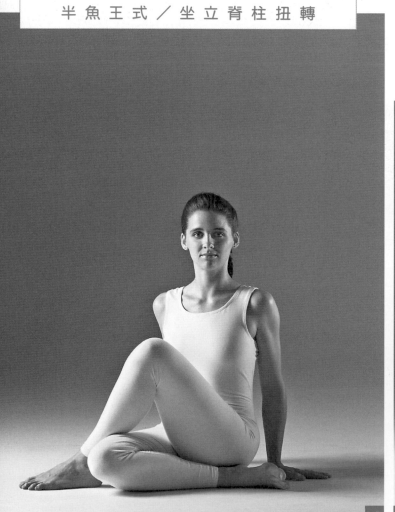

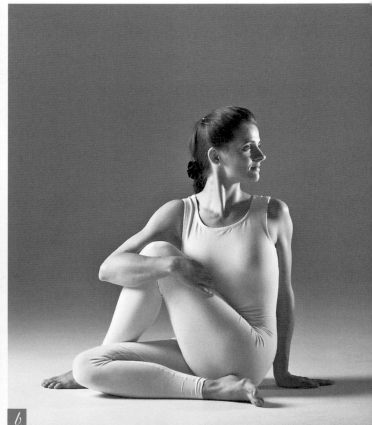

a *b*

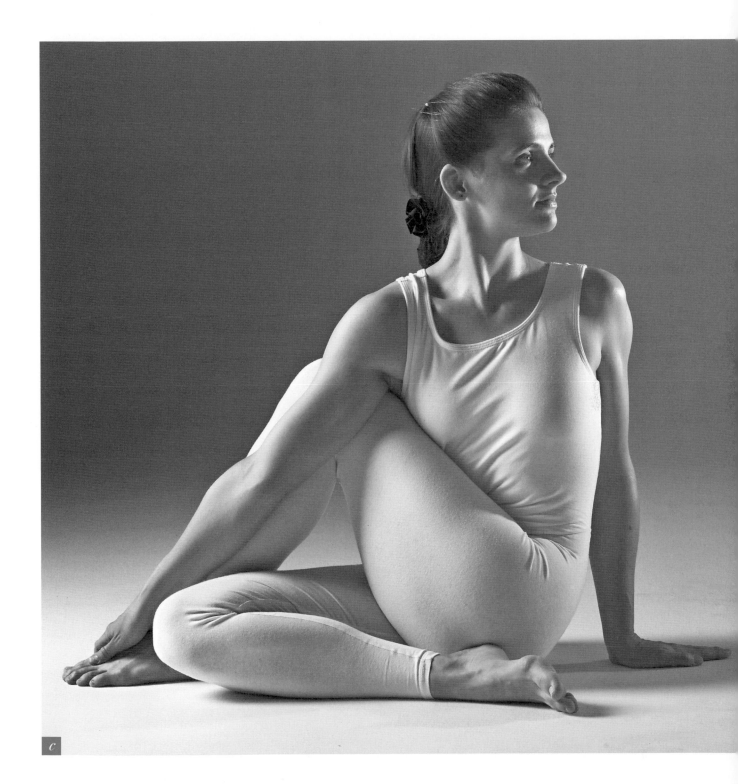

c

倒立與背部舒緩

這個部分包含兩個倒立體位和三個用於緩解肌肉緊張（尤其是下背部）的體位法，之後是放鬆法的練習。倒立體位在瑜伽練習中是獨特且重要的部分。雙腿在上，頭在下的位置，可運用重力而使得血液循環加速，因此豐沛的動脈血回流到大腦、腦神經及上身的腺體。倒立體位還會使淤積在雙腿和腹部的靜脈血回流到心臟。透過規律的練習，呼吸會變得越來越深入，內臟也將得到按摩。從心理的角度，倒立體位會帶來放鬆並建立信心。如果世界被顛倒，心仍舊可以保持中心，那我們的內在力量將會變得非常強大而穩定。

注意

倒立體位法是非常重要的，但需要有系統地練習，以避免受傷。認真閱讀說明，如果感到頭部、頸部、眼睛或耳朵有任何擠壓感，應立即結束體位。

在一個練習系列結束之前，做一些舒緩身體的伸展練習是明智的。以此來休息，恢復能量，並充分吸收練習帶來的養分。先用這些伸展練習來釋放所有遺留的緊張，之後在攤屍式中進行放鬆法的時候，你將會感受到最大程度的舒適和平衡。謹記，要避免過度用力。允許身體、神經系統和內心變得安靜、鎮定、平衡。

24 搖椅式

坐在地毯或瑜伽墊上，抬起雙膝，雙腳放平。確保你的身前和身後有足夠的空間。雙手抓握在膝蓋後方的大腿上，拱起整條脊柱（包括下背部），就像是搖椅上的搖杆。保持脊柱為圓拱形，輕柔地向後往肩膀方向滾動，同時舉起並伸直雙腿。然後向前滾動回起始位置，此時彎曲膝蓋會為滾動帶來助力。當向前滾動時，拱起下背部會更容易回到直立位置。重複 10 次以上。

益處

按摩背部和脊柱，改善協調性和平衡；為倒立體位做準備。

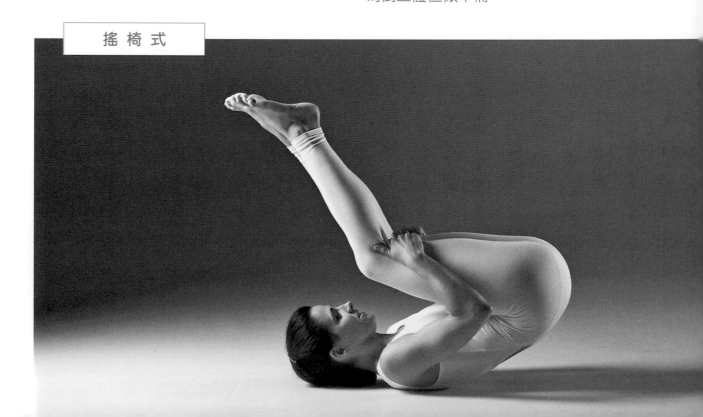

搖椅式

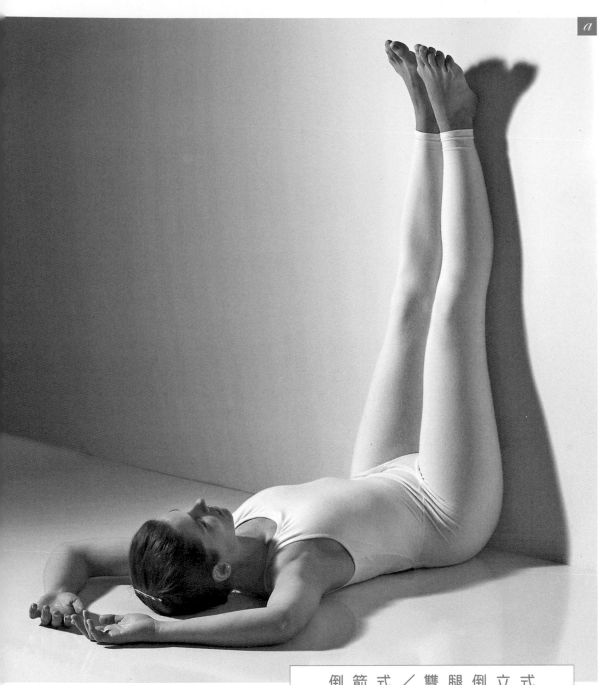

倒 箭 式 ／ 雙 腿 倒 立 式

24 倒箭式／雙腿倒立式（Viparita Karani）

（a）如果想為倒立體位法做準備，又能在不太費力的情況下獲得益處，你可以仰臥在地板上，舉起雙腿靠牆。首先側坐在地板上，一側的臀部和肩膀靠牆，雙手放在背後的地板上。身體後傾，屈膝靠近胸部，轉身，讓尾骨靠牆，頭頂朝向反方向。向上伸直雙腿靠在牆上，上身仰臥在地板上。手臂可以放在身體兩側，也可以放在頭頂，打開手肘。

停留在體位上，呼吸，維持 1～3 分鐘。下來的時候先彎曲膝蓋，再向一側翻轉。

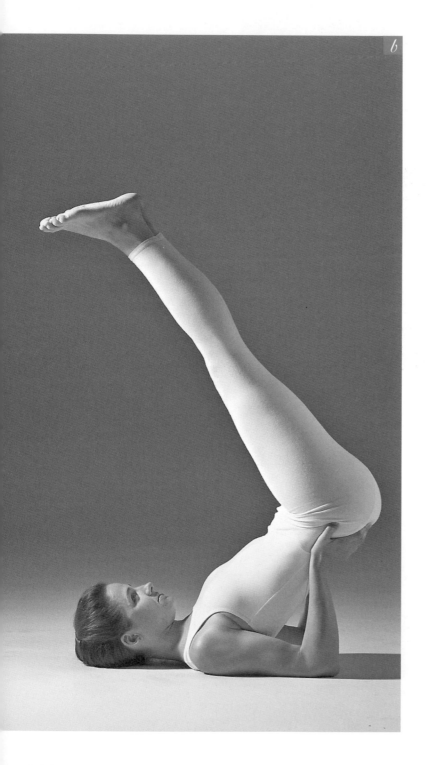

（b）如果你準備好練習倒箭式，可以從前面的搖椅式進入。向後滾動，伸直雙膝，雙腿過頭；然後將手肘滑動到腰背下方，雙手撐住下背部。上臂放在地板上。小心地左右調整重心，將上臂和肩胛骨向身體下方的中心靠攏。上身抬離地面約成 45 度角。

（c）進一步將骨盆的重量往手臂上轉移。注意，在這個姿勢上，胸腔不是豎直的。直到前臂穩妥地托住骨盆，再將雙腿向上伸直，並垂直於地板。掌根抵住髂脊（骨盆後側的上邊緣）。儘管感覺起來身體的重量落在手肘上，事實上它分布在從手肘到肩膀的整條上臂。調整雙手，重置手肘，打開胸腔，放鬆頸部，舒適地停留在此姿勢上。停留時，深化呼吸，然後觀察呼吸並讓心念專注。血液循環模式的改變，會對頭部形成輕微的壓力，但通常很快就會過去，之後便是一種喜悅的滿足感。如果感到壓力過大，就要結束體位，並諮詢專業的老師或健康顧問。從停留 10 ～ 20 秒開始練起，漸漸拉長到 1 分鐘甚至更久。

當你準備好結束體位時，雙腿下降至頭部上方。屈膝，雙手支撐背部的同時，拱背，讓脊柱一節節地落地，最後鬆開雙腿放回地板。雙腿下降時，可保持伸直。在這種情況下，雙腿下降的過程中，下背部要緊貼地板；如果下背部要抬離地板，就要屈腿。

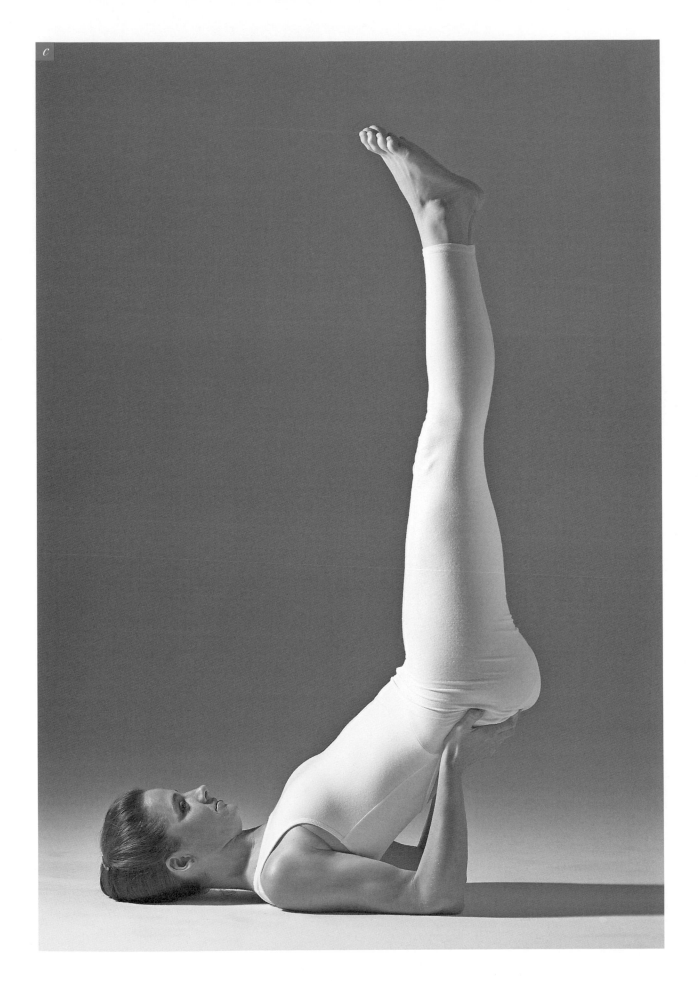

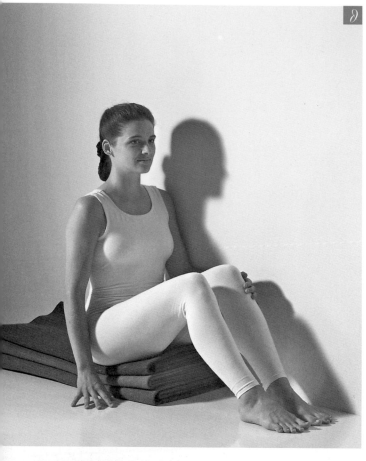

（d）倒箭式也可以靠牆練習，用毯子或墊子將骨盆和下背部墊高。這種變化式可以讓手臂無法支撐骨盆的人也能進行練習。側身坐在一個墊子或折疊的毯子上。嘗試幾次找到適合的高度和位置。

（e）轉身體，抬腿靠牆，調整臀部和下背部的毯子，讓它們能夠舒適地支撐身體。雙髖與牆面成直角，雙臀貼靠牆壁。伸長脊柱，肩膀後側落在地板上，打開胸腔。放鬆地呼吸。從維持 30 秒開始練起，漸漸拉長到 1 ～ 3 分鐘。

禁忌

月經期間、懷孕、高血壓和心臟病患者，不能練習任何一種倒立體位法。其他禁忌的情況包括視網膜剝離落、某些耳疾、腹部手術或脊椎損傷（請諮詢醫師）。

益處

在倒立體位中，血液往地面方向流動，會潔淨下肢，並滋養上身、頸部和頭部；改善專注力；消除疲勞；緩解靜脈曲張；強化橫膈膜。這是可以用於日常練習的最有益的體位。

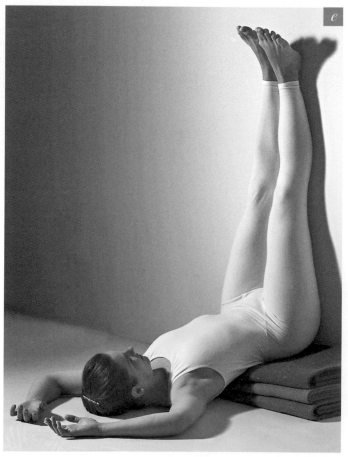

26 仰臥扭轉變化式

　　仰臥，手臂向兩側伸出，與肩齊平，掌心向下。右腿伸直，彎曲左膝，左腳踩在靠近骨盆的地板上。抬起骨盆，稍微旋轉右髖置於身體下方，調整上身與骨盆的相對位置，從而使扭轉更加深入。

　　現在抬起左膝，並向右側扭轉骨盆，左膝向地板倒下。轉頭向左，左肩按壓地板以加深扭轉。在這個伸展中保持深入的呼吸。從停留 15 ～ 20 秒開始練起，之後換邊重複同樣的動作。

益處

提升整條脊柱的靈活性；改善消化系統，按摩腹部臟器。這個練習以及後面的兩個練習，都可以緩解背部不適，並為這個系列的練習畫上句號。

仰　臥　扭　轉　變　化　式

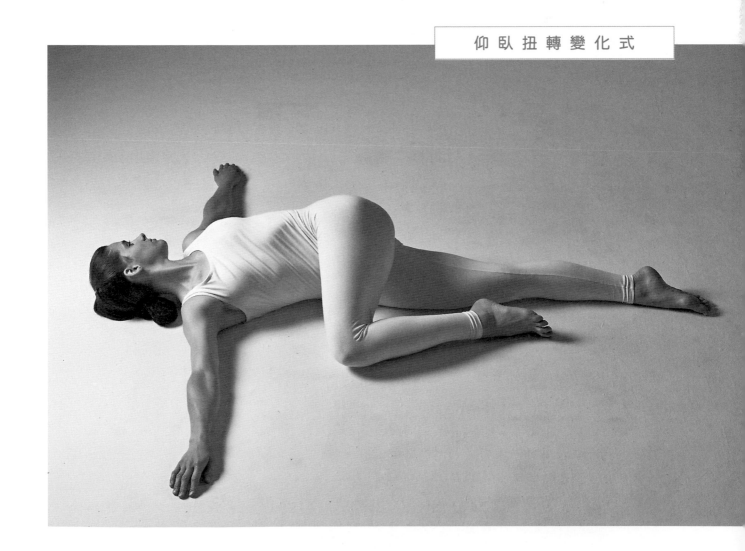

27 抱膝屈腿式
（Pavanamuktasana）

仰臥，雙腿併攏。抬起右膝，雙手抱腿，將膝蓋拉向胸腔。保持下背部緊貼地面，左腿、骨盆、上背部、肩膀不要離地。維持 10 ～ 15 秒後，換邊重複一次。

然後，抬起雙膝，雙手環抱雙腿，將膝蓋拉向胸腔。讓下背部和腹部柔軟放鬆，以均勻深入的腹式呼吸，維持 10 ～ 15 秒。

益處

釋放下背部的緊張，按摩腹部。

28 動態橋式

仰臥，雙膝彎曲，雙腳打開與髖部同寬。雙臂朝腳的方向平放於地板上，掌心向下。呼氣，將腹部和下背部推向地板，接著吸氣，尾椎骨往內縮，抬起骨盆，從腰椎最後一節開始抬離地面，讓脊柱一節節來回捲動，一開始只運動脊柱的下半段，接著慢慢活動到脊柱的上半段。緩慢地鬆開體位，下背部平展，臀部放鬆。重複 5 ～ 7 次或者直到背部的緊繃感消除。

益處

增進脊柱的靈活性；釋放下背部緊繃；對下背部、腹部、大腿和骨盆的肌肉，建立更精微的控制力。

抱膝屈腿式

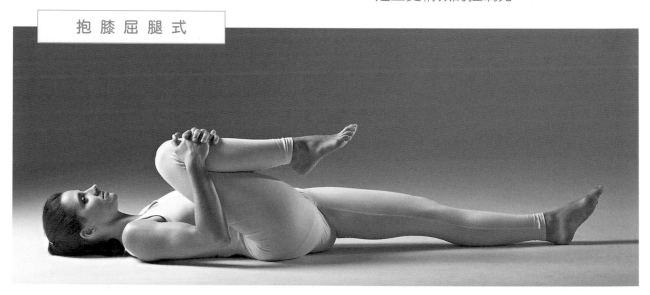

動態橋式

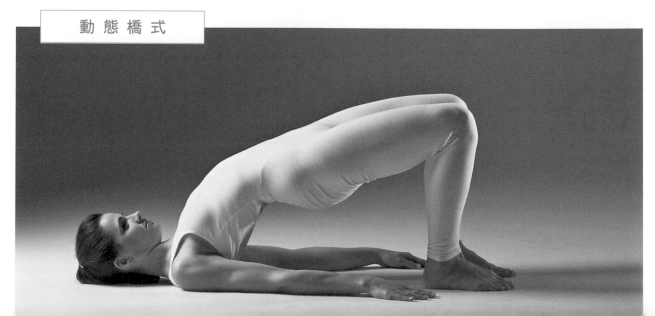

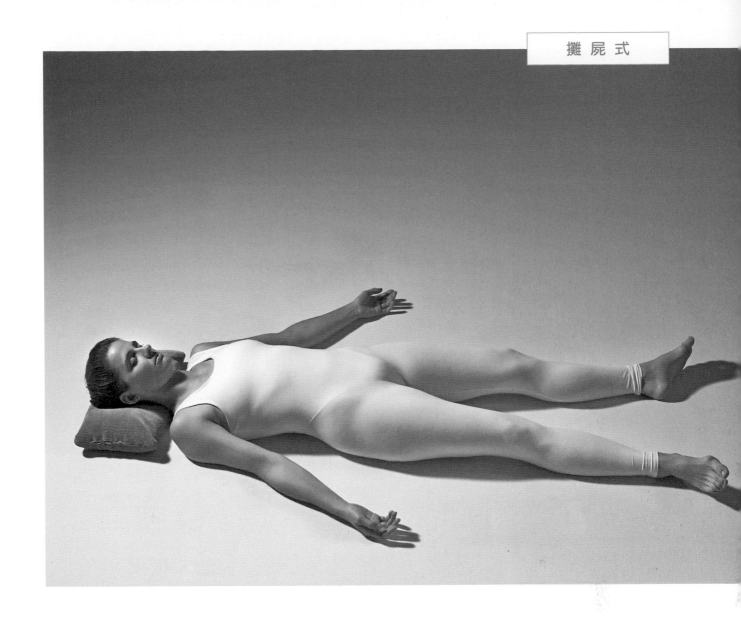

29 攤屍式（Shavasana）

仰臥在結實、平坦的地面上。雙腳打開約 30 ～ 35 公分。手臂放在身體兩側，離身體約 15 ～ 20 公分，掌心向上（也可以轉向內）。肩胛骨輕輕地向中間收攏，打開胸腔，放鬆手臂。用一個小枕頭墊在頭頸後側。如果下背部有不適感，可以在膝蓋下方墊一個捲成圓柱形的毯子。閉上雙眼，讓身體完全靜止。

使用第八章的放鬆法，或者只是單純地專注於呼吸。放鬆 10 分鐘，注意不要睡著。

當你休息好了，舒展手臂高舉過頭，雙腳併攏，吸氣，雙手、雙腳同時向遠端拉伸。然後屈膝收向胸部，轉身向左側臥。於左側臥上休息片刻，再起身坐立。

益處

深入地放鬆。平靜大腦；恢復並啟動身心能量；平衡神經系統。用在所有瑜伽練習系列的最後。

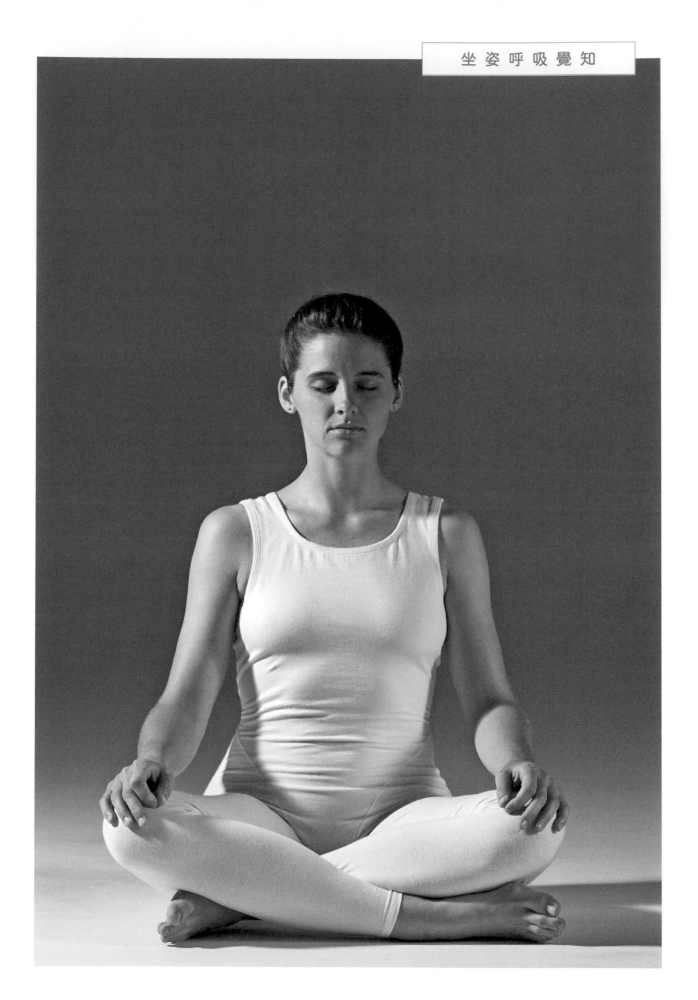

30 坐姿呼吸覺知

舒適地盤坐（臀部下方墊一個坐墊）。閉上雙眼，將專注帶到呼吸上。用幾分鐘的時間觀察呼吸的流動，建立平順的橫膈膜式呼吸。然後放鬆身體，保持靜定，將覺知集中在呼吸的流動上。

在你學會了第九章的冥想方法之後，將之融入進來。

最後，當你準備好了，將注意力向外轉，感受這份本存於內心的靜定與覺知，然後輕輕地睜開雙眼。

繼續前行

進階體位法系列既是綜合的，也具有系統性的，你將發現自己會不斷地回歸到這個練習上。然而，你也可以對這個練習進行改編，使其更符合你的個人化需求。

舉例來說，或許你想要針對某個特定問題，比如說肩膀的虛弱；或在某類練習上多花些功夫，比如說前彎。或者這一週時間緊湊，該如何將這個練習縮短成 20 分鐘的系列呢？

第六章將為解決特定的身體問題提供一些建議，同時也為設計個人化練習系列提供架構。

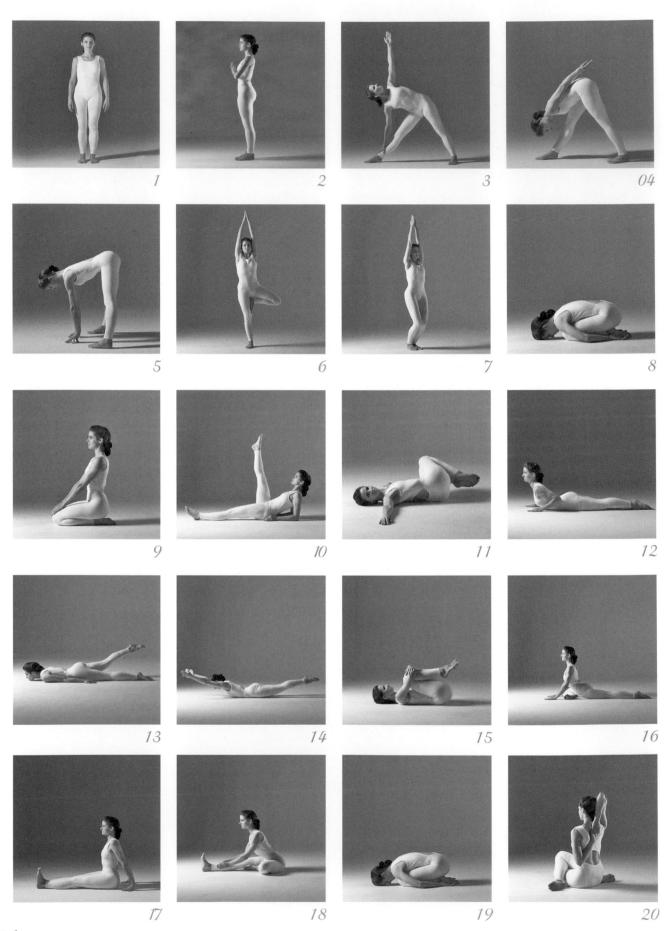

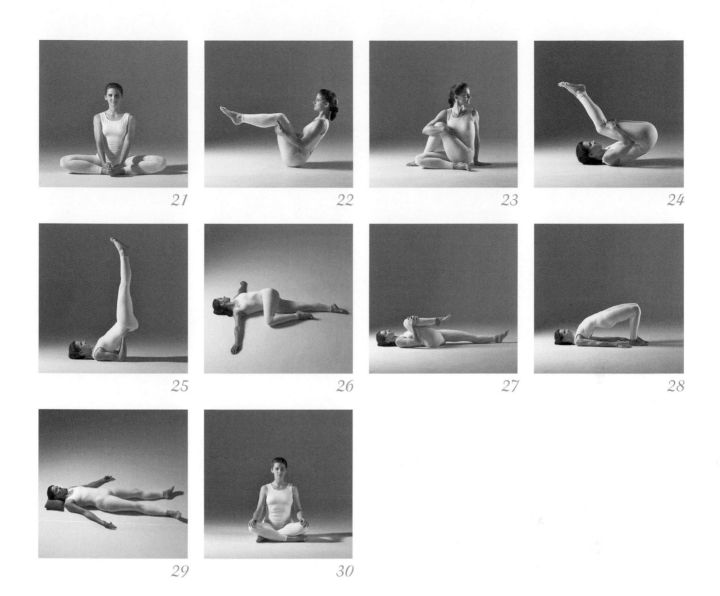

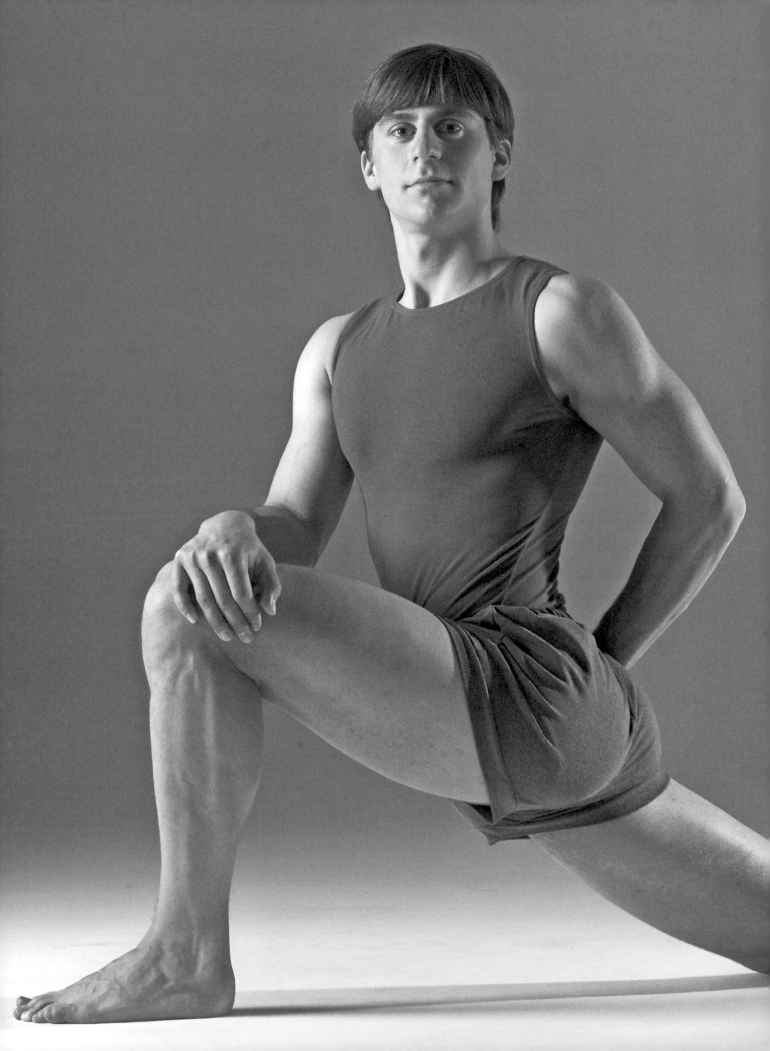

Chapter 6

在練習中精進 28 式

·

不要為了追求體位的華麗，而犧牲身體的直覺。

——芳達·史卡拉維利（Vanda Scaravelli）

　　若在瑜伽練習中不斷深耕，我們將會越來越靠近一個平衡點，即一種安定、自在和內心靜定的狀態，這也是健康與喜樂真正昇華之處。然而，若想要達到這種狀態，我們需要持續地展開練習的內涵，否則它就會變得僵化。

　　也許接下來你希望可以在調息法、冥想以及改變生活習慣等方面，進一步深入瑜伽的練習，這也是接下來的章節將要探討的內容。也許你打算繼續在體位法練習中精進，這一章介紹了如何量身制定個人化體位法練習的指導原則、常見問題的解決方法，以及如何在體位中深入的祕密。

制定個人化的體位練習系列

　　在學習初階系列和進階系列，並對其熟練掌握之後，你可能開始有更多的需求。比如說，開始注意到肩頸區域的緊繃很頑固，或是前彎時膝蓋後方的膕繩肌非常緊繃，並希望體位法練習能夠更聚焦於解決這些問題。目前為止，我們所做的練習系列都只是常規性的，而符合個人化需求的練習，將對你產生更深刻的影響，使你的練習體驗更為深入。

在制定個人練習之前，首先要問自己：「我的目的和目標是什麼？我目前所遇到的障礙是什麼？」

目標分為長期和短期。比如說，長期的目標可能是提升整體健康水準，而短期的目標則是強化腹肌，那麼在這種需求下，你可能需要將上抬腿和船式加入練習列表中。或者你有個籠統的目標是精進冥想練習，短期目標則是改善髖關節的靈活度，那麼你就需要多做一些打開髖部的練習。

各類練習的時間配置，也是你需要考慮的。如果你對調息法更感興趣，選擇一些有助於呼吸和坐姿的體位法，同時也需要花更多時間進行系統性的呼吸法練習。如果你的興趣是靜坐冥想，那麼就要讓練習聚焦在那些有利於深化和支援這個目標達成的體位法、呼吸法和放鬆法技巧上。

要注意，目標也會隨著你的實際能力以及理解深度的不同而變化，因此，無論是在思想還是身體上都要保持靈活，在需要的時候修正你的練習。

下一步是評估你可以利用的時間以及興趣偏好。如果你是那種會突然間意識到該吃早餐的類型，恐怕你很難開始練習。最好是制定一個一小時左右的固定練習系列（寫下來），並持續去做。如果你的行為模式是匆忙地穿梭於各種事情，但對每一件事都淺嚐即止，那麼你可能需要專注在幾個深入而平靜的伸展體位法上，並拉長維持每一個體位法上的時間。這種制定練習的方法，需要誠實的自我評估。

無論你的目標和具體情況是什麼，在設計個性化的練習系列之前，首先牢記下列通用系列：

- ◆ 建立中心點及暖身
- ◆ 站立體位法
- ◆ 核心強化與能量活化
- ◆ 坐立、俯臥和仰臥體位法
- ◆ 後彎
- ◆ 前彎
- ◆ 扭轉
- ◆ 倒立體位法
- ◆ 休息

在這個框架下制定符合個人化需求的練習系列。它可長可短，可以是以核心能量為主，其他類別為輔；或者是以前彎開啟髖部為主，其他類別為輔，可能性很多。但無論你的重點在哪個部位，每個類別都要涉及到，從而使練習系列保持平衡。

我們需要解決主要矛盾，同時也要確保練習的全面性。要知道有些體位需要前面的準備和反向的平衡。比如說，後彎體位，像是蝗蟲式和眼鏡蛇式就需要像嬰兒式這樣溫和的前彎來平衡。

因此，無論你的重點是什麼，都要確保每個主要類別中的體位都有所涉及。

把自己放在老師的角色上。你所設計的練習系列（或至少是一個大綱）要讓你感覺到，在那些沒有足夠能量決定接下來要做什麼的日子裡，去做練習是更輕鬆的選擇。

一開始的練習計畫不必有太多的紀律教條，而是要從一個能輕易進行的系列開始。你可以設計一個適合自己的系列或者對前面學過的系列進行修改。

後面的內容聚焦在一些常出問題的部位，例如髖關節、膕繩肌、下背部、腹部和肩膀。首先會對每一個部位進行簡單的介紹，之後會將初階系列和進階系列中與此相關的體位法列出來。運用這個列表，建立一個固定的練習系列，來伸展或強健某個特定的區域，之後再用補充練習來深化效果。

髖部與骨盆的重要性

骨盆、脊柱下段和髖關節承載了上半身的重量，使上身和雙腿穩定地連接在一起，並形成了能夠實現行走、跑步、扭轉，以及往各個方向屈伸等活動功能的基本身體架構。連接骨盆和脊柱下段的關節是骶髂關節，它分布在骶骨的兩側，是相對固定的。這種半剛性的結構穩定地固住了脊柱的根部，並使下脊柱與骨盆成為一個整體。

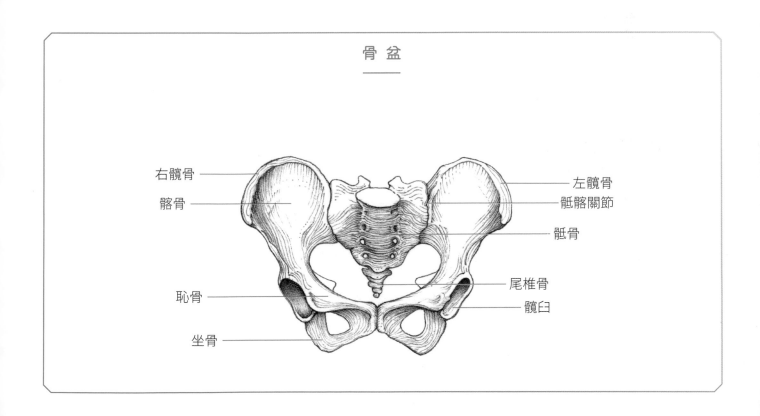

骨 盆

右髖骨
髂骨

恥骨

坐骨

左髖骨
骶髂關節
骶骨
尾椎骨
髖臼

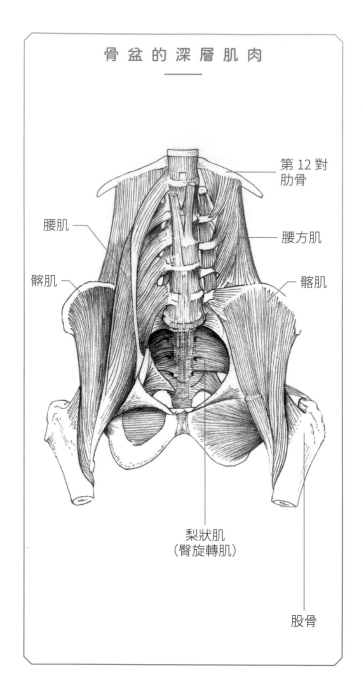

骨盆的深層肌肉

第 12 對肋骨

腰肌

腰方肌

髂肌

髂肌

梨狀肌
（臀旋轉肌）

股骨

另一方面，大腿與骨盆的連接處是球窩關節，也是全身最靈活的關節之一。這使得髖關節有較大的運動範圍，大腿可以向前、向後、左右運動，也可以向內、外旋轉。正是因為這樣的關節功能，許多肌肉群也需要具備相應的柔韌和力量。

大腿後側的膕繩肌、前側的股四頭肌，內側、後側到旁側的內收肌，臀旋轉肌，以及位於骨盆深層的臀屈肌（髂腰肌），都是牽引大腿與骨盆之間形成相對運動的肌肉群。最後，腹肌支撐身體的前側，使骨盆和脊柱下段保持合理的結構性校正。

除非能夠對髖關節進行規律地全方向鍛鍊，否則諸如僵硬、疼痛或筋縮等問題將會不斷出現。以下伸展練習會幫助鍛鍊到這些區域。如果關節僵硬的問題伴隨著膕繩肌緊繃及下背部僵硬共同出現，你也需要在這些練習上多花一些工夫。

記住，肌肉僵硬通常是對肌肉虛弱的一種彌補作用；而包含了力量強化的全面練習（比如說伴隨深入拉伸的站立體位法）將會重建肌肉系統的平衡，比起單獨針對於某個區域的練習，能更快地使關節活動度恢復到正常水準。

初階系列和進階系列中的一些體位法能幫助解決這些問題，如下圖所示：

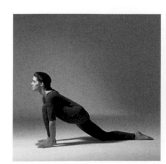

Ch3-25
弓步式（p.39）

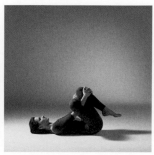

Ch3-31
仰臥腿部搖籃式（p.43）

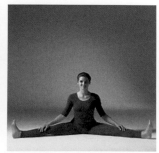

Ch3-33
坐立前彎伸展・攪乳式
（p.45）

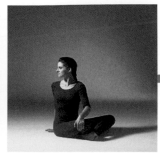

Ch3-34
簡易坐姿扭轉（p.46）

大 腿 和 骨 盆 的 肌 肉

- 腰椎
- 腰大肌
- 髂腰肌
- 骶骨
- 外展肌
- 內收肌群
- 股四頭肌

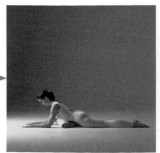

Ch5-16
鴿式（p.104）

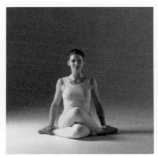

Ch5-20
牛面式（p.108）

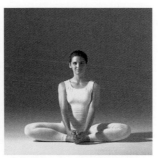

Ch5-21
蝴蝶式／束角式（p.110）

站立體位法
（第 3 章和第 5 章）

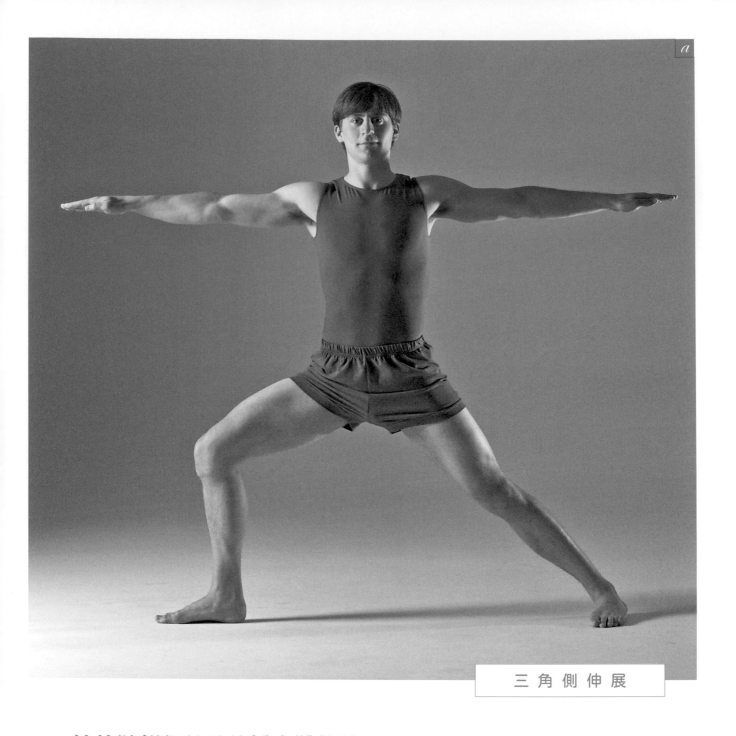

三角側伸展

拉伸髖部與骨盆的補充體位法

三角側伸展（Parshvakonasana）

　　站立體位法對於髖部和骨盆的鍛鍊是極佳的，它們能夠均衡地建立力量與柔韌性，並將動作與覺知和諧地統一在一起。三角側伸展能夠提升髖關節深處的靈活性；強健股四頭肌以及腿和骨盆的其他肌肉群；拉伸身體側面的肌肉；並擴展胸腔。

　　（a）站立，雙腳打開一條腿的寬度。右腳向外打開 90 度，左腳微微內旋，髖部與胸腔朝正前方。吸氣，手臂向兩側伸展，與肩同高，掌心向下。雙肩充分地展開，並向下遠離耳朵。呼氣，彎右膝，讓膝蓋在腳踝正上方。保持姿勢的穩定與呼吸的放鬆。

（b）保持身體朝向正前方，呼氣，伸長脊柱，身體向右側彎，右前臂放在右大腿上同時轉左掌心向上，抬起左臂靠近頭部，並與之平行。然後，微收尾骨，肩胛骨內收，以進一步打開胸腔和腹腔。

雙腳確實踩在地面上，從左腳跟至左手指充分伸展身體側面。為了保持身體的穩定性，確保右膝在右腳踝的正上方，左腳外側踩實地面。

（c）若希望進一步深化體位，就拉伸兩條大腿內側，使之遠離彼此。然後，將右手放在右腳外側的地板上。左髖放低，與伸展的左腿和左手臂在一條直線上。右手臂與右腿靠攏在一起，轉動並打開肋骨與腹部，挺起胸腔向上遠離骨盆。拉伸左手臂；打開左肩膀；頸部伸長。眼睛直視前方，或轉頭向上看。專注在體位中，讓呼吸穩定。停留並進行 3～5 次呼吸，或者你覺得舒服的時間長度。然後右腳腳掌踩地，抬起上身，伸直腿。換邊重複一次。

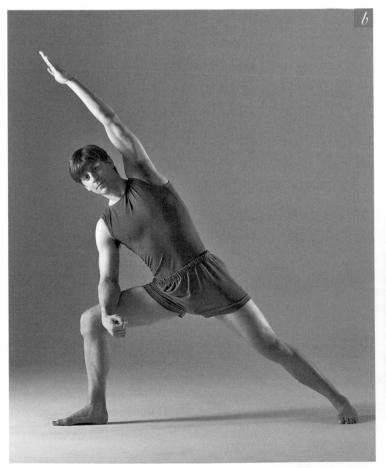

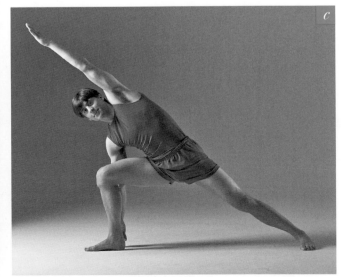

弓步變化式（Banarasana）

　　弓步式及其變化式，是矯正骨盆結構性平衡以及解決下背部問題的絕佳體位法。髂腰肌負責髖關節彎伸，將脊柱下段、骨盆與大腿骨連接在一起。這些肌肉常常由於僵硬，以及兩側不平衡的虛弱或靈活程度，導致骨盆、雙腿和脊柱的結構性失衡。弓步變化式能拉伸腰大肌和股四頭肌。健康、柔韌的腰大肌也是完成後彎體位的先決條件。

　　（a）如果基本的弓步式（見 p.39）對你來說比較難，可以嘗試下面這個變化式。站在離椅子大約三個腳掌遠的地方，將左腳踩在椅子上。彎曲左膝，身體重心落在雙腿之間，脊柱立直。雙手放在左大腿上。右腿伸直，腳跟著地，腳尖朝前。骨盆往地板方向下降，從而逐漸深化髖關節處的拉伸。在這個姿勢上停留並放鬆地呼吸；換邊重複一次。

弓 步 變 化 式

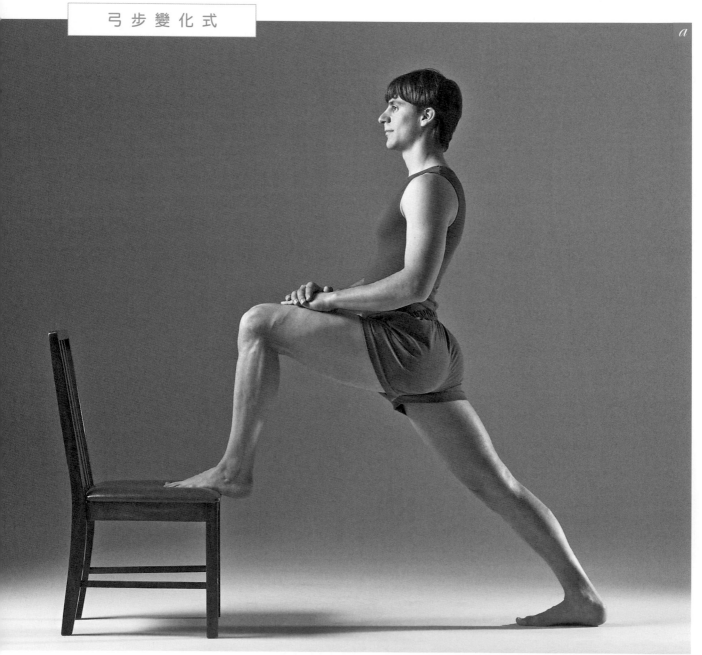

a

（b）這個變化式是弓步式的加強。雙手、雙膝著地，左腳向前一大步踩在雙手之間，腳趾尖與手指尖在一條直線上。右腿向後伸展，膝蓋和腳背碰地。左膝在左腳踝的正上方，左小腿垂直於地面。降低骨盆，朝相反的方向拉伸兩側大腿，胸腔向前、向上挺起。現在用右腳腳趾踩地，將右膝抬離地面，伸直右腿，腳跟向後壓。保持膝蓋離地，繼續下降骨盆，同時將左大腿往前推，右大腿往後推。呼吸並保持此姿勢，然後換邊重複一次。

（c）你也可以利用上身的重量來深化拉伸。從基本的弓步式開始，讓右膝和右腳背著地。然後，抬起上身，使之垂直於地板，骨盆與上身保持中正。建立了基本的平衡感之後，緩緩地下降骨盆。現在，保持脊柱立直，並將身體轉向左側。右手掌放在左膝外側，左臂繞過腰，左手掌放在右髖上。在扭轉上停留，並進行幾次深入的呼吸，然後鬆開體位，換邊重複一次。

（d）如果想要進一步拉伸股四頭肌，可以從右腿向後伸展的基本弓步式開始。抬起上身，並與骨盆保持中正。接下來，彎曲右膝，右腳往後抬起，右手向後抓住右腳。抓穩腳，建立平衡，使骨盆正面朝前，左手掌碰地（或者放在支撐物上）。將右腳拉向臀部，以拉伸股四頭肌。在體位上保持專注，並建立平順的呼吸。換邊重複一次。

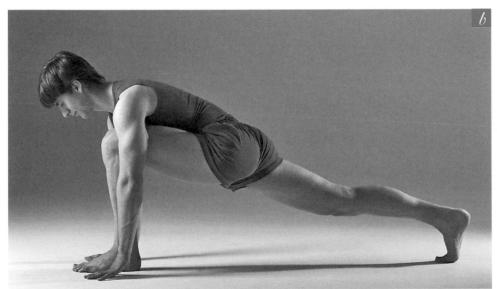

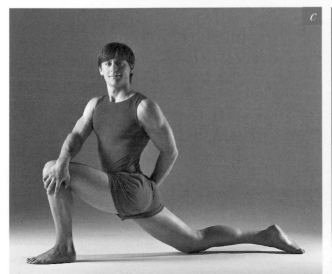

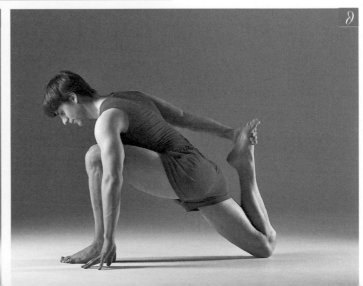

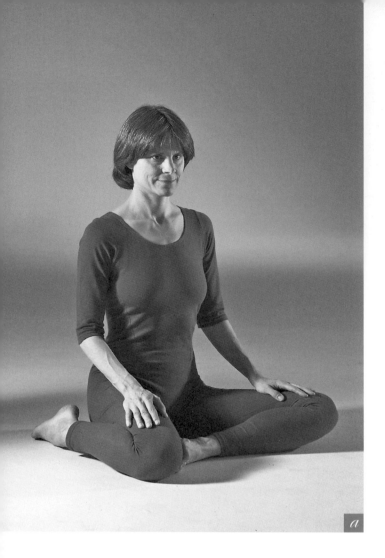

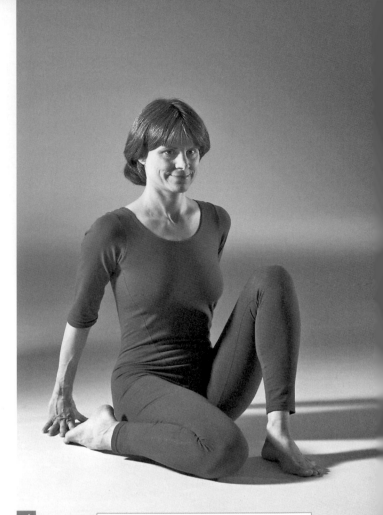

半 英 雄 變 化 式

半英雄變化式（Virasana）

　　如果股四頭肌比較緊，髖、膝、踝關節都很僵硬，那麼練習英雄式的這些變化式將大有裨益。然而，做這些拉伸動作時，需要小心、緩慢地進行，因為它們會給膝蓋和腳踝關節帶來較大的壓力。在所有這些練習中，都要避免在踝關節、膝關節以及下背部產生疼痛或不適感。

　　（a）坐在地板上，雙腿向前伸出。彎曲右膝，將右腳背置於右髖旁側，腳趾向後（如果需要的話可以坐在墊子上）。彎曲左膝，將腳掌踩在右大腿內側，左膝放鬆外展。現在，將右膝輕柔地推向地板，並拉伸大腿上方。停留在此姿勢，呼吸自然，放鬆（如果你不想繼續下面的步驟，也可以在這裡結束，緩緩地鬆開身體，之後換邊重複一次）。

　　（b,c）這個躺臥的英雄變化式，將進一步深化拉伸。將雙手放在背後的地板上，抬起左膝，腳掌踩在坐骨前方的地板上。讓右腿往髖部彎曲。身體後傾，抬骨盆，向下收尾骨，伸長下背部，同時下壓右膝，之後立即將骨盆放回地面，以手肘支撐身體後仰。要確保這個過程沒有給膝蓋造成壓力。最後，讓身體躺平，再次調整骨盆與下背部，並拉伸大腿上方。雙手放在腹部上，身心來到當下，保持呼吸。當你準備好了，以手臂支撐身體慢慢起來。換邊重複一次。

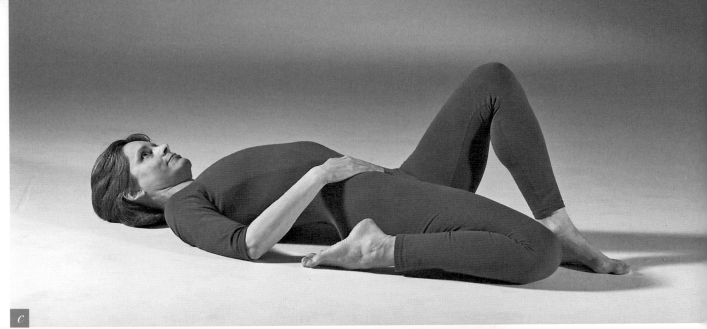

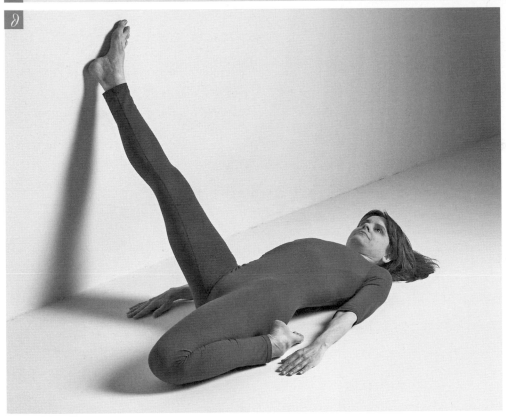

（d）在仰躺變化式中，可以透過將一隻腳踩在牆上來深化拉伸，這將使骨盆向下壓，並充分展開大腿前側。坐立在牆邊，使右髖與肩膀離牆壁幾步的距離；彎曲左膝，左腳背放在左髖旁邊；右膝抬起，右腳踩在地板上。再根據前面的方法使自己慢慢仰躺下來。然後，伸直右腿，將右腳踩在牆上，輕輕地朝牆踩踏。左膝壓向地板並拉伸左大腿。往上下或朝頭部方向來調整右腳在牆上的位置，探索大腿和骨盆處的拉伸感。如果需要，重新調整與牆壁的位置，使拉伸更有效也更舒適。結束體位時，先放下右腳踩回到地板上，然後慢慢回到坐立位置。換邊重複一次。

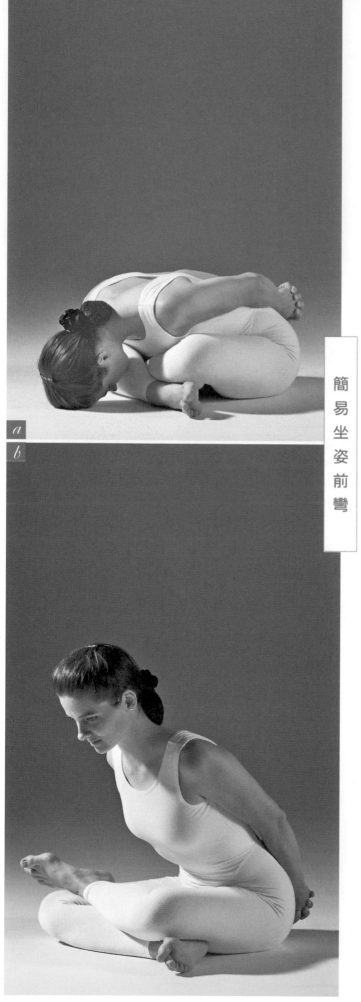

簡易坐姿前彎

這個簡單的前彎會拉伸到梨狀肌以及髖關節外旋肌。這些肌肉經常很緊繃，並可能導致髖關節運動限制以及坐骨神經痛。這個體位法也可以拉伸背部肌肉，以及從尾骨到頭骨整條脊柱的肌肉。

（a）以簡易坐坐在地板上（可以在臀部下方墊一個墊子，以支撐下背部）。雙手在背部交握，自頭頂拉伸整條脊柱。骨盆保持穩定，不要抬離地面。從髖關節前彎，伸展胸部，使之在腿的上方。繼續前彎，保持背部平直，直到將腹部、肩膀和頭依次移向地面。手臂可以向前伸直，也可以繼續交握在背上。

在體位上保持專注與呼吸。吸氣，使背部擴張；呼氣，放鬆，更深地沉降到地面。結束體位時，依次抬起頭、肩膀、下背部，回到直立位置。

（b）若想進一步深化拉伸，可以重置雙腿盤坐的姿勢。彎曲右膝，右小腿置於體前。彎曲左腿置於右腿之上，使得左膝剛好落在右腳上方，左腳踝的外側落在右小腿或膝蓋上。調整雙腿使之穩定，骨盆穩坐於地面，伸展整條脊柱。與前面一樣，雙手背在背上，前彎（同樣的，保持雙手在背部或向前方伸展）。

注意隨著你在這兩個體位上前彎的深入，恥骨會朝地板方向傾斜，骶骨則會向後、朝遠離地板的方向拉伸，腹部壓向大腿。放鬆，全然沉浸在體位中。交換雙腿重複一次。

仰臥雙角拉伸

　　這個被動的拉伸會擴大髖關節的靈活度，拉伸膕繩肌和大腿內收肌。

　　（a）仰臥，屈雙膝，抬起雙腿，使之靠向胸部。手臂沿雙腿外側向上伸展，雙手抓握足弓處。腳掌心朝向天花板，小腿垂直於地板。然後拉緊雙腳，膝蓋朝軀幹兩邊下壓。隨著膝蓋被拉向身體，下背部和骶骨也被推向地板。保持脊柱長直，感受髖關節深入地放鬆。

　　（b）若要進一步強化拉伸，雙手改抓腳趾（或者抓握小腿或大腿）。現在，慢慢地伸直膝蓋，向兩側打開雙腿，雙手拉住腳趾。再次將下背部和骶骨推向地面。停留並進行 5 ～ 10 次呼吸，釋放大腿內側的抗力。然後雙腿回到正中位置，屈膝，結束體位。

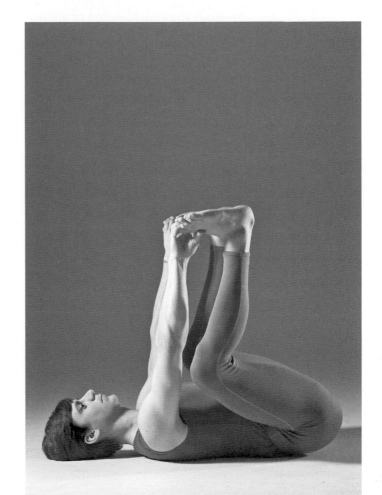

仰 臥 雙 角 拉 伸

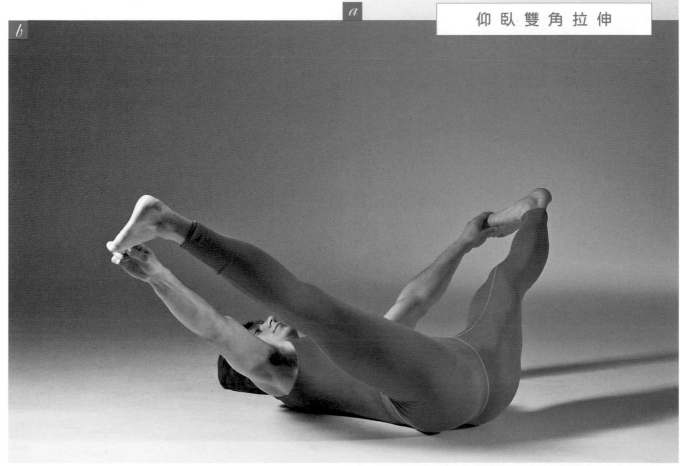

開髖式

這是一組適合每個人的深度拉伸方法。它們利用重力和雙腿的重量，拉伸大腿內側與腹股溝，在每一種變化式上，都要放鬆並將骨盆的重量往地面釋放。

（a）俯臥，下巴碰地（或將前額放在交叉的前臂上）。屈膝，將膝蓋盡可能向兩側打開；腳心相抵。在不抬起骨盆，也不改變雙膝位置的前提下，放鬆大腿內側以及髖關節周圍的肌肉。雙腳朝地面放低，並保持腳心相對。在體位中深入地放鬆並呼吸，允許雙腿的重量輕柔地將大腿內側和腹股溝打開。

（b）接下來，輕微加深雙膝彎曲的幅度，使一隻腳踝在另一隻腳踝的上方。再一次釋放藏於髖關節、腹股溝和骨盆內在的緊張。關注拉伸的強度。然後交換腳踝交叉的方向。在每一側停留你覺得舒適的時間長度。

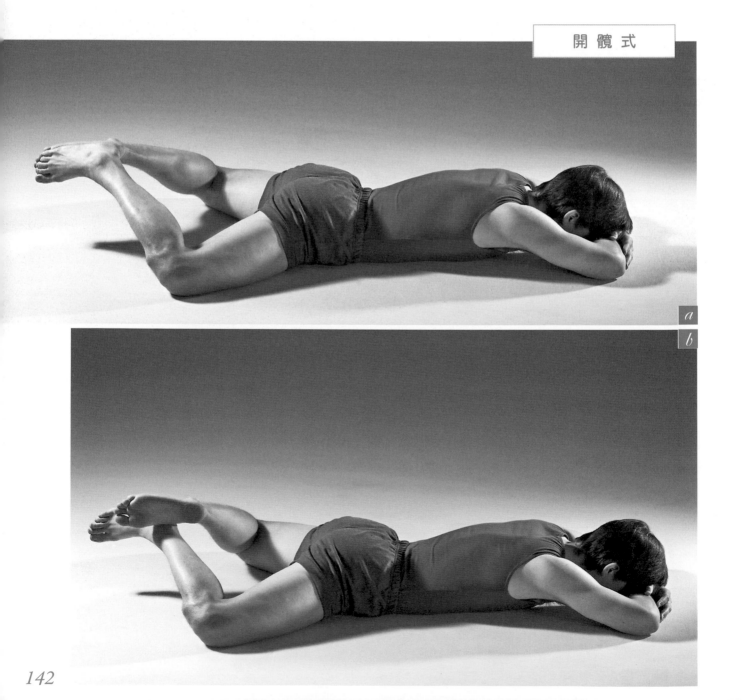

a

b

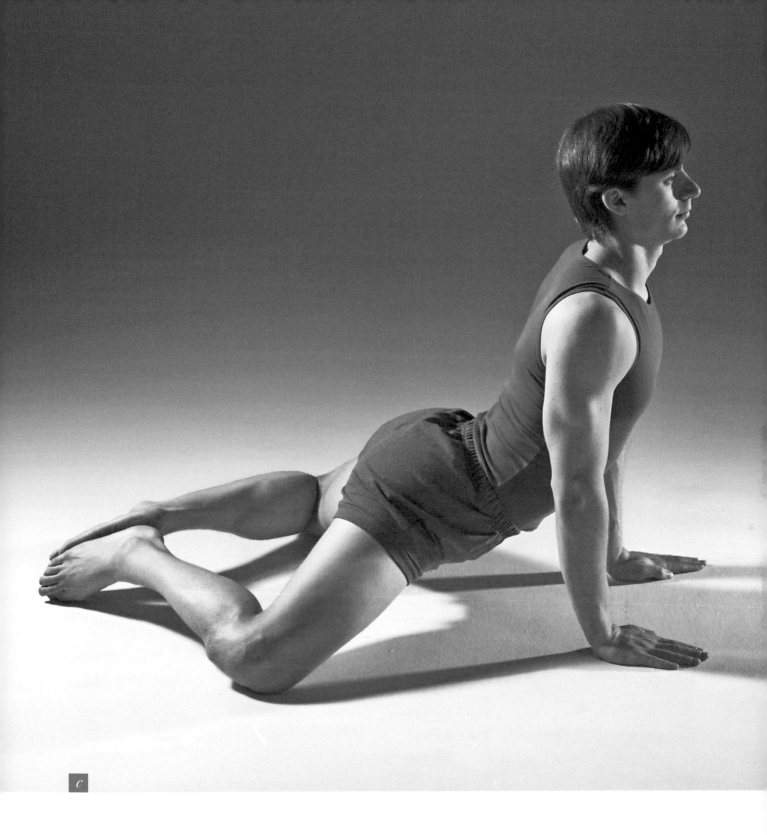

c

（c）最後，再次讓雙腳回到腳心相對
的位置，雙手掌放在雙肩下方的地板上。如
同在眼鏡蛇式那樣（見 p.40），將頭部與胸
腔抬起。然後，慢慢地伸直手臂，軀幹繼續
向上、向後彎，伸長脊柱和身體前側。保持
雙肩和肩胛骨下降，腳心相對。骨盆離地，

懸於雙膝之間。放鬆兩側的腹股溝，使之變
得柔軟，允許重力溫和地打開骨盆並將其推
向地面。保持在這個姿勢上，釋放抗力，平
順地呼吸；當你準備好了，彎曲手臂，將身
體放回到地板上。

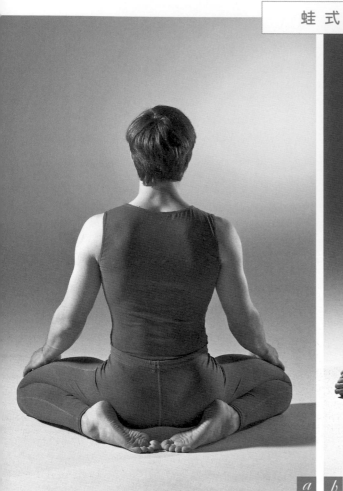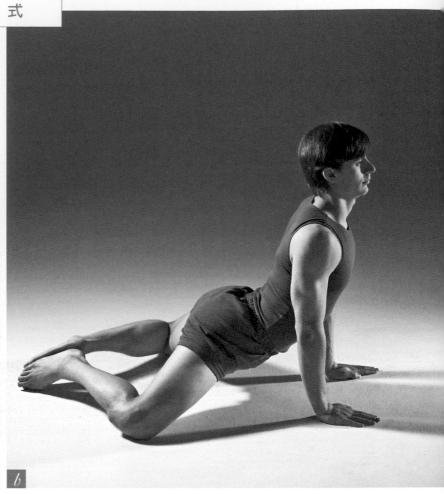

a b

蛙式（Mandukasana）

（a）蛙式會拉伸到股四頭肌，以及大腿內側和腹股溝處的肌肉。你也可以從這個體位法進入到開髖式。跪立，膝蓋向兩側打開，左右大腳趾觸碰在一起，臀部坐在腳跟之間（如果需要，可以在髖部下面墊上墊子，以減少膝蓋的壓力）。從骨盆到頭頂伸長整條脊柱。

保持專注及呼吸的平順，感受大腿內側和腹股溝的拉伸，讓坐骨降到地面。

（b）接下來，保持小腿不動，抬起骨盆，身體前傾，雙手撐地。雙手向前移動，腳心相對，骨盆向前、向下降，進入到前面開髖式的（c）。同前，旋肩向下、向後降；頭、頸向上伸展，遠離肩膀；挺起胸骨；後彎脊柱；骨盆朝地面下降。保持在此姿勢上，呼吸，放鬆腹股溝區域、大腿內側和下腹部。

結束體位時，緩慢地抬起骨盆，雙手往雙腿方向移動，回到青蛙式。然後將膝蓋併攏，朝一側坐起。

蝴蝶式／束角式及其變化式（Baddha Konasana）

　　這些體位法兼具開髖及前彎的效果，拉伸大腿內側、膕繩肌以及髖關節旋轉肌（位於臀部深處）。下背部須保持有力。讓覺知在骨盆及大腿內側流動，特別注意要釋放髖關節內的緊張。

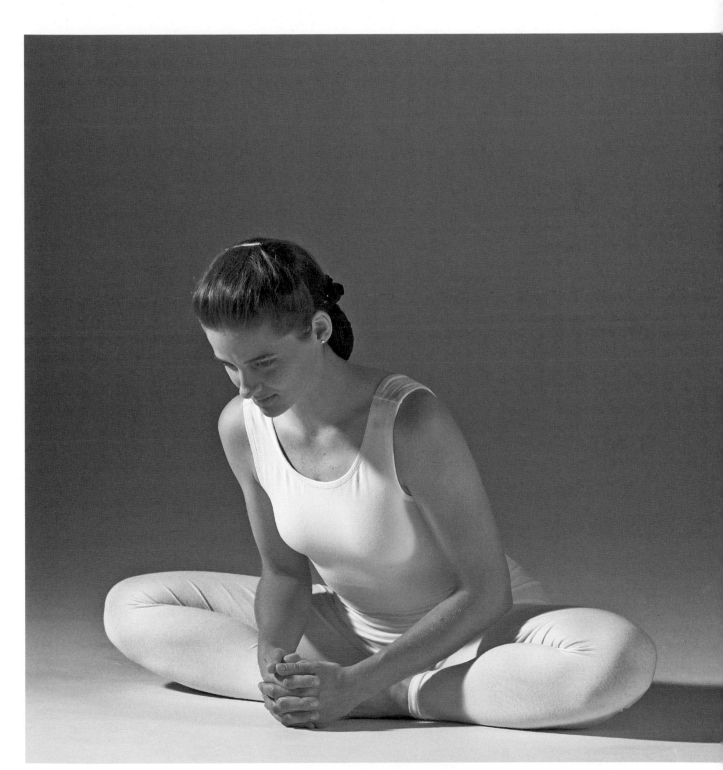

（a）坐在地板上（或者坐在墊子上，避免下背部拱起）。雙腳腳心相對，腳跟拉向骨盆。雙手抓腳，膝蓋向兩側打開，往地面下降。然後立直下背部，從頭頂向上伸展身體，坐骨穩坐於地板上。全然沉浸在體位中，平順地呼吸，慢慢釋放抵抗力，讓雙膝自然往地板下降。

（b）若要深化拉伸，保持下背部直立，自髖關節向前彎，重心轉移到坐骨前側，腹部向前朝雙腳和大腿內側倒下。如果你的柔軟度很好，可以將頭放在地板上；否則，讓自己停留在舒適的拉伸位置上，深入地呼吸，感受腹部和肋骨邊緣隨著呼吸起伏。

（c）若要進一步探索前彎，以及它對於背部、雙腿和臀部的拉伸作用，將身體回到中正位置，並將雙腳向前移動 15 ～ 28 公分。然後，雙手抓腳，再次向前伸展，伸長脊柱，自髖關節向前彎。保持腳心相對，停留在此姿勢，自然呼吸。然後抬起上身，重複這一系列動作，將雙腳再向前移動幾公分，按照上述的步驟前彎。注意在雙腳位置

蝴蝶式／束角式及其變化式

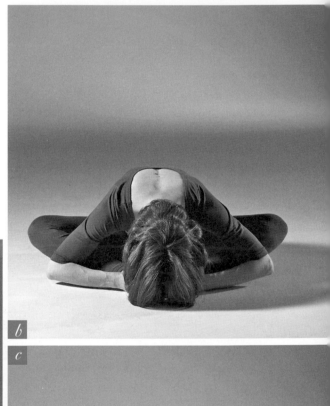

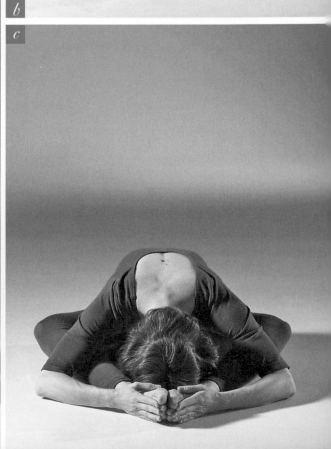

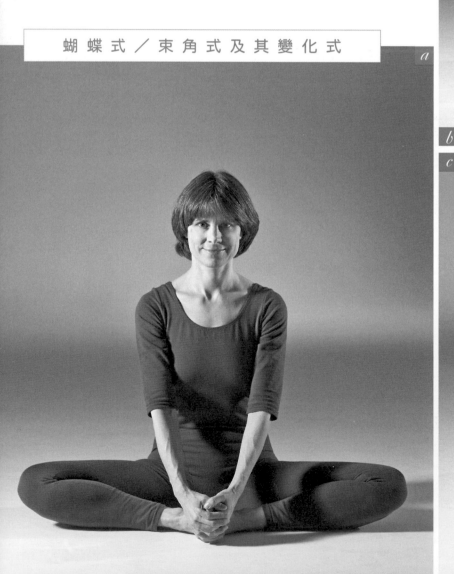

改變時拉伸區域的變化。最後，將雙腳移動到能夠保持腳心相對的最遠處。臉部朝向腳跟內側的地面（如果你的柔軟度很好，就將額頭放在地板上）。在你感覺到最舒適的前彎幅度上停留，讓呼吸平順。然後依次抬起頭、肩膀、下背部，結束體位。

（d）蝴蝶式／束角式對於很多學生來說都比較困難，因為大腿內側較緊。拉伸這些肌肉的一個好辦法，是背靠牆坐在地板上，讓骨盆後側與脊柱根部盡可能貼近牆面，並從頭頂向上伸長身體。屈膝，雙手握住腳，膝蓋往地板下降。用掌心從腹股溝到膝蓋用力按摩大腿內側。最後，在你的能力範圍內，小心地將大腿和膝蓋向地面推動。保持此姿勢，呼吸平順均勻，感受呼吸在整個身體裡流動。如果你願意，也可以從髖關節向前彎，進一步深化拉伸。

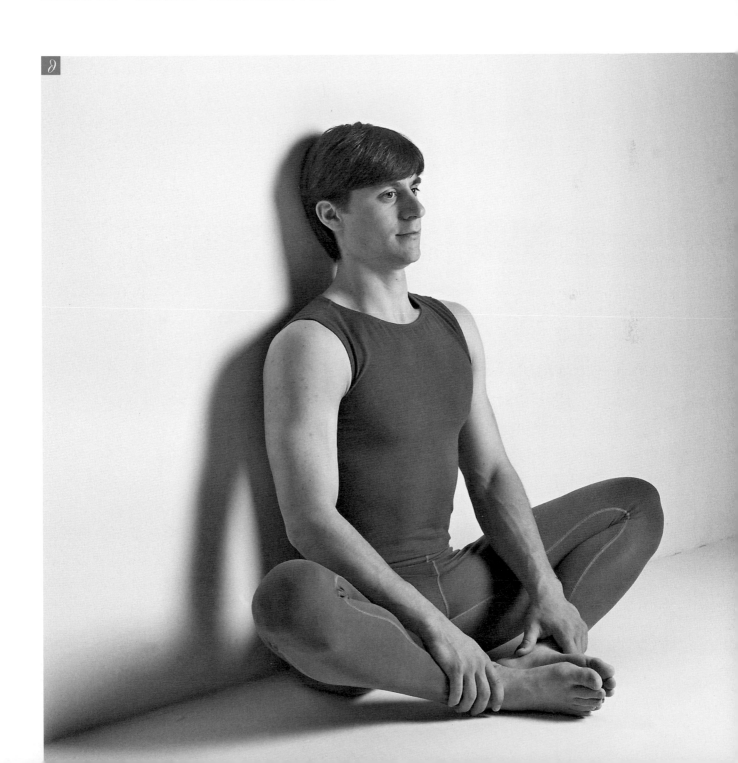

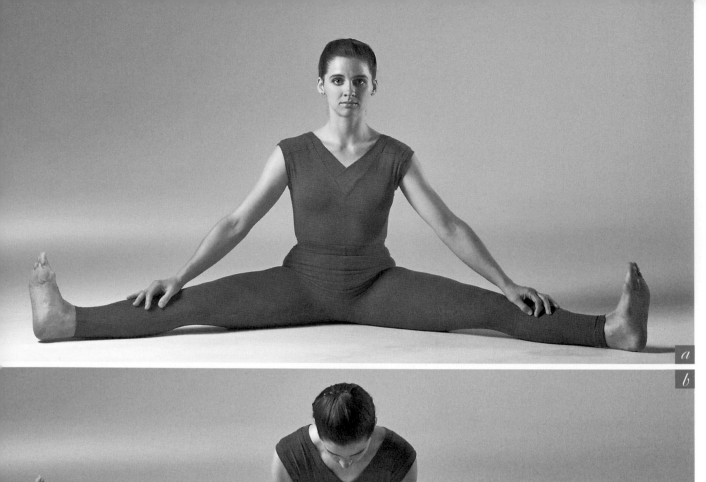

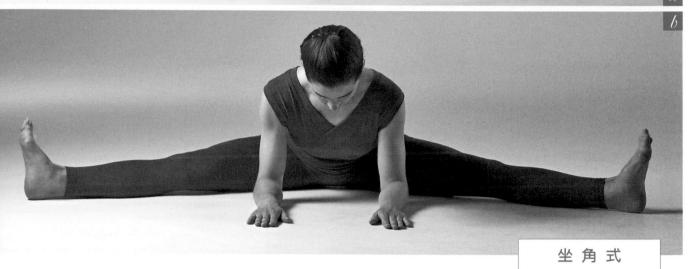

坐 角 式

坐角式（Upavishta Konasana）

坐角式與束角式很類似，也會拉伸大腿內收肌和膕繩肌，並打開腿後側與下背部。

（a）坐在地板上，雙腿向前伸直（如果需要，可以在臀部下方墊一個墊子，以避免下背部拱起）。雙腿向兩側打開，保持伸直，兩條腿與身體中軸形成的角度相等。膝蓋與腳趾朝正上方，膝蓋後側壓地。接下來進行一個快速的調整：雙手放在兩臀後側的地板上，提起骨盆使之抬離地板，讓雙腿再打開一點，調整骨盆的平衡，立直下背部。然後，將骨盆放回，讓坐骨確實地坐在地板上，雙手放在腿上。

（b）接下來，將雙手放在雙腿之間的地板上。立直下背部，從髖關節前彎，手臂隨之向前移動。上身向前伸展的過程中，保持腳趾與膝蓋骨始終朝向天花板。停留在你舒適的拉伸點上，呼吸，專注於當下。

讓腹部柔軟放鬆，腿後側一直到腳跟充分地拉伸，同時保持下背部緊實有力。感受在骨盆前傾的過程中骶骨被抬起，恥骨則被拉向大腿之間。維持此姿勢並進行幾次呼吸，釋放抗力，感受在體位中不斷深入。然後緩慢地鬆開體位，將雙腿收攏。

雙腿內側靠牆拉伸

這個拉伸與坐角式非常相似，但它更適合那些下背部、大腿內側非常緊繃，以及坐立時向兩側伸直雙腿感到困難的族群。

在這個體位法中，脊柱和下背部在地板上支撐身體，利用重力的作用打開雙腿，並輕柔地拉伸大腿內收肌。

（a）側身坐在地板上，讓一側的髖部和肩膀靠牆，雙手放在身後的地板上。

（b）身體後傾，雙膝靠向胸腔並抬起雙腳。轉身躺臥在地板上，尾骨靠牆，頭頂遠離牆壁。向上伸直雙腿靠在牆上，背部貼靠地板。十指交叉枕在腦後，手肘向兩側打開。然後將雙腿沿牆壁向兩側分開。放鬆，在重力的作用下，讓雙腿自然下降，感受大腿內側的拉伸。不要讓下背部和膝蓋承受壓力，如果感到不舒服，就微微屈膝。如果想讓拉伸更主動一些，就伸長脊柱，將尾骨推向牆壁，腳跟向兩側踩，拉伸腿後側。

過程中，要保持膝蓋和腳跟緊貼牆壁，同時不要轉動腿的方向。專注在體位中，呼吸，隨著練習次數的增加，逐步拉長停留的時間，感受更深入的放鬆。

結束體位時，將雙腿沿牆壁收攏，屈膝，膝蓋朝胸部收回，腳掌踩在牆上。放鬆，讓雙腿和下背部休息，並釋放膝蓋內側的壓力。最後，身體向一側倒下、起身。

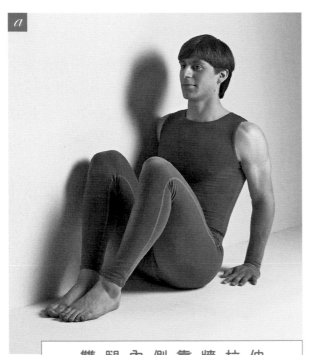

雙腿內側靠牆拉伸

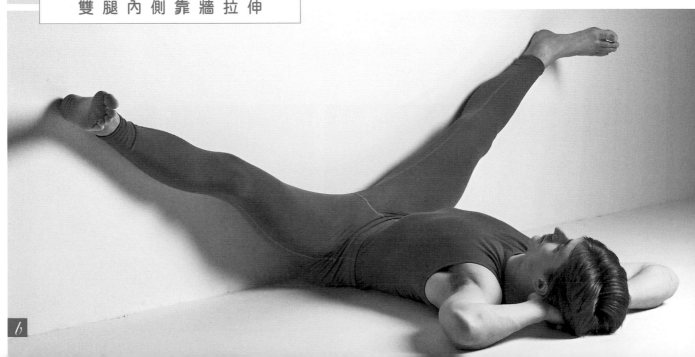

大腿和臀部的肌肉

臀中肌

臀大肌

膕繩肌

闊筋膜張肌

股四頭肌

膕繩肌緊繃

　　膕繩肌緊繃是很多立志精進的練習者所面臨的困擾，因為它會限制很多哈達瑜伽體位的完成。

　　這些肌肉起於坐骨，沿大腿後側止於膝蓋窩處。在站姿中，如果從髖關節開始前彎，並保持膝蓋伸直、背部平直，就會拉伸到這些肌肉。如果它們很緊繃，下背部通常就會用拱背來形成補償作用。緊繃的膕繩肌還會引發骨盆與脊柱的結構性失衡，從而導致背部疼痛與虛弱。

　　膕繩肌通常與位於大腿前側的股四頭肌一同協作。如果膕繩肌太緊繃，啟動及強化股四頭肌的體位法也要列為常規練習的一部分。當拉伸膕繩肌的時候，嘗試向上提拉膝蓋，收緊股四頭肌，這樣能使拉伸更充分也更容易。

　　這些初階系列和進階系列體位法的拉伸練習，是作用於膕繩肌的，也會為後面難度更高的拉伸做準備，如下圖所示：

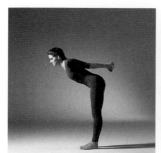

Ch3-18
站立前彎伸展（p.34）

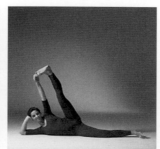

Ch3-32
毗濕奴式（p.44）

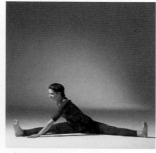

Ch3-33
坐立前彎伸展・攪乳式
（p.45）

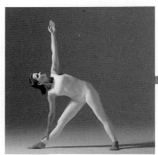

Ch5-3
三角式（p.83）

強化膕繩肌的補充體位法

單腿上抬拉伸（輔助帶）

這對於關節靈活性不足以及過度靈活的學生來說，都是一個絕佳的練習，因為在這個體位法中，下背部由地板支撐，拉伸效果會更集中在腿後側。

（a）仰臥，彎曲右膝靠向胸部，將一條帶子（腰帶或舊領帶也可以）套在前腳掌上。

（b）慢慢伸直膝蓋。啟動股四頭肌，提拉膝蓋，腳跟向上推出。在腿伸直的過程中，要保持肩膀後側始終貼在地板上，下背部沒有拱起。保持此姿勢，呼吸，放鬆並拉伸右腿後側。

若要強化拉伸效果，則將腳拉過頭頂，並保持腿伸直。穩定骨盆，伸展下方的腿，身體緊貼地面。另一種做法是，讓下方的腿屈膝，腳踩在地面上，下背部貼合地面。

無論哪種做法，如果膝蓋後側有任何不適，或過度伸展的狀況，就微微屈膝，將拉伸點轉移到大腿後側。專注在體位中，釋放抗力，讓拉伸感不斷深入。然後鬆開體位，換邊重複一次。

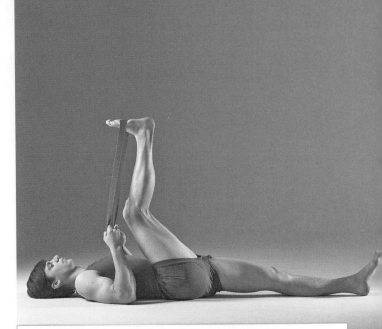

單 腿 上 抬 拉 伸 （ 輔 助 帶 ）

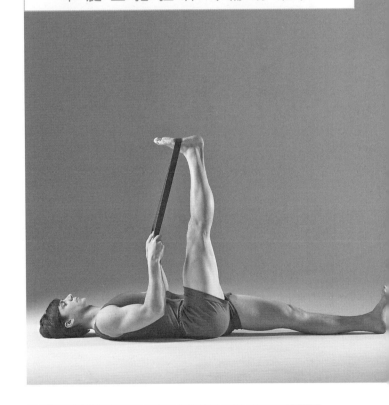

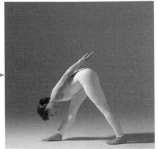

Ch5-4
加強側伸展 （p.86）

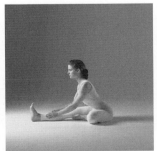

Ch5-5
雙角式前彎 （p.88）

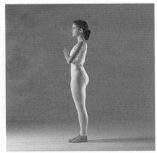

Ch5-18
單腿頭碰膝式 （p.107）

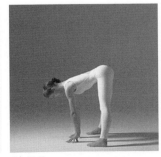

Ch5-2
拜日式 （p.75）

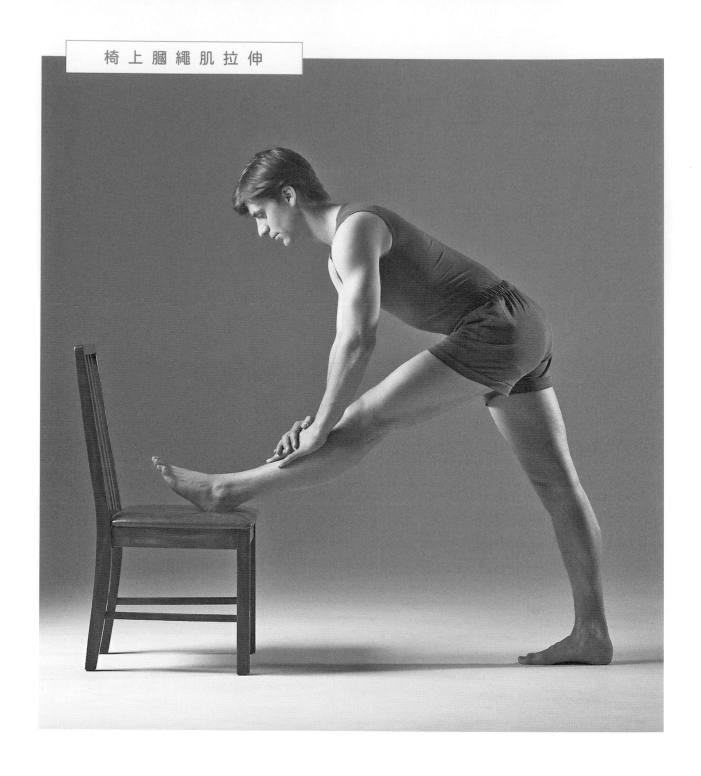

膕繩肌拉伸（用椅子做輔具）

　　這是一個簡單有效的拉伸練習，可以隨時隨地進行。

　　左腳跟放在椅子上，伸直左腿，將雙手放在左大腿上。保持脊柱長直，右腳踩地，腳尖朝向正前方。提拉膝蓋，啟動兩側的股四頭肌。不要過度拉伸膝蓋後側。現在，從髖關節向前彎，小心不要拱起下背部。雙手沿左腿（左腿保持伸直）向下滑動，一直到你感覺到舒適的拉伸位置。維持此姿勢並呼吸，釋放抗力。在整個過程中，保持上背部直立，肩膀向下遠離耳朵。逐漸拉長維持的時間，同時確保沒有過度拉伸膝蓋。慢慢鬆開體位，換邊重複一次。

站立前彎變化式（Uttanasana）

　　站立前彎系列可以打開並拉伸背部及雙腿後側，同時也能鎮定、平靜內心。

　　（a）站立，雙腳打開與髖部同寬，雙手放在臀部上。保持下背部平直，呼氣，從髖關節前彎，雙手沿大腿後側向下滑動。然後屈膝，再一次呼氣，用手臂幫助身體靠近大腿（始終保持背部平直，並與頭部在一條直線上）。維持此姿勢並呼吸。

　　（b）接著，頭部和頸部往下移動，雙手下滑至小腿肚或腳踝處。用手臂的助力讓上身盡可能靠近腿部，慢慢伸直膝蓋，骨盆

前傾，坐骨上抬。不要過度拉伸下背部，將身體重心均勻地分布在雙腳前掌和腳跟。維持此姿勢並呼吸，專注在拉伸的感受上。

　　（c）雙手放開腿部，改為雙臂交疊，從肩膀向下自然垂懸。這樣做會使身體稍微遠離雙腿。啟動股四頭肌，向上提拉膝蓋，並拉伸腿後側。骨盆前傾，坐骨上抬並向兩側打開，下背部得到拉伸。若要進一步深化體位，可以嘗試先屈膝，之後再伸直，運用膕繩肌短暫放鬆的機會，來增加下背部向下伸長的空間。

站 立 前 彎 變 化 式

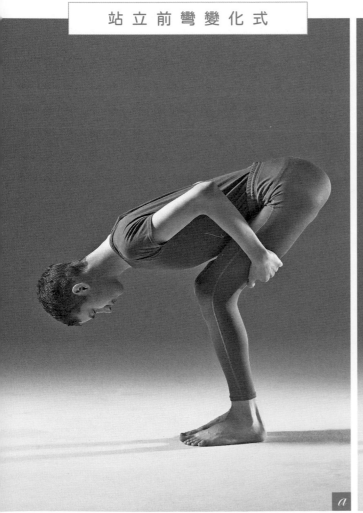

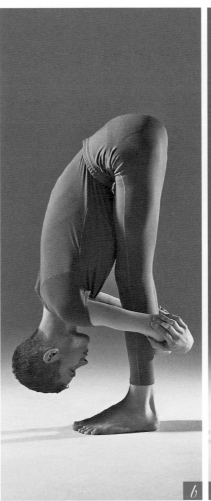

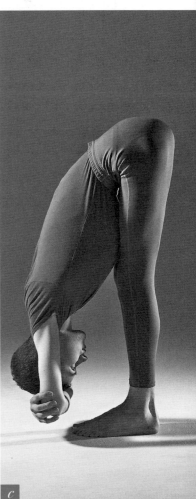

a

b　c

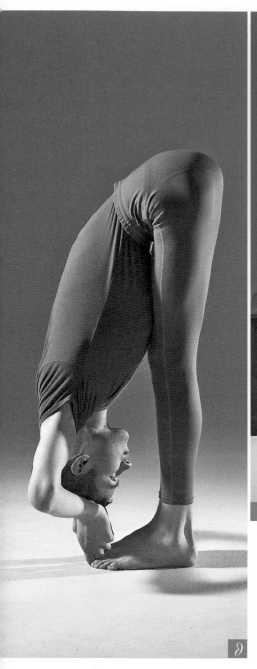

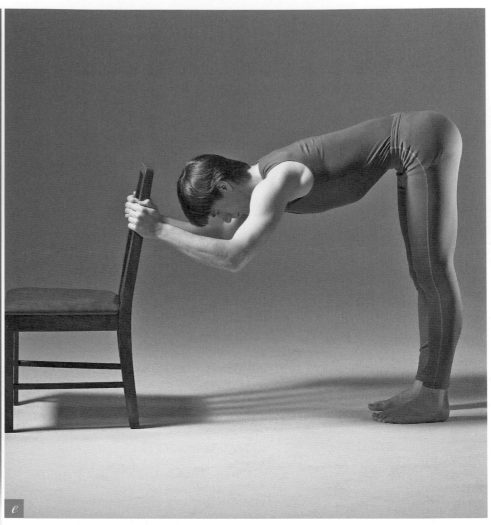

（d）最後，雙手抓住腿後側、腳踝或大腳趾，將上身再一次輕柔地靠向雙腿。停留並呼吸，專注在此姿勢中。當你準備結束體位，屈膝，依序抬起頭部、頸部與上半身。讓下背部保持平直，起身回到站姿起點。為了緩解此體位法帶來的背部緊張，可以緊接著做嬰兒式（p.93）或者溫和的後彎體位，比如動態橋式（p.122）來平衡。

（e）站姿前彎對背部或許有些挑戰，如果是這樣的話，前彎時可以試著用椅子當作輔助支撐。站的距離必須足夠讓手臂和身體伸展，同時雙腳能夠伸直。握住椅子來支撐身體的重量，接著當你前彎向下時，慢慢伸長脊柱。像之前那樣，把膝蓋骨往上提拉，骨盆往前，坐骨抬起。專注在雙腳後側，溫柔地對待背部。

單腿頭碰膝式（雙腿交叉變化式）

在這個變化式中，將一條腿放在另一側的大腿上，上方腿的重量會將下方大腿的後側向地面推壓，從而強化拉伸。

採坐姿，雙腿往前伸出（如果需要的話，可以在臀部下方墊一個墊子，以防下背部拱起）。彎曲右膝，將右腳踝放在左大腿上，剛好在膝蓋上方（右踝骨與左大腿交叉）。向外打開右髖，將右膝放低，使之與地面平行。坐骨確實地坐在地板上，立直下背部，伸長左腿後側。呼氣，從髖關節前彎，進一步伸長脊柱，使身體在左腿上方往前延伸。不要過度拉伸兩側膝蓋。雙手可以放在彎曲的右腿上，也可以沿著左腿向前滑動。維持此姿勢，平順均勻地呼吸，專注在拉伸的感受上。當你準備好了，緩慢地鬆開體位，回到直立坐姿。換邊重複一次。

單 腿 頭 碰 膝 式

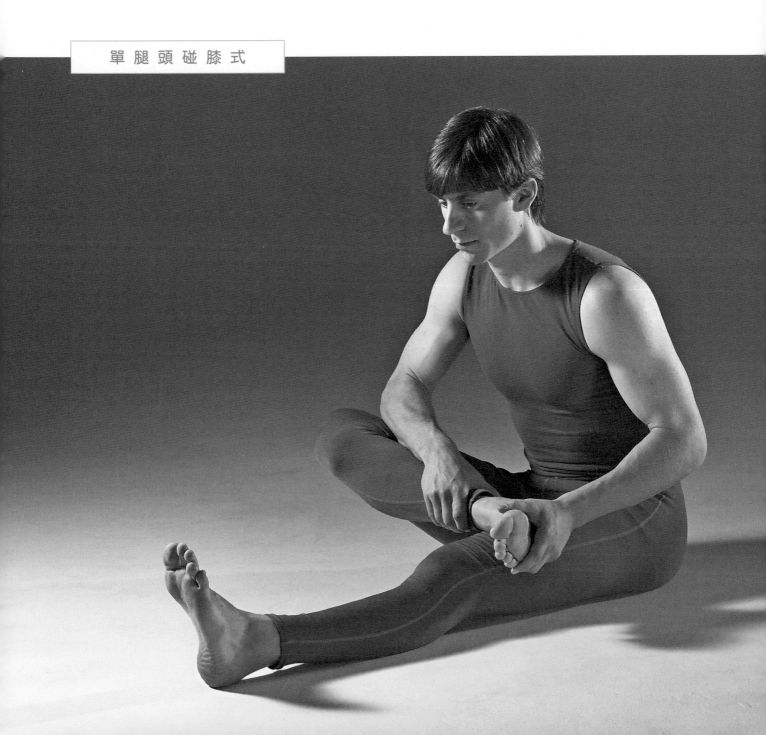

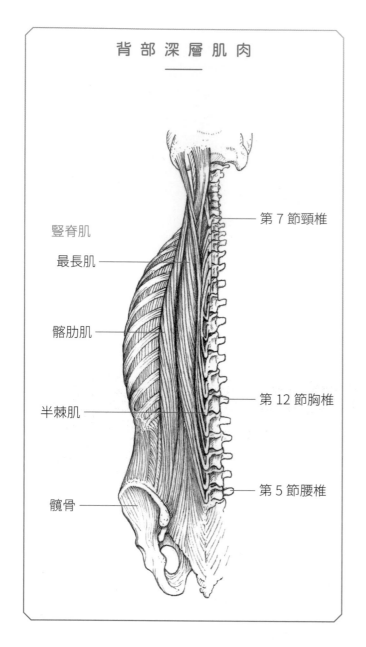

背部深層肌肉

第 7 節頸椎

豎脊肌

最長肌

髂肋肌

半棘肌

第 12 節胸椎

第 5 節腰椎

髖骨

下背部疼痛

　　下背部是從骨盆和大腿往下的肌肉群，以及從上背部到頭部往上的肌肉群交匯之處。這些肌肉群也橫跨了第十二根肋骨到骨盆之間的部位，可以穩定或活動下背部、保護腹部臟器、適中調控前彎幅度，並輔助完成後彎及側彎。

　　豎脊肌的最外層從骨盆一直延伸至頸部，中間一層連接了脊柱的多個節段，最深層則負責連接鄰近的椎骨。

　　豎脊肌對情緒壓力非常敏感，這種壓力常常會顯現為下背部疼痛。平衡的瑜伽體位法練習，可加強背部的力量和柔韌性，使脊柱能夠更好地進行扭轉、彎曲、拉長及旋轉。同樣重要的是，強壯的下背部也是良好體態的基礎。

　　許多下背部的問題都源自於髖關節、雙腿、腹部肌肉不平衡，所導致的身體結構歪斜不正，因此在下背部問題的處理中，也需要顧及這些部位，而從頸部到骨盆的豎脊肌尤其需要特別關注。

　　有些體位法會鍛鍊到背部深層的肌肉群，特別是眼鏡蛇式、蝗蟲式、貓伸展及手杖式。對於緩解下背部緊張，初階系列和進階系列中的一些體位是非常重要的。右頁列舉的體位法，透過強健和拉伸大腿、骨盆、腹部與上背部的肌肉群，具有穩定骨盆與下背部的作用。

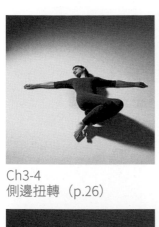

Ch3-4
側邊扭轉 （p.26）

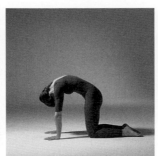

Ch3-21
貓式 （p.36）

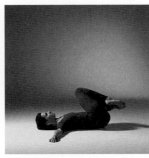

Ch3-28
鐘擺運動 （p.42）

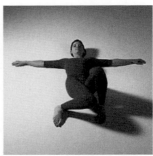

Ch3-30
向內扭轉 （p.43）

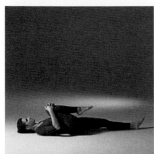

Ch3-38
抱膝屈腿式 （p.49）

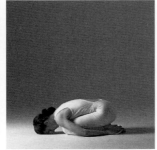

Ch5-8
嬰兒式 （p.93）

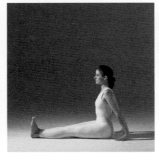

Ch5-17
手杖式 （p.106）

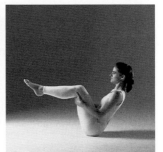

Ch5-22
髖部平衡系列
　（坐立船式，p.112）

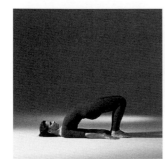

Ch3-39
動態橋式 （p.50）

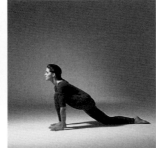

Ch3-25
弓步式 （p.39）

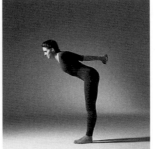

Ch3-18
站立前彎伸展 （p.34）

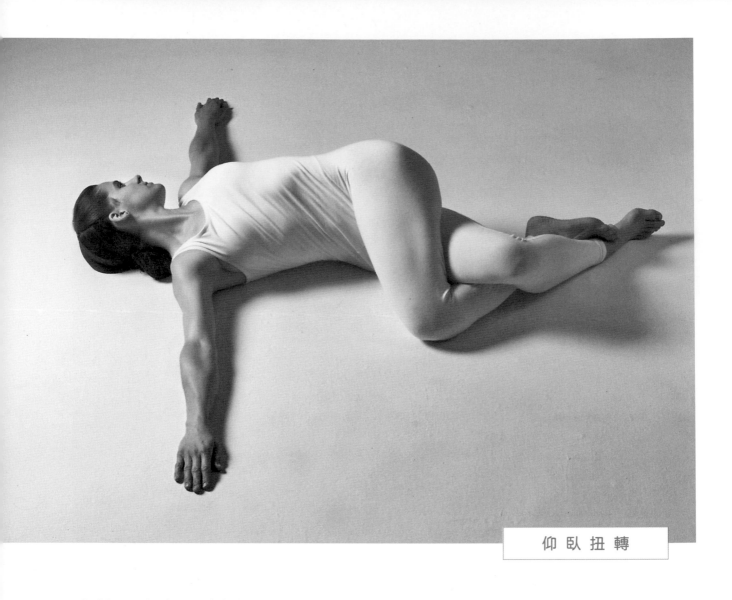

仰 臥 扭 轉

強健下背部的補充體位法

仰臥扭轉

　　仰臥扭轉系列可拉伸整條脊柱，特別會拉伸到下背部的肌肉。這個系列有許多變化式，以下這個動作則更強調了雙腿、大腿內側及脊柱下半段的拉伸。

　　仰臥，屈膝，雙腳踩在靠近骨盆的地板上。手臂自肩膀向兩側水平伸出，掌心朝下。雙腿交叉，左大腿置於右大腿上，雙腿緊緊纏繞在一起（如果可能的話，左腳趾勾住右小腿）。現在，將骨盆暫時抬離地面，右髖向身體下方中心移動。降下骨盆，向右側扭轉，纏繞的雙腿放鬆地倒向地板。

　　如果你的柔軟度夠好，便可以同時保持雙腿、左肩、左臂都貼著地板。然而，對於大部分人來說，這個體位會隨著大量的練習而變化，扭轉的重點可以交替作用於軀幹下半段（保持肩膀和手臂緊貼地板不動），或者軀幹上半段（開始時允許肩膀和手臂離地，再將其推向地板）。無論你選擇哪一種方法，在體位中保持專注，進行深入的腹式呼吸。

　　當你準備好了，將身體帶回到正中位置，換邊重複一次。

蝗蟲變化式（Shalabhasana）

身體兩側肌肉的結實度、力量和柔韌性，很少有完全相同的，這種情況不僅會發生在骨盆和下背部，也會發生於雙臂和雙腿。蝗蟲式的這些變化式，會幫助恢復骨盆深層肌肉的平衡，並重新調整骶骼關節的平衡。它們會強化下背部和臀部的肌肉力量；快速緩解一些簡單的腰背不適，並防止下背部問題的惡化。

（a）俯臥，下巴碰地，雙腳併攏。手臂放在身體兩側，掌心向下。彎曲右膝，勾起腳踝，腳掌心朝上。呼氣，抬起右大腿，右腳推向天花板。抬起右腿後，就將覺知帶到左側身體，放鬆下背部、臀部、左腿，並確保骨盆碰地。而身體右側的肌肉則是收緊

的，這樣一來，右腿可能無法抬得像一開始那樣高。為了使這個體位法的效果達到最大化，將右腿調整到合適的新高度，並伴隨呼吸仔細覺知身體兩側的區別。最後，放下右腿，覺知身體左側遺留的任何緊張。放鬆進行 3 次呼吸，換邊重複一次。

（b）現在屈雙膝。收緊臀部，將下腹部推向地板。呼氣，抬起雙大腿同時離開地板，保持下巴碰地，雙腳掌保持水平。膝蓋與髖部在一條直線上。腳尖引領雙腳的內沿與外沿均等地向上伸展。停留並進行 3 次呼吸，然後輕柔地放回地板。再重複 2 次。

用一面鏡子，或者請朋友幫忙觀察雙腳，糾正腳趾容易向外翻、一條腿高過另一條腿，或雙腳傾斜的情況。

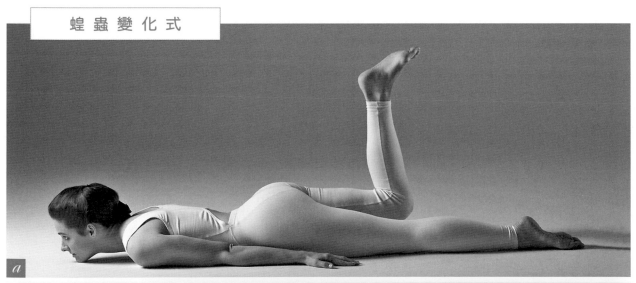

蝗蟲變化式

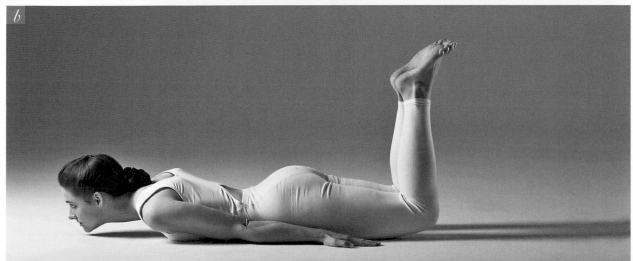

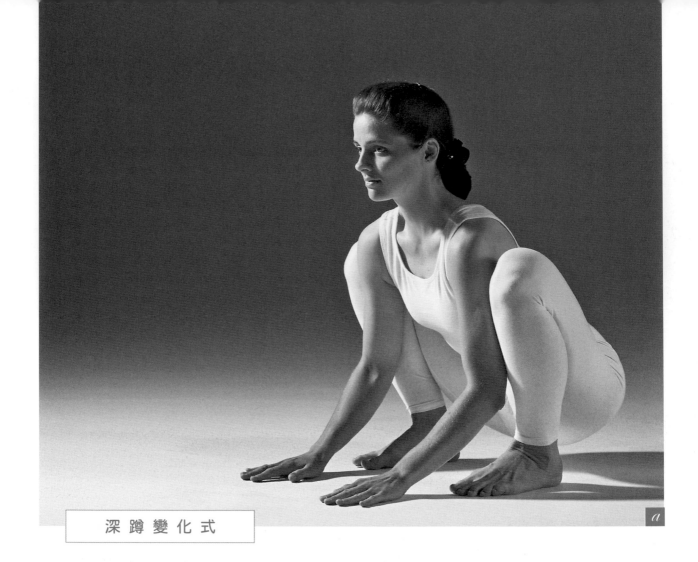

深 蹲 變 化 式

a

深蹲變化式

　　深蹲式對於拉伸與釋放下背部緊張是非常有效的，同時它也可以增強腳踝和膝蓋的彈性，緩解雙腿疲勞，提升髖關節的靈活性，按摩腹部臟器。

　　（a）站立，雙腳平行，打開略寬於髖部（這個距離會使動作容易一些，雙腳距離越近，動作就越難）。屈膝，將骨盆坐向地板，進入深蹲式。如果必要，可以抬起腳跟來保持平衡，但確保雙腳在一條直線上。如果雙膝感到有壓力，檢查雙腳的相對位置，並調整身體重心分布。腳跟與尾骨向下，同時軀幹向上、向前伸展。如果你可以始終保持腳跟著地，那麼將雙膝往兩側打開，手臂在雙腿之間，雙手掌放在地板上。維持此姿勢，呼吸。

　　（b）如果你在這個姿勢上感到不舒服，或者腳跟無法著地，嘗試以下兩種變化式。將一個折疊的毯子或墊子放在腳跟下方。腳跟放在支撐物上，打開膝蓋，雙腳指向正前方。從髖關節彎曲身體，下背部保持平展，在雙大腿之間向前伸展上身。維持此姿勢並呼吸，在體位中深入地放鬆。

　　另一種在體位中放下腳跟的方法是打開膝蓋，靠在一個穩定的支撐物上（低矮的壁架、欄杆或者重型家具的一角）。運用支撐物來平衡腳跟往下踩的過程中，身體可能摔倒的傾向。一旦在體位中穩定下來，拉長、拉直脊柱，將上身放低至雙腿之間，繼續利用支撐物維持身體的平衡。停留在此姿勢，呼吸。

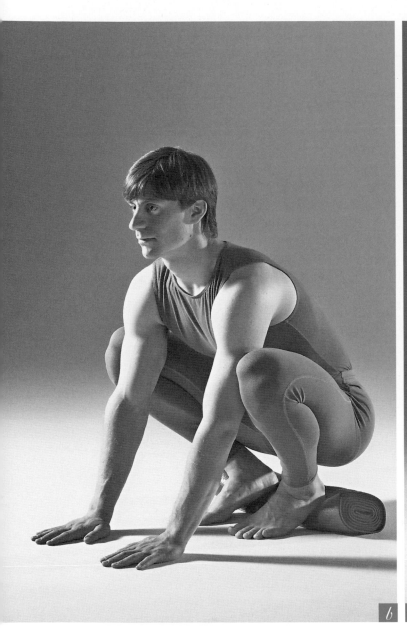
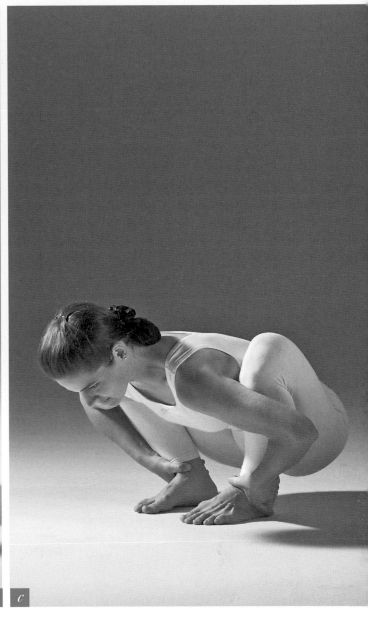

（c）如果你可以做到雙腳掌放平在地
板上，那麼可以繼續挑戰自己，讓雙腳靠近
彼此。在移動雙腳的過程中，可迅速抬起腳
跟，讓腳前掌支撐身體，打開大腿，上身向
前、向下壓。然後將腳跟放回地板上。可以
的話，將腋窩置於雙膝內側，手肘往兩側打
開，雙手掌抓腳踝外側。如果可以，放低
頭部，尾骨朝向地面。

腹肌與臀屈肌虛弱

在腹部，有三層肌肉像束腹帶一樣從前到後、從肋骨到骨盆環繞著它。這些肌肉在排便、生育，有時在呼吸中，具有幫助腹部收縮的作用。它們支撐並保護腹部臟器，透過抵抗下背部過度前傾的傾向，來保持良好的體態。

在這些肌肉層中，位於身體前側的是兩條平行的肌肉帶，它們從恥骨一直向上延伸到胸骨。這些強壯的肌肉是脊柱重要的屈肌，它們使脊柱能夠向前彎曲。除此以外，正如我們已經瞭解到的，髂腰肌會作用於髖關節的屈伸。

強健而柔韌的腹肌，是瑜伽練習有所成效的基礎。強化腹肌和臟器，還會帶來很多好處，例如提升消化與排泄能力、消除下背部疼痛、緩解痛經與其他月經不順問題、提升整體身心能量和活力。有許多練習可以作用於腹肌和臀屈肌。雙腿上抬可強化臀屈肌，臀屈肌是大腿以下與軀幹以上之間重要的連接；捲體運動則主要作用於腹肌。這兩種都要做。火呼吸（agnisara, p.192）、初階火系列（p.94），以及相關的練習，不僅會強化所有的腹部肌肉，還能啟動生命能量，使我們的身心更有活力。以下練習將為難度更高的臀屈肌和腹肌強化練習做準備。

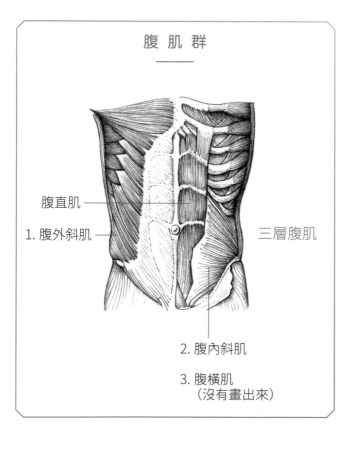

腹 肌 群

腹直肌

1. 腹外斜肌

三層腹肌

2. 腹內斜肌

3. 腹橫肌
（沒有畫出來）

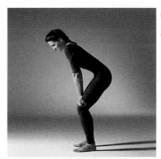

Ch3-19
腹部擠壓（p.34）

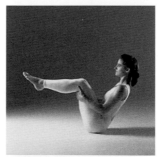

Ch5-22
髖部平衡系列
（坐立船式，p.112）

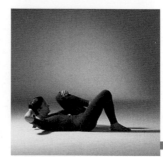

Ch3-38
抱膝屈腿式（p.49）

強化腹部力量的補充體位法

高階火系列

　　這一組火系列是七個不同的雙腿上抬動作，難度不同，做的時候上身的重量由手肘支撐。貫穿這些練習的重點，是要在自己的能力範圍內進行，在挑戰身體時切忌過度用力。如果下背部會拱起，或在練習中、練習後感到虛弱，就要換難度低一點的變化式來練習，或停止練習，先休息。每天規律的短時間重複練習，勝過偶爾一次長時間的練習，規律練習是增強力量的關鍵。

　　這個系列的體位法基本的進入姿勢是：坐在地板上，雙腿向前伸出。身體後傾，手肘在肩膀的正下方支撐身體，前臂在身體兩側互相平行。前臂推壓地板的同時打開胸腔，自頭頂牽引脊柱伸長。肩膀向下遠離耳朵，下巴收向喉嚨。臉部與下巴放鬆，呼吸飽滿而深入。專注在臍輪上。

　　（**a**）**雙腿上抬**。吸氣，雙腿抬離地面至 45 度角。然後呼氣，雙腿下降至貼近地面（但不著地）。抬高與下降均緩慢進行，重複 5 次以上。

　　（**b**）**雙腿繼續上抬**。吸氣，抬高雙腿至 90 度角，緩慢降低至 20 度角，然後再抬高至 90 度角。重複 5 組，吸氣時抬高，呼氣時下降。

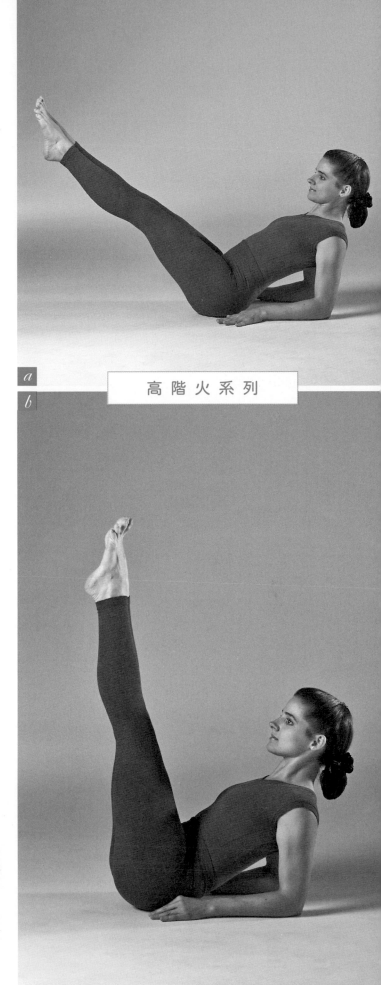

a

b

高 階 火 系 列

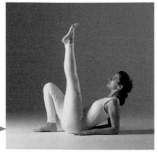

Ch5-10
初階火系列（p.94）

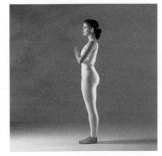

Ch5-2
拜日式（p.75）

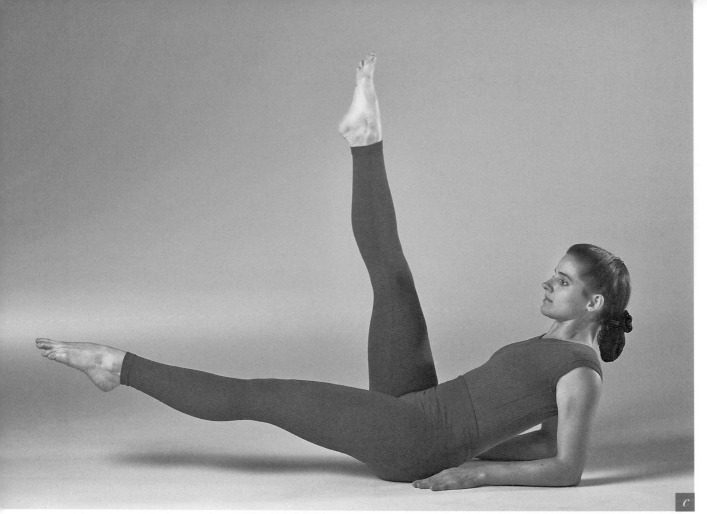

c

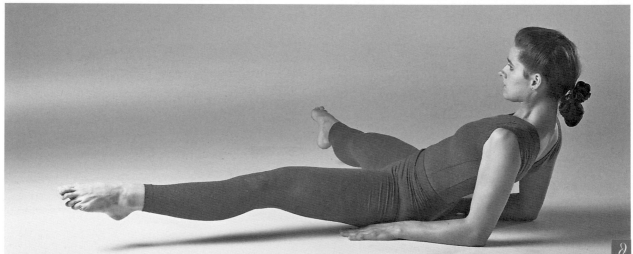

д

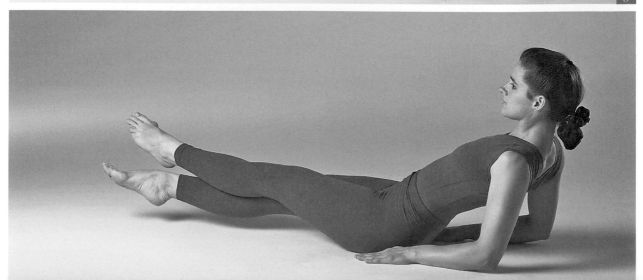

（c）**垂直剪刀式**。將一條腿抬高至 90 度角，雙腿在空中交叉，下降的一條腿靠近地面但不落地。動作要緩慢，保持雙腿伸直，繃直腳尖。

（d）**水平剪刀式**。雙腿抬離地面約 20 度角，然後向兩側打開，一條腿在上、一條腿在下，向中間收攏。重複 3～5 次後，換另一條腿在上。

（e）**踩自行車式**。雙腿抬離地面約 20 度角，交替地將一側膝蓋移向胸腔，同時另一條腿向前伸出。有意識地將移回的腿向腹部靠攏，同時將伸出的腿盡可能伸向遠處。找到推拉式活塞運動的感覺。重複 5 次或更多次。

（f）**雙腿分開繞圈**。雙腿抬高至 90 度角，然後向兩側打開，向下繞圈，降低至離地面 20 度角的高度，再向中間併攏，始終保持雙腿離地，然後向上舉起至 90 度角。繼續繞圈 5 輪。動作緩慢，感受髖關節處的旋轉以及大腿內側的肌肉運動。

反向運動。將雙腿抬高至 20 度角，向兩側打開，向上繞圈至 90 度角後併攏雙腿，然後降低到 20 度角，重複 5 組。

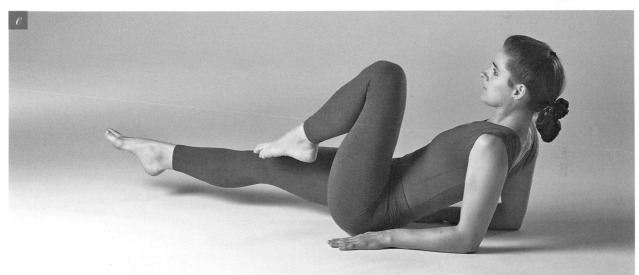

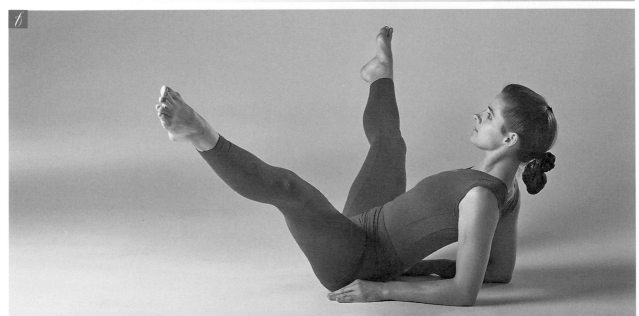

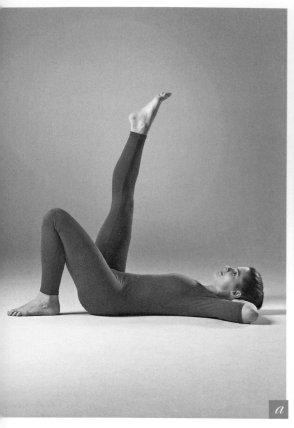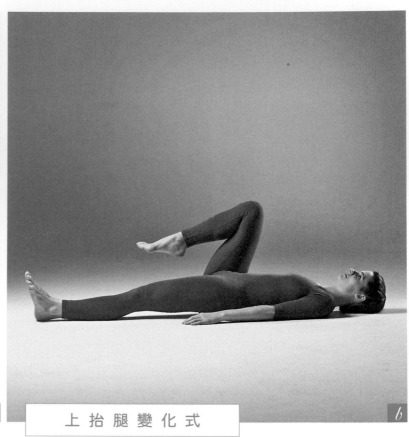

上 抬 腿 變 化 式

上抬腿變化式

　　這一組上抬腿系列與火系列之間主要的區別，是上身要平躺在地板上。手臂可以放在不同的位置，在身體兩側或墊在腰下是支撐力最強的位置。手指交叉放在腦後，手肘往兩側展開的位置，會讓動作更有挑戰性。但這個位置會幫助胸腔打開，並保持頭、頸、肩的放鬆和穩定。最難的位置是將手臂伸展過頭，放在地板上。

　　在所有上抬腿系列動作中，都切忌引發疼痛與過度用力。先從讓自己感到舒適的變化式開始練起，逐漸增加重複的次數，之後再增加難度。在上抬腿的過程中，下背部要緊貼地板，用腹肌穩定骨盆。保持肩膀和上背部全然地穩定與放鬆。讓臉部與下巴柔軟放鬆，呼吸平順，建立輕鬆自如的感受。後面的變化式難度會逐漸增加。

　　（a）單腿上抬，屈膝。仰臥，屈膝，雙腳靠近骨盆踩在地面上。雙手交握放在腦後，手肘往兩側打開。吸氣，抬起一邊膝蓋，伸直腿，向天空伸展。呼氣，屈膝，將腳放回到地面。每一側重複 5 次以上，每次重複之間，腳只是輕輕點地。如果想增加難度，可在此基礎上增加一個動作：在腳即將落地之前，再次伸直腿，於離地幾公分的位置上讓腿向前伸展，然後再次屈膝，回到起始位置。每一側仍是重複 5 次以上，每次之間腿部輕輕點地。

　　（b）接下來，仰臥，雙腿向前伸出。手臂放在身體兩側，掌心向下。吸氣，一條腿屈膝並向胸部靠攏。呼氣，伸直腿，向前伸展，再放回地板。每一側重複 5 次以上，每次重複之間腿部輕輕點地。

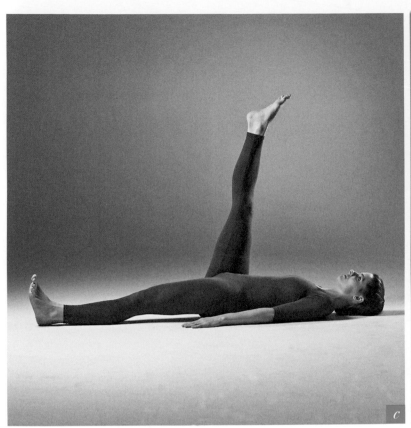
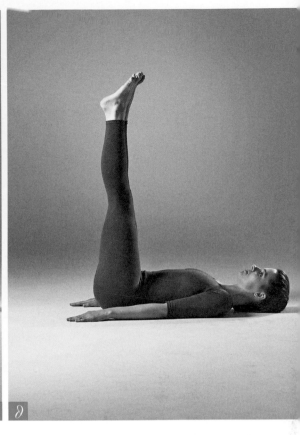

（c）**單腿上抬，直腿。**雙腿向前伸直。吸氣，一條腿向上抬起，同時另一條腿向下推壓地板做支撐。如果上抬的那條腿因膕繩肌過緊而限制了動作幅度，可以微微屈膝。呼氣，放下腿，換邊重複。每一側重複 5 次以上。若要增加難度，可以同時抬起雙腿至90 度角。然後一條腿下降至接近地板時再次抬到 90 度角。之後換腿。每一側重複 5 次以上。

（d）**雙腿上抬。**仰臥，立起雙膝，雙腳踩在靠近骨盆的地板上。吸氣，抬起雙膝，雙腿向上伸直。呼氣，屈膝，雙腳放到地板上。重複 5 次以上，每次重複之間雙腳只輕輕點地。經過一段時間的練習，可以增加難度：在雙腳即將放回地板之前，向前伸出雙腿，使雙腿在離地幾公分高的位置上向

前伸展；然後，再次屈膝，回到起始位置。重複 5 次以上，每次重複之間雙腳輕輕點地。

接著，仰臥，雙腿放在地板上。在這個變化式中，保持雙腿伸直，呼氣時舉起，吸氣時放下。下背部緊貼地板，以防肌肉損傷。保持動作的連續性，即雙腿不在地板上停放，這比每一次將雙腿放回地板更難一些。抬起和放下雙腿的動作要緩慢、流暢並配合呼吸進行，保持雙腿伸直成一條線，正如在站立山式上一樣（p.27）。重複 5 次以上。注意你是否傾向於用一條腿的力量帶動另一條腿。通常來說，我們身體的一側會比另一側更強壯些，也會因此承受過多的壓力。所以在練習雙腿上抬的同時，保留單腿上抬的練習是有必要的。

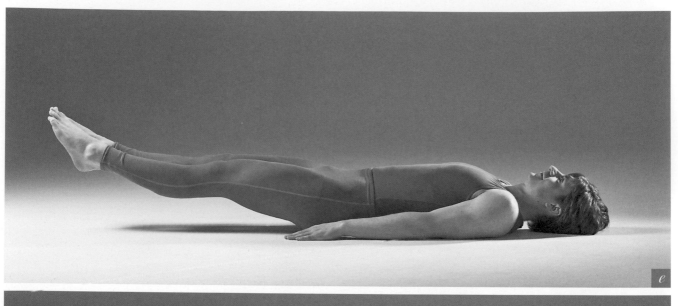

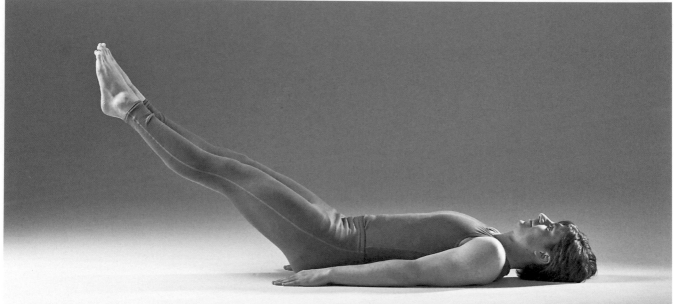

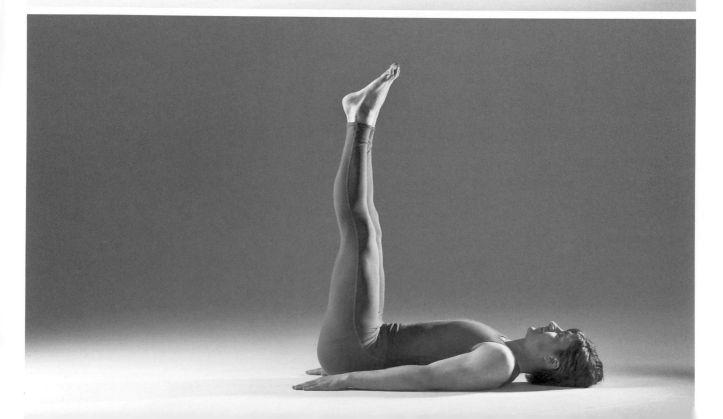

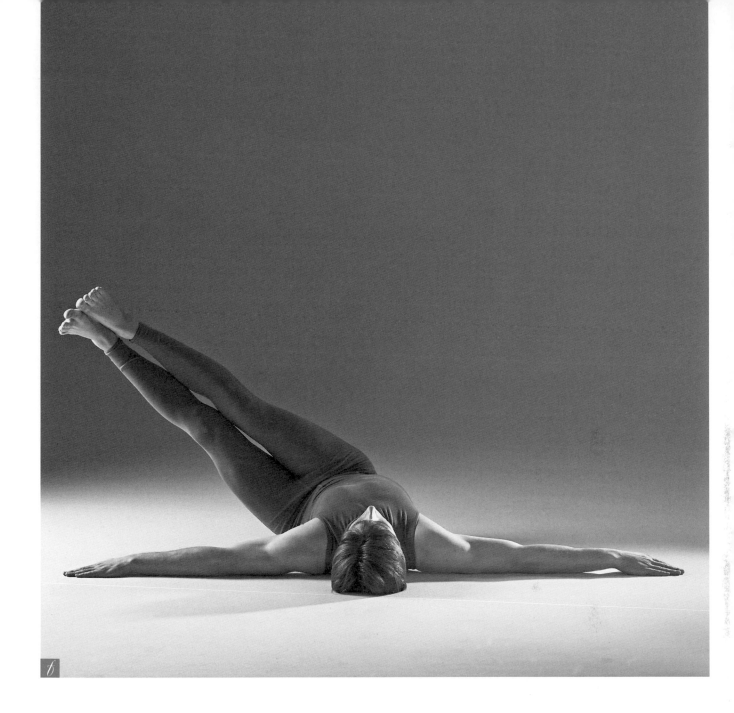

（e）高階雙腿上抬

（1）呼氣，雙腿向上抬離地板約 20 度角，停留 5 ～ 20 秒。提醒：保持雙腿不動，而不是屏住呼吸！（2）接著，抬雙腿至 45 度角，停留 5 ～ 20 秒。（3）最後，將雙腿舉到 90 度角，再次停留 5 ～ 20 秒。然後吸氣時，將雙腿放回到 45 度角，再到 20 度角，在每一個位置上都停留數秒。重複 5 次，需要的話在兩組動作之間休息。

（f）雙腿上抬扭轉
（Jathara Parivartanasana）

雙腿抬高至 90 度角。手臂放在地板上，可以向兩側平舉，也可以伸展過頭頂。膝蓋與腳踝併攏，上身平貼於地板。呼氣，伸直的雙腿倒放一側，雙腳朝肩膀靠近。停留並呼吸，但不要將腿放到地板上。然後吸氣，抬起雙腿回到正中位置。換邊重複一次。你也可以流暢地重複這組動作，不在任何一點上停留。切記不要用力過度。

坐立船變化式

　　這一組體位法是強而有力的。它們看起來似乎很簡單，但一開始你最多只能在一個動作上停留 1 ～ 2 次呼吸。

　　（a）仰臥，立起雙膝，雙腳踩在靠近骨盆的地板上。手臂放在身體兩側，掌心向內朝向身體。下背部推壓地板，同時捲起頭部和上身，眼睛看向肚臍。呼氣，伸直左腿，使之抬離地面幾公分高，並維持住。在維持此姿勢時，確保下背部緊貼地板。如果感到下背部吃力，就鬆開腿回到屈膝的位置。左腿做完後，右腿重複一次。經過一段時間的持續練習，使每條腿維持的時間逐漸延長到 1 分鐘左右。

　　（b）若想增加難度，可以使一條腿伸直，再讓另一條腿抬離地面幾公分高。

　　（c）最後，將雙腿同時抬離地面幾公分高。繼續保持頭離地，下背部緊貼地板。肩膀、喉嚨、下巴與臉部柔軟放鬆。肚臍推向脊柱，下腹部保持緊實。確保下背部和地板之間，沒有可以放進手的空隙。

坐 立 船 變 化 式

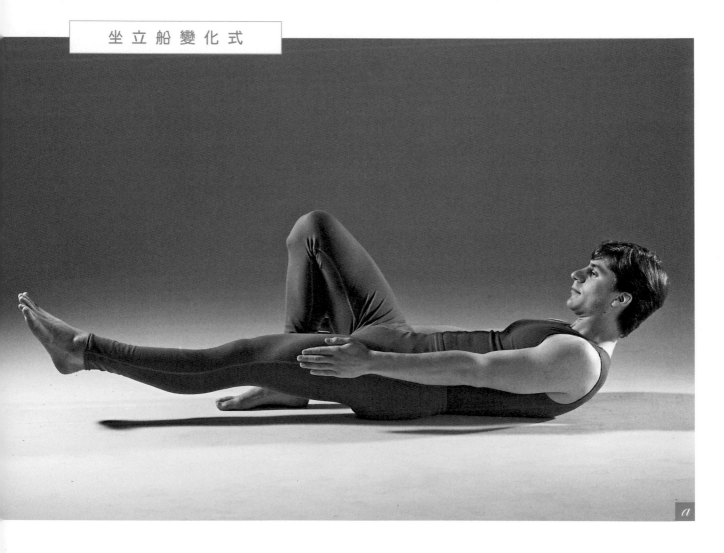

a

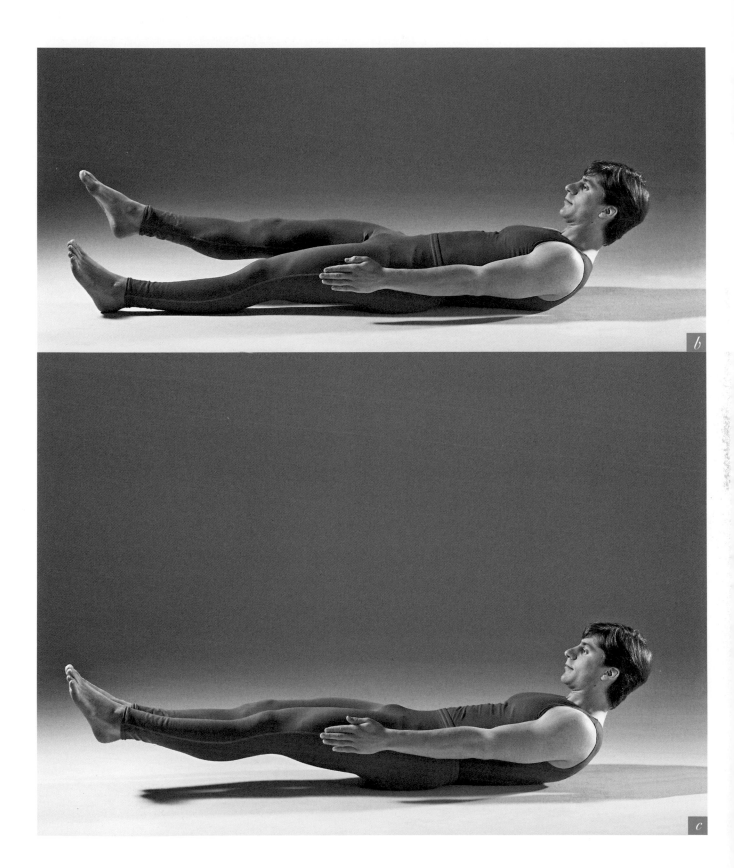

犁式到前彎

　　這個連續動作適合背部肌肉相對強壯的練習者。它將上抬腿與捲腹結合起來，能夠強化所有的腹肌。

　　（a）開始時，仰臥在地板上，雙腿往前伸直。手臂可以放在身體兩側，也可以伸展過頭頂。

　　（b）呼氣，抬起雙腿，隨著雙腳往頭頂方向移動，下背部也抬離地板。繼續抬高骨盆、提起脊柱，雙腳向頭頂前方移動（雙腿可以平行於地面，或用腳趾點地，即犁式）。有控制地進行整個動作，不要將雙腳甩到頭頂前方的地板上。

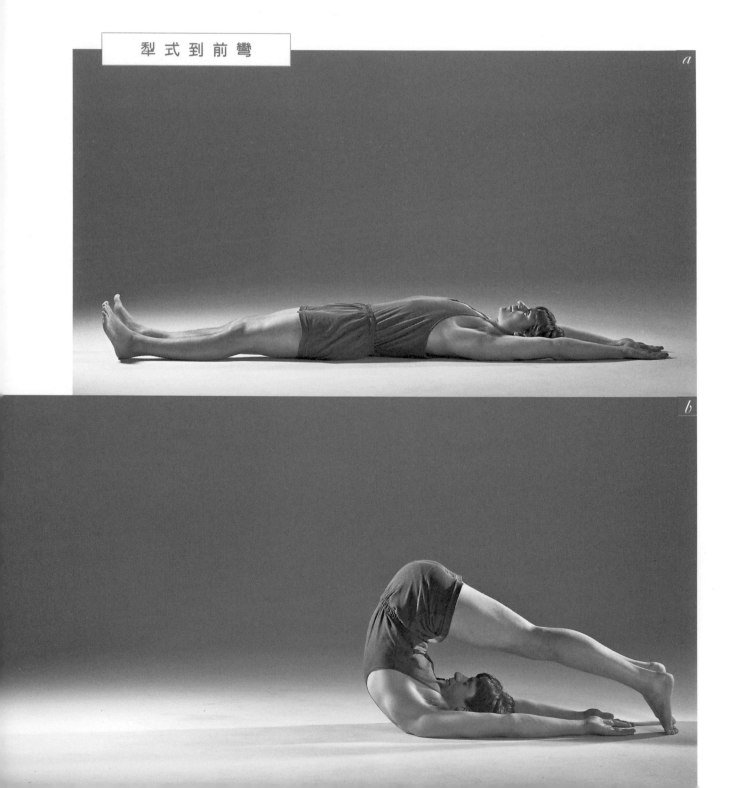

犁式到前彎

a

b

（c）接下來，吸氣，緩慢地將脊柱放回，骨盆放回到地板上，雙腿再一次抬到垂直於地面的位置。下背部緊貼地板，繼續吸氣，將雙腿放回到地板上。

（d）呼氣，舉手臂，抬頭，捲身回坐姿，上身從大腿上方延伸出去，來到坐立前彎。

最後，吸氣，下背部拱起，放鬆脊柱，一節節地放回地板上，回到起始的仰臥姿勢。將這個連續動作重複 5 次以上。

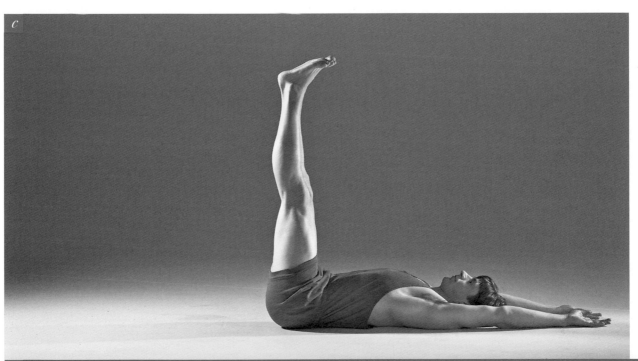

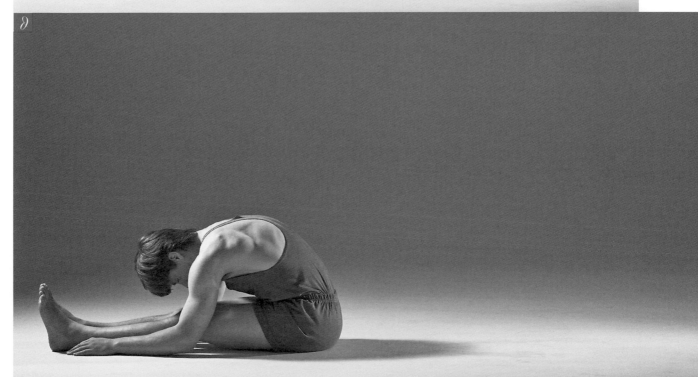

肩膀、手臂和上身僵硬

肩關節是全身最靈活的關節之一，它使手臂能往各個方向伸展。而手臂和肩膀的穩定性，則依賴於相對固定的肩胛帶（肩胛帶由位於背部的兩個肩胛骨，加上前側的兩塊鎖骨與胸骨構成）。然而，這一條骨帶也不是完全穩定的支撐，因為兩個肩胛骨並不是相互扣緊的，而是自由浮動於背部上。

有一些肌肉（如斜方肌）能幫助穩定肩胛帶，使它們各安其位；另一些（例如肩關節旋轉肌群）則作用於手臂上；還有一些（如有名的胸大肌和背闊肌）則直接作用於上身到手臂的連接。

由於這個區域是如此複雜又靈活，因此上身的這些肌肉常常處於受傷、緊繃、虛

上 身 的 肌 肉 · 前 視 圖

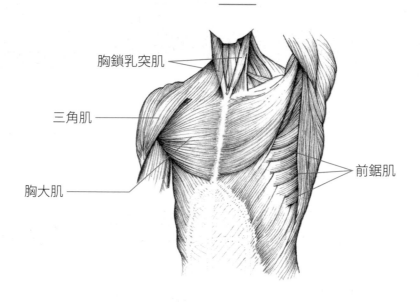

胸鎖乳突肌

三角肌

胸大肌

前鋸肌

上 身 的 肌 肉 · 後 視 圖

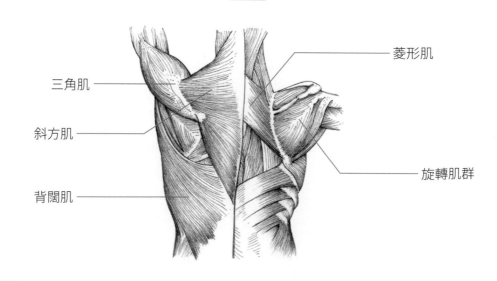

三角肌

斜方肌

背闊肌

菱形肌

旋轉肌群

弱、疲勞和各種形式的失衡中。與工作或運動相關的重複性肌肉緊張、情緒壓力、習慣性讓脊柱偏離中軸的動作、弓背聳肩及舊傷，都會使肩頸區域喪失靈活性，並導致上背部、頸部和頭部的疼痛。

為了不讓問題惡化，需要在日常生活中保持肩膀放鬆的習慣。這個習慣也會幫助你保持抬頭、肩部下降，並使上半身的動作輕鬆自如。這一單元裡介紹的伸展與體位法，會幫你學習更好地運用動作，使運動的靈活度恢復到正常水準。

在進行本單元的練習之前，請先專注於以下的練習：

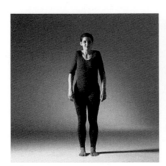

Ch3-6
聳肩與轉肩 （p.27）

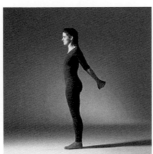

Ch3-10
胸部擴展 （p.29）

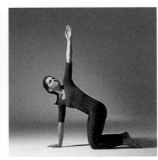

Ch3-24
貓式扭轉 （p.39）

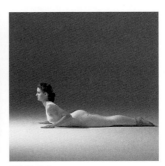

Ch3-26
眼鏡蛇式 （p.40）
Ch5-12
無支撐眼鏡蛇式 （p.98）

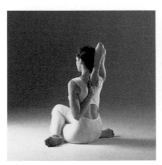

Ch5-20
牛面式 （p.108）

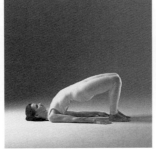

Ch5-28
動態橋式 （p.122）

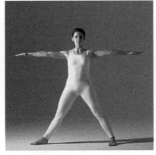

站立體位法
（第三章和第五章）

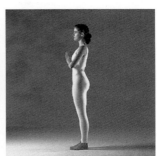

Ch5-2
拜日式 （p.75）

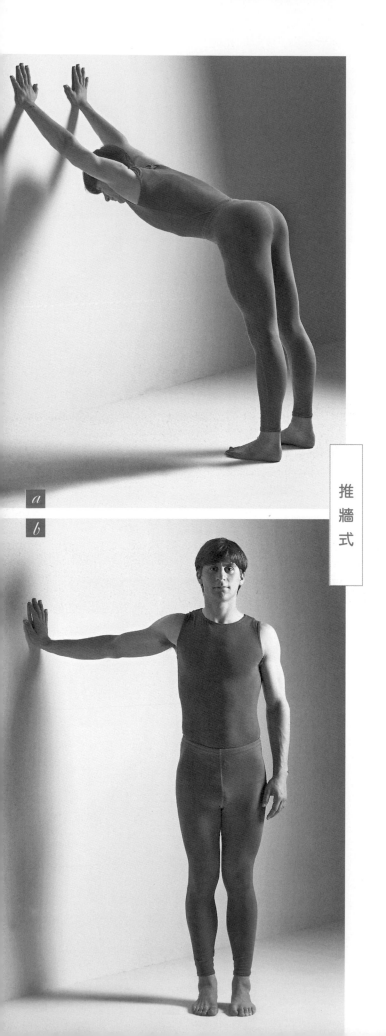

a

b

活化肩臂和上身的補充體位法

推牆式

　　這是一組可以隨時隨地用來放鬆肩膀與上身的絕佳拉伸方法。訣竅是保持放鬆地同時伸展手臂。

　　（a）面朝牆站立，離牆約一條手臂遠的距離。雙手與肩同高，放在牆上，雙腳往後退，直到距離牆壁三個腳掌遠，讓雙腳平行。

　　保持下背部平直，從髖關節向前彎，雙腿伸直。骨盆往遠離牆壁的方向移動，頭部、肩膀和胸部往地板方向放鬆。

　　掌心推牆，伸長手臂內側。展開胸腔，打開腋窩，放寬上背部。在伸展中，讓坐骨上抬，下背部平展。維持此姿勢並呼吸，感受上身隨著每個吸氣變寬、變長，隨著每個呼氣釋放所有的壓力。

　　（b）接下來，站在離牆一條手臂遠的位置上，身體轉向左側。舉起右手臂與肩同高，掌心推牆，指尖朝上。身體站直，重心均勻分布在雙腳，保持雙肩水平且放鬆。

　　掌根推牆，拉伸整條手臂。保持專注，呼吸平順，讓臉部與頸部柔軟放鬆。將腳和上身向左側轉，面朝房間中央，以此來強化這個拉伸。右手保持推牆，繼續拉伸整條手臂。再一次，保持專注與呼吸，釋放抗力。然後緩慢地鬆開體位，換邊重複一次。

手臂水平伸展

　　這是一個簡單的體位法，卻有著強大的能量。

　　（a）採山式站姿，雙腳平行，與髖部同寬。吸氣，從胸口正中往兩側打開手臂，與肩同高。指尖引領手臂往兩側伸展。肩胛骨下降，肩膀放鬆。頭頂引領脊柱向上伸展，微微挺起胸腔。吸氣，讓氣息進入肋骨兩側、腹部，並透過手臂向兩側擴張；呼氣，保持手臂水平伸展的同時感受上身的收縮。

　　（b）將雙腳併攏。屈膝，骨盆往地板下降，同時向上拉長脊柱。手臂保持與肩同高並往兩側伸展。彎曲手腕，掌根向外推，就像推一面牆那樣。停留並呼吸，往兩側伸展手臂，感受沿脊柱軸線縱向流動的能量，以及沿手臂軸線橫向流動的能量。當你準備好了，呼氣，放下手臂，伸直雙腿。

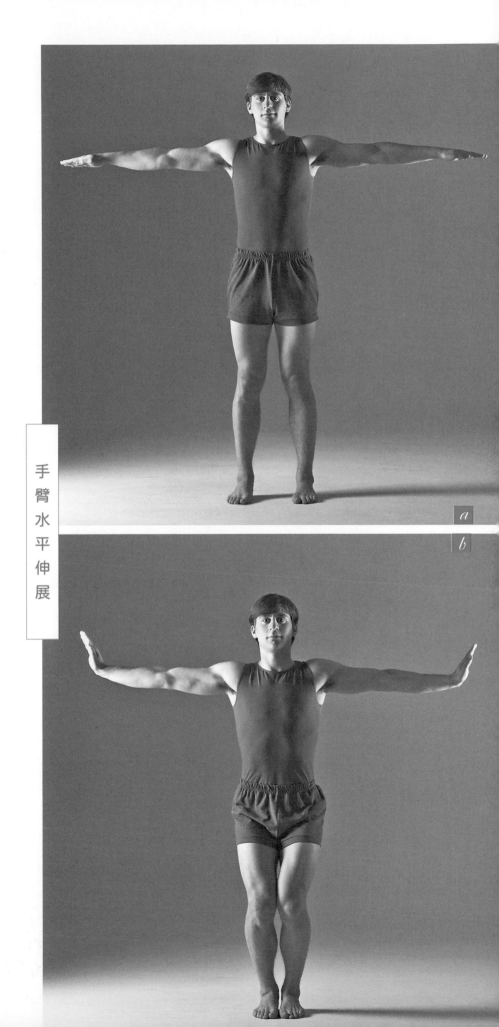

手臂水平伸展

a

b

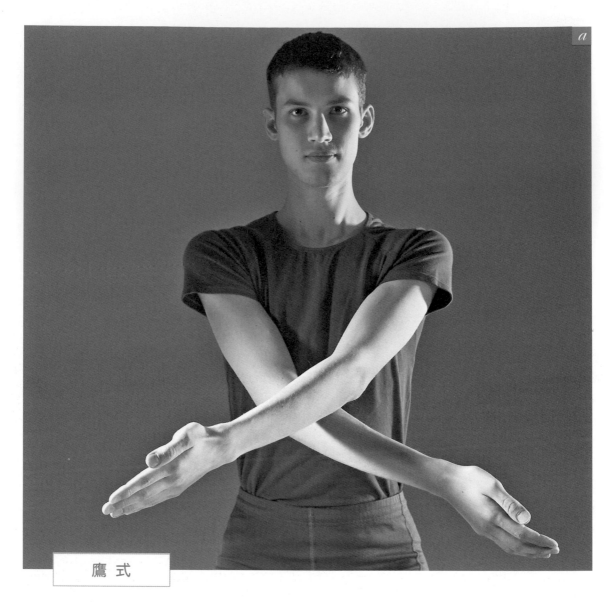

鷹式

鷹式

　　這個體位法能夠拉伸到肩胛骨之間不容易拉伸到的地帶，同時也能滋養手臂。

　　（a）站立（或坐在椅子上），脊柱立直。雙手臂在胸前交叉，上方手臂剛好抵住下方手臂的手肘，肩胛骨向下移動，感受上背部變寬。

　　（b）彎曲手肘，前臂互相纏繞，使手掌貼靠在一起（儘管它們上下有錯位）。手掌和手臂緊緊地纏繞貼合。若要強化體位，可以將纏繞的雙臂向上移動，並向前遠離胸腔。停留在此姿勢並呼吸，釋放抗力。鬆開體位，換另一條手臂在上。

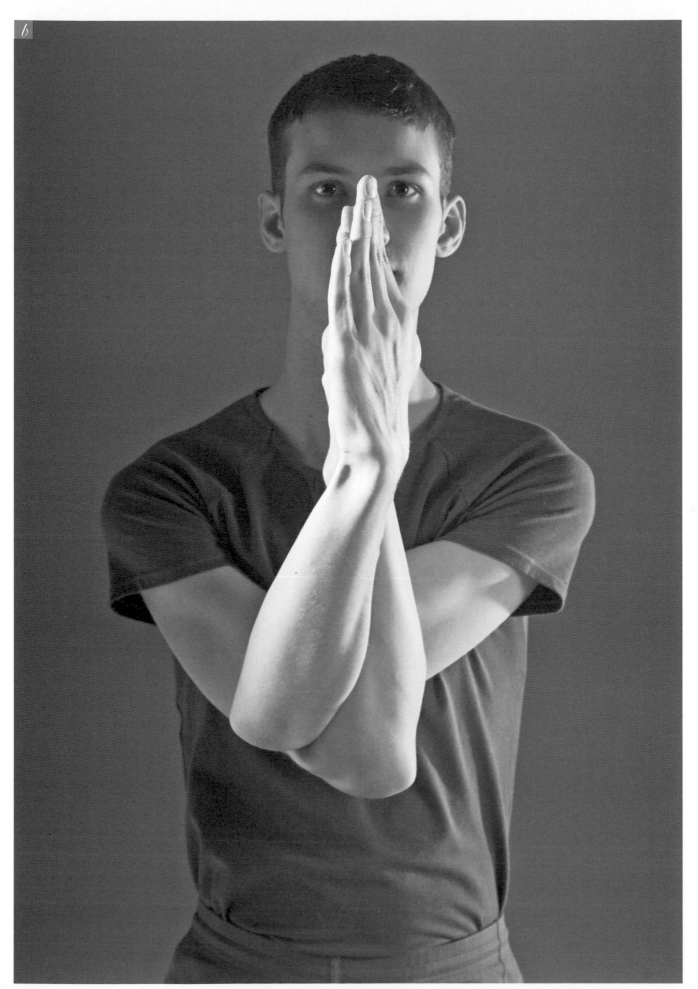

海豚式

　　若要強化肩膀的力量與靈活性，調整上背部與肩胛帶之間的結構平衡，海豚式是最好的體位法之一。同時，它也是倒立平衡體位（例如頭倒立和前臂平衡）的絕佳準備體位。

　　（a）採跪姿，雙手、雙膝著地，雙手在肩膀正下方，膝蓋在髖關節正下方。屈肘，前臂平放在地板上，讓手肘剛好在肩膀的正下方，前臂相互平行。現在，伸直雙腿，抬起骨盆，腳跟移向地板，並讓坐骨往上提（如果腳跟不能著地也沒關係）。如果需要可微微屈膝，以確保坐骨上抬的同時肩胸展開。繼續將前臂推向地板，但手肘不要向外

打開。雙肩遠離彼此，肩胛骨向下拉動，打開腋窩。專注停留在此姿勢中，呼吸。

　　（b）如果想進一步增加難度，可以嘗試海豚游泳式。呼氣，身體重心往前移動，讓胸部來到前臂之間的地板上方，臉部在雙手掌上方，或者更向前一點的位置。然後吸氣，前臂向下推，身體重心後移，胸部退回到手臂後側，朝向大腿，頭部與手肘成一條直線。嘗試將胸腔向手臂後方推動，比在靜態海豚式上更靠後一點。重複 5 ～ 10 次（這並不容易！）深深地呼吸，並讓呼吸與動作結合。然後在嬰兒式上休息。

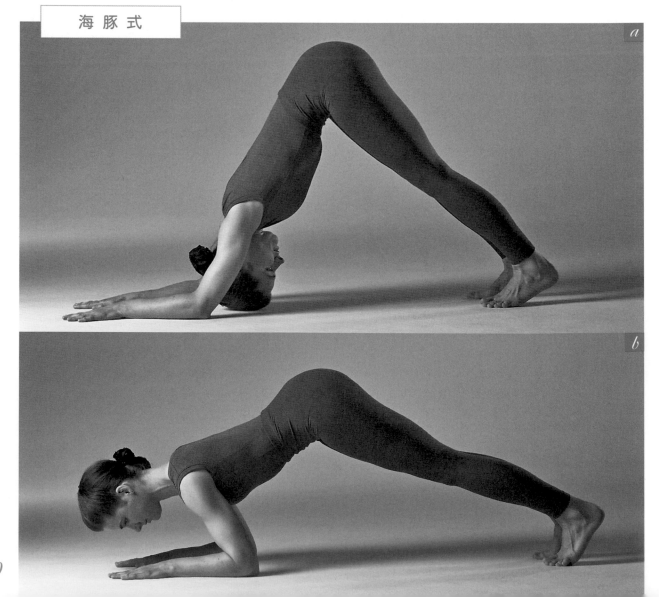

海 豚 式

八肢式／八點著地式（Ashtanamaskara）

　　這個體位利用身體的位置和重量，在上背部形成溫和的後彎，而此處也是背部最難打開的位置。它也會拉伸到頸部前側與喉嚨。你可以在鱷魚式（p.24）之後進入這個體位。

　　（a）採跪姿，雙手、雙膝著地，雙手在肩膀正下方，膝蓋在髖關節正下方。向上彎曲脊柱，彎曲手肘，讓胸部和下巴放在雙手之間的地板上。如果需要的話，讓膝蓋往後移動，或往兩側打開一點，以使胸部能夠放在地板上。拉伸頸部前側，臉部朝前，下巴碰地，喉嚨推向地板。肩胛骨向中間靠攏

並下降。深入地呼吸並放鬆。如果在此姿勢中有任何擠壓感，可將身體重量往雙手轉移一些（雙手位置始終是在肩膀下或胸部旁邊），放鬆胸部和喉嚨。

　　（b）若要進一步深化體位，可將膝蓋往胸腔移動，手臂往兩側水平伸展。

　　（c）在最進階的八肢式中，將雙手反掌在背部上半後方相對（如反過來的祈禱手勢），讓手指可以碰觸頭的後方。這個變化式完全沒有手部支撐的力量，因此只有在完全熟練前面兩個姿勢後，再考慮練習。

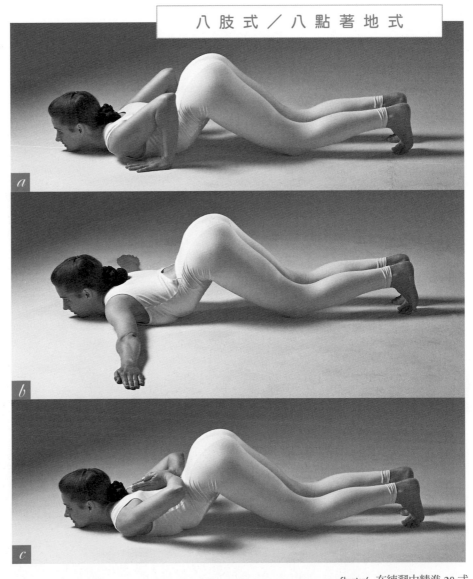

八肢式／八點著地式

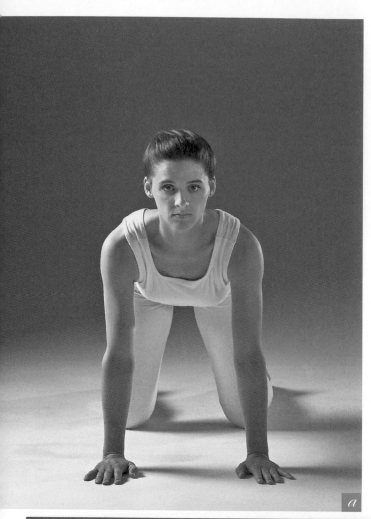

貓扭轉式

　　這個強而有力的扭轉會打開髖關節、脊柱及肩膀。尤其對於肋間肌（肋骨之間的肌肉）的拉伸，是非常有效的。

　　（a）採跪姿，雙手、雙膝著地。

　　（b）將左手臂伸到右肩下方，左肩外側著地。右手臂沿地板向外伸展，轉動頭部，感受頸後側與肩膀之間最大程度的拉伸。雙手掌心相互貼靠。調整膝蓋的位置，以使姿勢穩定並伸長脊柱：你可以讓雙膝或一個膝蓋離胸部更遠一些，或者雙膝打開的距離更大一些。

a

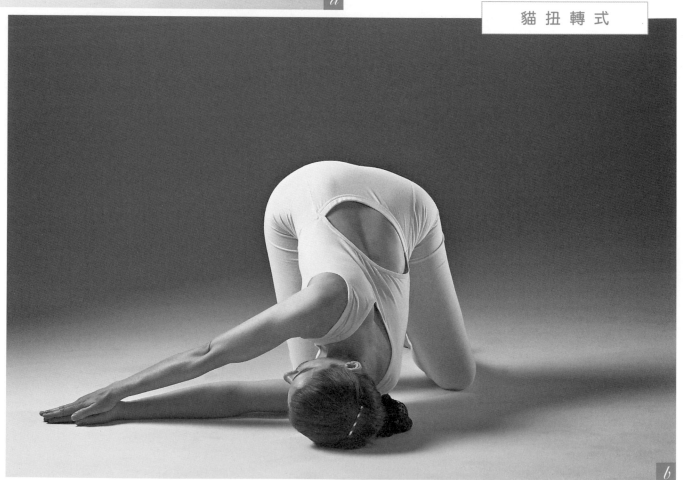

b

（c）舉起右手臂來幫助打開胸腔，先向上伸直，再屈肘將右手放在腰後。將右側肩膀和肋骨向後拉，左側肩膀向前推。

（d）將右手臂向上伸直，再倒向後方地板方向，右肩向下遠離耳朵。朝地板方向拉伸右肩後側和上背部，臉部轉向天花板。吸氣時感受胸腔的擴張，呼氣時加深扭轉，利用重力的作用將右肩下拉，輕柔地打開脊柱、肋骨和肩膀。緩慢地回到原來的姿勢。在貓式上屈伸脊柱幾次來釋放存留的壓力。然後換邊重複一次，之後再做幾次貓式。

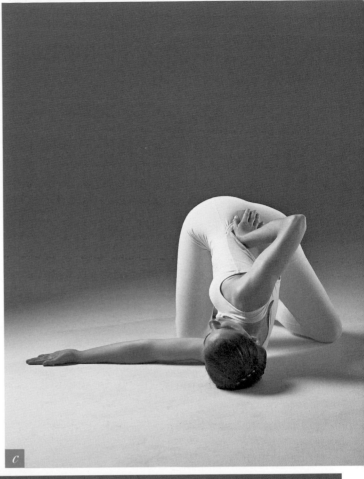

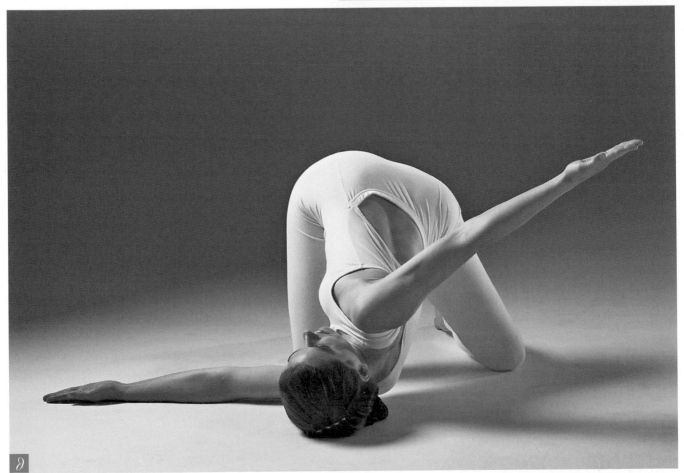

反平板式（Purvottanasana）

反平板式會打開胸腔，強健並展開肩膀，整體地強化背部肌肉。

（a）採手杖式（p.106）坐姿，雙腿向前伸展。雙手放在臀部後方的地板上，指尖朝前。坐骨下推，同時頭頂牽引脊柱伸長。收提膝蓋，腳跟向前踩出，啟動雙腿。胸骨上挺，肩胛骨下降。

（b）呼氣，朝天花板的方向抬起骨盆和胸腔，以雙手支撐身體，腳掌踩向地面。雙腳繃直，並感受在抬起胸腔的同時，從腳前掌拉長整個身體。頭部往後，拉伸頸部前側，但注意伸展頸部的同時不要造成頸椎的擠壓。維持此姿勢並進行幾次呼吸，感受在體位中不斷地深入。然後降低骨盆，回到手杖式。重複幾次來加強力量。

反 平 板 式

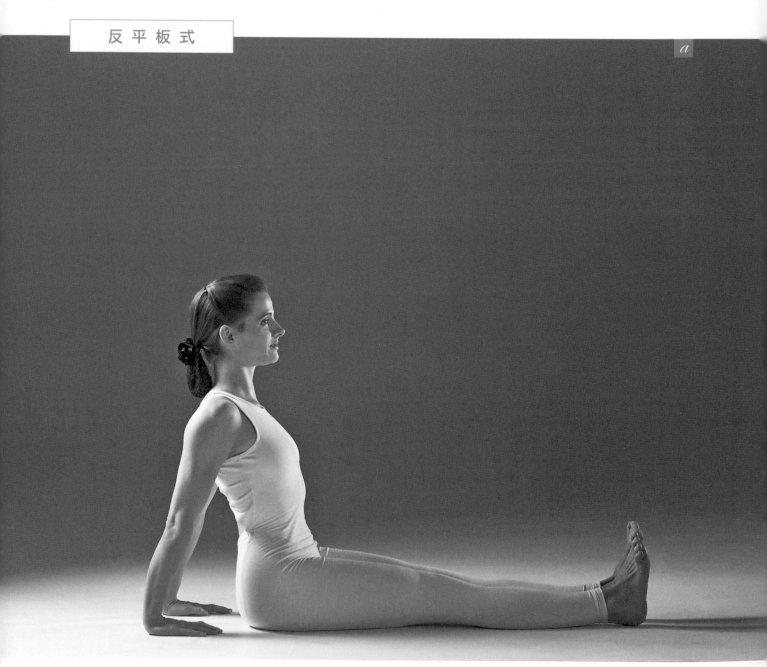

a

184

這一章探索了拓展體位練習、解決常見問題的一些方法。透過規律練習獲得的內在舒適感，會增強你的自信，而且不久後你就會建立起屬於自己的練習系列。同時，你可能開始想要在練習中增加一些新的東西：精微的呼吸技巧，也正是它讓瑜伽廣為人知。如果正是這樣，那你將很高興進入下一章：調息法。

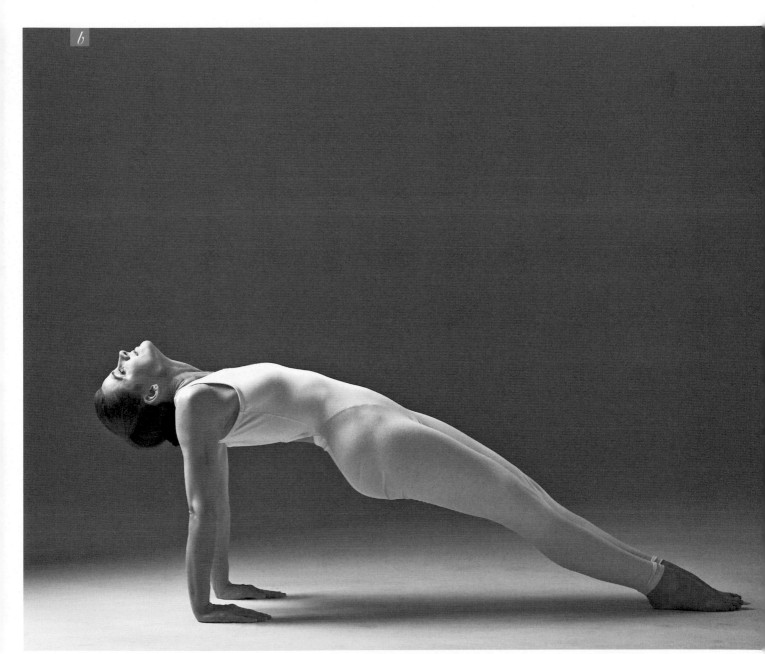

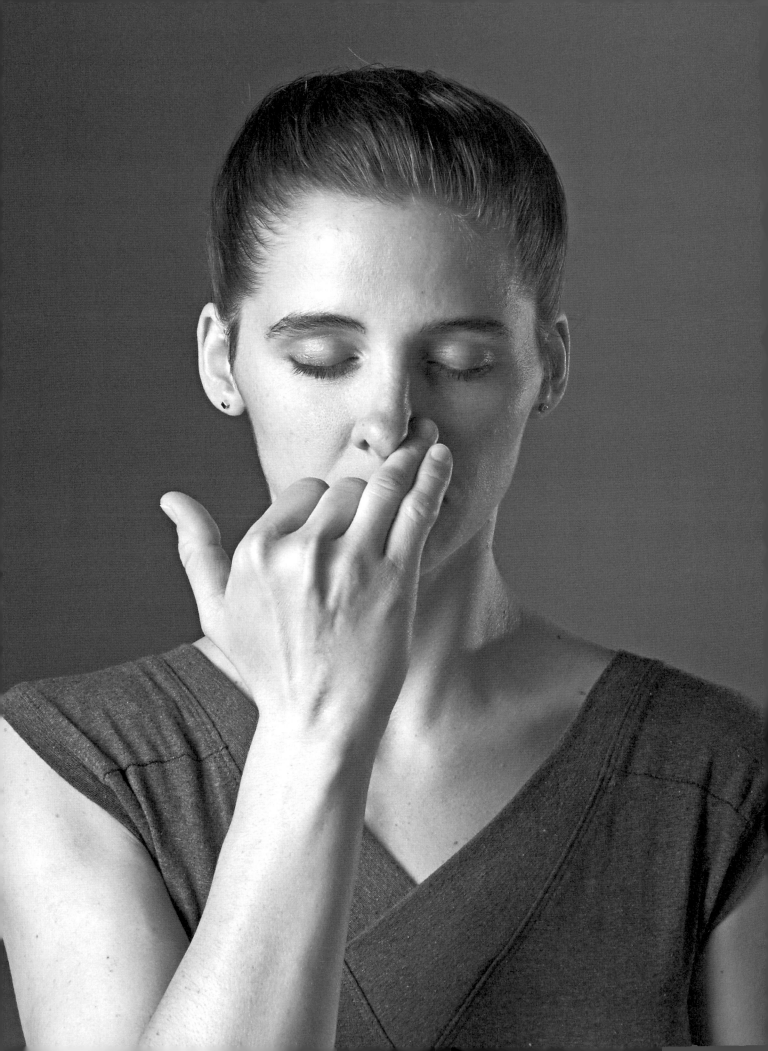

Chapter 7

調息法

◆

規律而系統的呼吸練習使我變得純淨，
即使地球的軸心被撼動，也不會撼動我的心。

——《瓦希斯塔瑜伽》（*Yoga Vasishtha*）

　　瑜伽士告訴我們，心靈與身體是相互關聯的，它們由一個複雜且生機勃勃的內在能量系統連接在一起，這個系統由呼吸的脈動來承載。因此，能量、呼吸與生命是緊密相連的。能夠讓我們對這個內在系統發展出覺知和認識的科學，就叫做「調息」（pranayama），它屬於瑜伽的一個分支，其內涵廣泛而迷人，透過它，人們內在的生命能量逐漸被瞭解、被調控，最終整合為專注的練習。調息是古典王道瑜伽體系中的第四個階梯。

　　Pranayama 由兩個詞根組成：prana，意思是「生命力」或「維持生命所需的能量」，

yama 的意思是「調節」或「控制」。Pranayama 是透過有技巧地調控呼吸，來平衡並調節生命能量的瑜伽科學。這個詞也被瑜伽專家用來指稱特定的呼吸技巧，用以擴充能量並最終實現活力與健康，以及靈性的證悟。

　　調息的練習方法在不同的學院有些許區別，但每個傳承都會推崇一套系統化的練習。整個過程的第一步，就是要掌握放鬆的橫膈膜式呼吸法，我們在第四章介紹過。如果你對這個練習沒有把握，請先複習相關內容。

　　高階的調息練習，包括任何形式的屏息住氣，必須要在合格老師的直接指導下練

習，老師可以提供示範以及基於自身經驗的指導。書本永遠無法替代老師。對於初階練習者來說，需要謹記於心的是：文字說明旨在對入門的技法提供安全有效的指導。如果你對其中某個練習存疑或拿捏不準，請停止練習，直到找到可以指導你的老師。

本章介紹了五個練習：鼻腔沖洗法（nasal wash）、完全式呼吸（complete breath）、火呼吸（agnisara）、頭顱發光調息法（kapalabhati）以及鼻孔交替呼吸法（nadishodhanam）。如果你有需要及感興趣，可以將它們整合到你的日常練習系列中。

但是要記住，練習的目的是為你服務，而不是其他的什麼。在自律和自然之間找到平衡點，並以此推進你的練習。

鼻腔沖洗法

鼻腔沖洗法，顧名思義，其作用就是清潔鼻腔通道，維持細胞組織的正常功能。第四章提及，在鼻腔內有分泌黏液的細胞，它們能夠潤滑鼻道，並為從鼻腔到喉嚨的空氣通道提供一層保護膜。

黏液膜也會黏住灰塵以及可能造成感染的微生物，如細菌、病毒和真菌。黏液中的抗體會保護身體不被其入侵（健康人的黏液會裹挾著這些微生物從鼻腔進入胃，再通過腸道，最終排出身體）。只要黏液毯具備適當的黏稠度，它就會在其下方纖毛的作用下移動，並且每 10 ～ 20 分鐘徹底更換一批。然而，如果毯狀物變得稀薄，黏液淤積，就會從鼻子流出來，或者倒流回喉嚨（後鼻滴涕）。另一方面，過厚或過多的黏液，使纖毛無法承受，就會形成阻塞，可能會阻塞竇口，使鼻竇不再通暢。

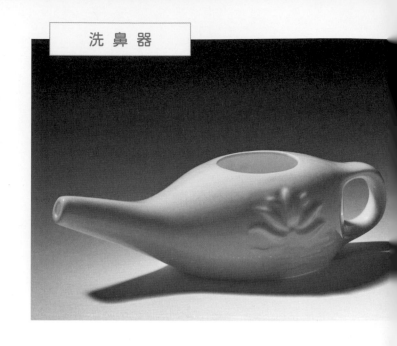

洗鼻器

用於清理鼻腔，改善鼻腔膜健康功能的練習方法自古已有流傳。其中最好的方法之一就包含下列要用到的洗鼻壺（neti pot），這是一個有嘴的小壺，可以使鹽水溶劑從一側鼻腔流到另一側鼻腔。一開始可能有點不舒服，但熟悉之後，這個簡單的流程會成為你感到最舒服的練習之一。

練習方法

將溫鹽水（溫度接近人體）倒入洗鼻壺。最好是純淨的非碘鹽，如猶太鹽（kosha salt，或稱潔淨鹽）或醃漬用鹽（canning/pickling salt），劑量則取決於鹽的研磨度。

如果是粗鹽，如猶太鹽，則用量約半茶匙；如果是精鹽，如無碘食鹽，則用量為 1/4 茶匙。確保鹽完全被溶解。如果你使用的劑量合適（沒有過多，也沒有過少），就不會感到任何不舒服；事實上，它會讓你覺得很舒緩。在溶劑流經鼻道的過程中，會沖走多餘的黏液。如果鼻腔內有炎症，溶液中的鹽還具有消腫作用。

多練幾次就會掌握技巧。

- 身體靠在水槽上，臉朝下。
- 頭轉向一側，讓一側鼻孔朝上。
- 用嘴巴呼吸（不要屏息，否則可能會使液體無法順暢地流出）。
- 將壺嘴插進上方的鼻孔，讓液體順著鼻腔從下方鼻孔流出。
- 將一壺鹽水倒完後，重新裝滿一壺，換另一側鼻孔重複。或者也可以每側倒半壺。無論量多少，確保兩側鼻腔均衡。

頭部的位置很重要。如果水流進了嘴裡而不是下方鼻腔，表示你的頭立得太直了，以至於水流進喉嚨裡，所以你需要讓頭再低一點。如果水沒有流進下方的鼻腔，可能需要將頭部略抬高一點，或者頭轉的幅度再大一點。多試幾次就會成功。如果水根本流不動，要諮詢有經驗的老師。通常來說問題是比較容易解決的。

完成之後

做完鼻腔沖洗法之後，進行 5 ～ 10 次用力的呼氣，來輔助清理鼻腔內稀薄的黏液和剩餘的水。注意，在呼氣時不要捏鼻子或堵鼻孔，保持嘴巴半張開（否則水或黏液會被推進耳咽管）。鼻子用力地朝水槽或紙巾吹氣。

記住，這個清潔法的目的之一是減少多餘的黏液，因此如果吹出了黏液，不要覺得噁心。這會讓你覺得很舒服的。

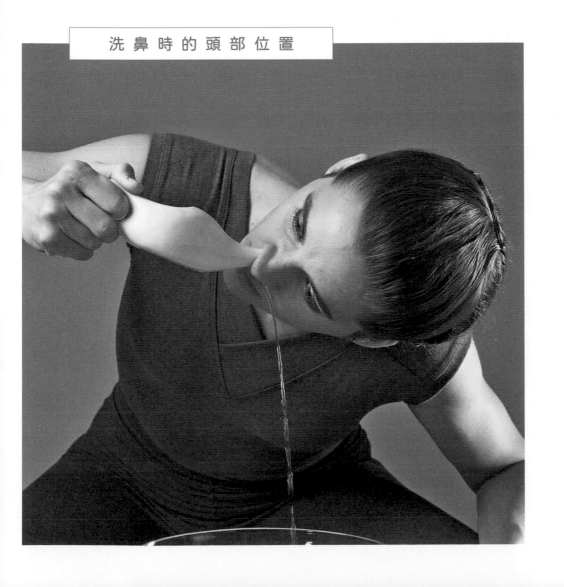

洗 鼻 時 的 頭 部 位 置

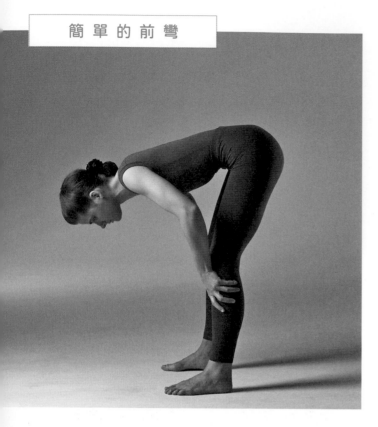

簡 單 的 前 彎

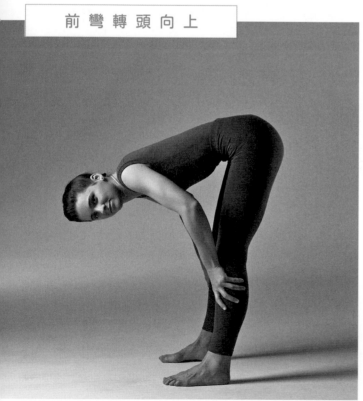

前 彎 轉 頭 向 上

　　如果鼻腔內還有殘留的鹽水，一些瑜伽體位可能會對你有所幫助，利用它們將頭部往一個方向傾斜來幫助排水。通常會推薦這兩個體位：簡單的前彎以及前彎轉頭向上。親自嘗試，找到對你最有用的體位。當你結束體位後，鼻腔中的液體還會繼續往下流。輕輕地擦掉後，再做一輪用力的呼氣。

益處與禁忌

　　鼻腔沖洗法適合任何人練習，即使沒有練習過瑜伽的朋友也適合。它的一個明顯益處就是會清洗掉多餘的黏液。但鼻塞患者可能無法簡單套用這個練習。以下整理了 13 條益處：

- 即使你在一個充滿灰塵或煙熏火燎的環境中呼吸過後，鼻腔內仍舊是清爽的。
- 呼吸的流動會更安靜，不費力氣。這也是深度放鬆的表現。
- 規律的練習會使你的嗅覺更靈敏。
- 嗅覺靈敏後，味覺也會隨之靈敏。
- 耳咽管開口的阻塞感會緩解。
- 從鼻竇到鼻腔的通道得到清理，防止或緩解一系列與鼻竇相關的炎症。（但是鹽水並不會進入鼻竇。）
- 根據瑜伽典籍記載，視神經會被經過的水流撫慰，從而發揮放鬆雙眼的作用。
- 在規律的練習下，鼻腔內黏液膜的慢性炎症及刺激敏感問題會得到改善，從而恢復正常健康的鼻腔功能。
- 由鼻腔阻塞所導致的焦慮和不適，將得到緩解。
- 對於非處方性的鼻腔噴霧或滴液的依賴性會降低，甚至不再需要。

- 緩解花粉、粉塵以及其他由空氣傳播的過敏源，所造成的過敏反應。
- 使瑜伽呼吸練習與專注力的集中，變得更加容易。
- 減少或消除非必要情況下的口呼吸習慣。

小叮嚀

鼻腔沖洗法不可替代藥物治療，若患有慢性炎症或鼻腔堵塞，需要尋求專業的醫學幫助。

小結

在你購買了洗鼻壺並開始練習鼻腔沖洗法的最初，連續 3 ～ 6 天每日練習。之後找到適合自己的節奏和練習頻率。這裡提供一些建議：

- 嘗試一個月，每天早上做這個練習，看看整體的效果如何。
- 在體位法或冥想練習之前做鼻腔沖洗法。
- 在接觸灰塵、煙塵或煙熏的環境後立即做鼻腔沖洗法，觀察它所帶來的舒緩作用。
- 在過敏季節開始前每天規律地進行 2 次以上的鼻腔沖洗法。
- 總體來說，在餐前清洗鼻腔比在餐後更好，這樣有利於平衡體內的黏液生成機制。

每天清晨和夜晚規律清洗鼻腔的人，會變得更有智慧，視力敏銳如鷹，頭髮不會灰白且不生皺紋，同時不受疾病之苦。

——摘自《寶庫瑜伽》(*Yoga-Ratnakara*)，
〈阿育吠陀醫學論述〉
(*a treatise on Ayurvedic medicine*)

完全式呼吸法

平均的肺活量是 4000 ～ 5000ml，相較之下，正常呼吸所產生的空氣交換量就顯得特別少，因為每一天透過呼吸交換的空氣量僅約 500ml（包含呼與吸總量），僅占肺活量的 10%，然而，這麼少的量似乎就足夠用了。只要呼吸是持續流動的，它便可以滿足身體的所有需求。

但是，在非常疲憊的時刻，或者在節奏飛快的一天中短暫喘息時，你可以透過幾次深呼吸來快速賦能，提振精神。這個方法叫做完全式呼吸，其目的不是要取代正常呼吸，但可以每天做幾組，使其成為日常規律的一部分。

完全式呼吸運用了三種呼吸方法：橫膈膜式呼吸、胸式呼吸和鎖骨式呼吸。當它們系統地融合為完全式呼吸時，可以將肺部擴張到接近最大容量。

- **橫膈膜式呼吸法**將空氣吸入到肺的最底端，並提供了最大程度的血氧交換。由於這個練習是在攤屍式上進行的，橫膈膜式呼吸時腹部會擴張，而肋骨架保持不動。
- **胸式呼吸**擴張了胸腔以及肺的中間部分。它是肋間肌運動的結果，也就是肋骨之間的肌肉。
- **鎖骨式呼吸**（在鎖骨處）運用頸部和肩膀的肌肉運動，來使空氣填充肺的頂端。

親自嘗試一下，你會很快清楚這三種呼吸之間的區別，並運用它們來擴張肺部。

練習方法

- 以攤屍式仰臥，建立平順的橫膈膜式呼吸。允許腹部隨呼吸自然起落，沒有停頓、抖動及不必要的聲音。
- 開始進行完全式呼吸，首先用橫膈膜吸氣，將空氣吸入肺的底端，使腹部完全擴張。
- 當橫膈膜的張力到達最大程度後，繼續透過擴張胸腔吸氣。在整個練習中讓呼吸保持相同的節奏。
- 最後，當胸腔擴張到最大程度後，繼續啟動頸部和身體上部的肌肉。注意不要過分用力，造成緊張。
- 這一步結束後，吸氣已到達最大限度了，準備以相同的節奏呼氣。
- 呼氣的過程是反過來的：首先緩慢地釋放肩頸區域肌肉的張力，然後是肋間肌，最後是橫膈膜。
- 重複 5 次。然後回到正常的橫膈膜式呼吸，之後起身坐立。

注意事項及禁忌

完全式呼吸能緩解疲勞、補充能量，因此在一天工作結束之時，或任何低能量的時刻進行，都極有幫助。在練習中不要過度用力。在 5 次呼吸的過程中，讓吸氣和呼氣始終保持自然、從容的節奏，平順地流動。

火呼吸／吊胃呼吸法

身體開始走下坡路的一個常見信號，是腹部肌肉開始鬆軟。要扭轉這種情況，就必須重建肌肉力量，重燃核心火能量。在所有能夠達成這個目標的練習中，火呼吸（Agni Sara，為核心之火賦能）是特別有效的。

肚臍區域是身體的火爐，或稱熔爐。在出生之前，人體通過臍帶接收營養物質，出生之後，這個區域成為消化火力的中心。在更精微的層面，使生命體得以存續的能量，以該區域為中心循環。除了消化功能，肚臍區域的火也會為身體的其他系統賦予能量，包括排泄系統、免疫系統，因此這個區域會對人體的淨化與療癒有非常大的幫助。

臍輪區域主宰人體的健康、世俗成就和精神道路的開啟。這裡的火會幫助我們累積能量，從而開啟自我轉化的歷程。臍輪就像是一顆小星星，是力量與光明的中心；這裡是太陽神經叢，如太陽般的能量中心。

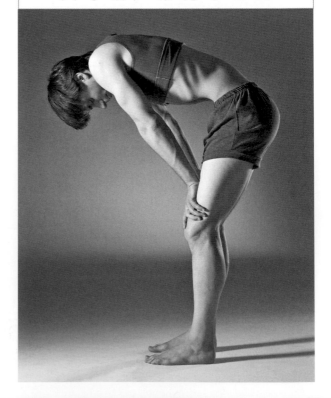

火呼吸／吊胃呼吸法

練習的第一階段

　　將火呼吸的練習分為兩個階段會更容易掌握。第一步叫做腹部擠壓（Akunchana Prasarana），在初階體位法系列中有圖文描述（p.34）。為了方便起見，這裡進行簡要的說明：

　　站立，雙腳打開略寬於髖部。屈膝，身體前傾，雙手放在大腿上。以手臂支撐上身的重量，放鬆腹部。呼氣，收緊腹部肌肉，將肚臍推向脊柱。然後，吸氣，放鬆，讓腹部自然回落到起始位置。重複 10 次。

　　這個動作會按摩內臟器官。透過呼氣（將血液從腹腔擠出）和吸氣（讓新鮮且含氧豐富的血液滋養臟器）交替地擠壓腹部。這個淨化和滋養的動作，會對所有臟器有所助益，可以改善消化、排泄功能，提升營養吸收和血液循環。腹部擠壓也會改善這個區域的淋巴循環，發揮排毒的作用。它會溫和地刺激心血管系統，輕柔地按摩心臟和肺。腹部收縮提升了腹肌力量，這也是體位法和呼吸練習的基礎。

　　隨著肌肉力量的增強和對該區域的覺知力變得敏銳，原本呈下降趨勢的腹部健康狀態，會得到抑制甚至是反轉。

練習的第二階段

　　練習的第二個階段是真正的火呼吸練習，要求對腹部運動的控制變得更精微，覺知能控制到位於腹部深底層的肌肉。與前一個階段一樣，腹部的運動需要配合呼吸。

- 站立，雙腳打開略寬於髖部。屈膝，身體前傾，將雙手放在大腿上。手肘打直，上身重量由手臂支撐。

- 呼氣，緩慢地收縮位於腹部最下方，恥骨上方的肌肉，將它們往上提並向內推。這個動作將會對會陰（生殖器與肛門之間的位置）產生強烈的上拉力。繼續呼氣，將腹腔壁的收縮向上推向肋骨架。

- 在呼氣的盡頭吸氣，緩慢地從上腹部到腹底釋放收緊的狀態。這個動作就像波浪一樣，先是從腹底向上，再由上向下。無論是腹部的動作還是呼吸，都保持流暢，沒有停頓。

- 收縮是緊致的，但不是緊張的。在呼吸的時候沒有喘不上氣或不舒服的感覺。關注並傾聽身體的聲音。重複 15 次。

益處與禁忌

　　火呼吸會進一步深化腹部擠壓所帶來的益處，很適合老年人練習。火呼吸具有反重力的作用，能扭轉腹腔臟器下垂的趨勢，而臟器下垂是很多老年疾病的原因。它會改善腸道、膀胱、消化系統、神經系統、循環系統和生殖系統的健康。

　　然而，患有心血管疾病或高血壓的人，需要在練習之前諮詢醫師。這個練習不適合胃潰瘍、食道裂孔疝患者，以及懷孕期間的女性。女性生理期時也不適宜於做這個練習（火呼吸會激發能量向上流動，這與生理期期間向下清理的能量流相反。）最後要強調的是，練習時需要空腹。通常來說，要在飯後三小時進行。

　　讓下腹部肌肉相對獨立地收縮並不是常規動作，因此一開始你可能會感到很難控制。然而，透過規律地練習，腹腔壁將會很快變得有力，動作也會變得更流暢。逐漸增加重複的次數：達到每天做 20 ～ 30 次，這

個練習就會非常有力量，並帶來諸多益處。

這個練習不需要與其他體位法一起做，因此練習的總次數可以分散在一天內。清晨是最好的練習時間，飯前，或者傍晚也可以。三天打魚兩天曬網是很難有成果的，規律和重複則會帶來最大的收穫。

頭顱發光調息法（Kapalabhati）

頭顱發光調息法（Kapalabhati，kapala 的意思是「頭顱」，bhati 的意思是「發光」或「使柔和光亮」）是指透過清潔鼻道與竇道，為大腦提供新鮮、富含氧氣的血液，從而使頭顱變得清明。它也會清理喉嚨、肺部並啟動腹部肌肉與臟器。

大部分瑜伽呼吸練習強調在吸氣時控制肌肉，呼氣時不用力。頭顱發光調息法卻是反其道而行：在這個練習中，呼氣是主動的，而吸氣是被動的。另一個不同於其他瑜伽呼吸法的是，頭顱發光調息法的作用是賦能的，而不是鎮靜的；是清潔和加熱的，而不是清涼冷卻的。

練習技巧

頭顱發光調息法以坐姿練習，在練習過程中保持穩定的坐姿是非常重要的。要確保頭、頸、上身是立直的，身體穩定且舒適。

頭顱發光調息法的精髓是以穩定的節奏進行有力的呼氣，並隨以緩慢、被動的吸氣。每一次呼出去的氣，都是由腹部強有力地向內擊打而推動的；隨後是放鬆，讓氣息自動回流至肺部，是呼氣之力的反向運動。每一次吸氣都是流暢而不費力的，也是為呼吸系統做下一次擊打腹部、使空氣上行排出鼻腔的準備過程。一次呼氣和一次吸氣的循環算一組呼吸，練習的合適次數則完全取決於學生的能力。過程中都是用鼻子呼吸。

當你練頭顱發光調息法練得正確的話，

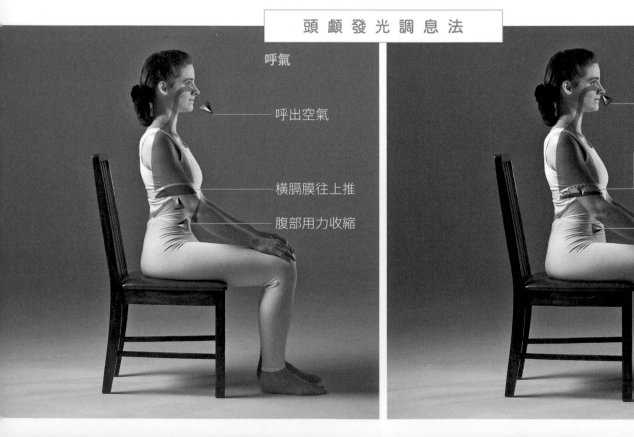

頭 顱 發 光 調 息 法

呼氣

呼出空氣

橫膈膜往上推

腹部用力收縮

吸入空氣

橫膈膜被動回復下降

腹部放鬆腹部擴張

氣流在離開鼻孔時會發出清晰、乾脆的聲響。流經喉嚨的氣體不會影響到發出的聲音，臉部肌肉也不會鼓起。

在頭顱發光調息法中，呼氣是由向內擊打腹部引發的，與其他的輔助肌肉無關，因此不要將胸部、肩膀、頸部及臉部的肌肉捲進來，這是很重要的。

加快速度

在一小段練習之後，當呼吸的運動變得舒服，你就要開始著手建立一個穩定的速率。比較適合開始階段的速率是呼氣 1 秒，吸氣 2～3 秒。逐漸地加快速度；然而，切勿為了速度而犧牲了腹部收縮的力度。無論速度如何，要始終確保以鼻腔呼吸，以及呼吸之間沒有停頓。

益處與禁忌

頭顱發光調息法是一個呼吸練習，但它與瑜伽練習的很多系統都息息相關。它屬於哈達瑜伽中用於清潔內臟的六大清潔法（shat kriyas）之一，可以淨化肺部、呼吸通道，以及精微的神經流（又稱氣脈〔nadis〕）。它可以為身體注入能量和熱，而且由於它作用於呼吸系統中心的效果，在更高階的呼吸控制法練習之前，通常會做幾輪頭顱發光調息法。

頭顱發光調息法會為血液供氧：因此它會使身體的組織細胞重生，防止老化。它也會防治寒症，並有益於神經系統、循環系統和新陳代謝。它還可以強健肺功能，提高呼吸容量。如果你打算戒菸，練習頭顱發光調息法後，配合鱷魚式進行呼吸覺知的練習，將對你有極大的幫助。

如同所有的呼吸法練習，有一些禁忌需要瞭解。頭顱發光調息法不適合高血壓、低血壓或冠心病患者練習。有眼疾（如青光眼）、耳疾（如耳積液）或流鼻血的狀況，也不適合練習。有這些問題的患者，需要諮詢對這個練習熟悉的專業醫師。

練習需要以空腹進行，飯後兩小時以上。如果感到身側有疼痛、眩暈，或無法維持穩定的速率，就要停止。最重要的是，要對自己的能力限度有覺知。長時間進行這個練習，會幫助你增強耐力。身體有疲勞信號的時候，一定要停止。

開始練習

頭顱發光調息法的練習以一日兩次為宜。因為這個練習會增添能量，所以清晨是最好的練習時間，傍晚或黃昏時刻也不錯，但不要在睡前。在一個整合的瑜伽練習系列中，頭顱發光調息法應該放在體位法之後，鼻孔交替呼吸法和冥想之前練習。它將消除身心的怠惰，並讓心變得警覺而清明。

在建立一個頭顱發光調息的練習之前，要將以下三個目標銘記於心：

- 要建立核心力量，從而形成有力的腹部收縮。
- 逐漸將呼吸的速度提高到理想值。
- 逐漸提高每次的重複次數。

練習時以輪計數。開始時，11 次呼氣為一輪，一次做 1～3 輪。在每一輪之間休息，讓呼吸回到自然的節奏，放鬆神經系統。緩慢地增加每一輪中重複的次數，但始終要量力而為。

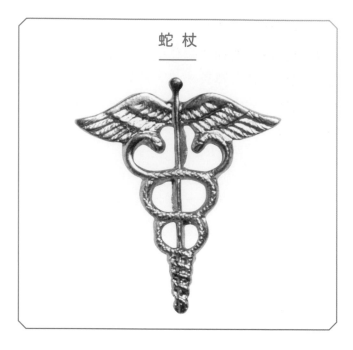

蛇 杖

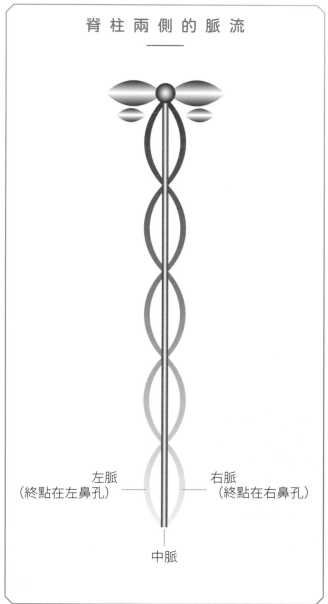

脊 柱 兩 側 的 脈 流

左脈
（終點在左鼻孔）　　右脈
　　　　　　　（終點在右鼻孔）

中脈

鼻孔交替呼吸法
（Nadi Shodhanam）

　　這個調息法是透過讓呼吸交替流經兩側鼻腔，來疏通和平衡生命能量的清潔方法。這個練習可以鎮靜神經系統，通常在冥想練習之前進行。

　　在瑜伽練習中，鼻孔不僅僅是空氣的被動入口，也是通向廣闊的內在能量系統之門。鼻孔交替呼吸法會將我們的覺知帶到這扇門之前，並逐漸發展出一種敏銳性，即對呼吸在鼻腔內流動時產生的精微感受。一旦我們對這些感受建立了覺知，那麼呼吸在鼻腔中的流動就變成一個內在指引，將為我們提供關於內在運行狀態的最新且有意義的資訊。

　　Nadi 這個詞的意思是「河流」，或者「通道」；nadis 是流動的能量。Nadis 的整個體系是由成千上萬條主要通道，以及相關的支流、分支和交匯點組成的。其中有三條氣脈掌管著整體運行狀況，並決定了整個身心系統的總基調。它們沿著脊柱運行，有兩條自脊柱兩側盤旋向上，一條沿著脊柱中心豎直向上。終止於左鼻孔的通道叫做左脈（ida）；終止於右鼻孔的叫做右脈（pingala）；中脈（sushumna）則是沿著脊柱中線一直到顱腔底部。這種結構布局不僅在傳統的瑜伽象徵圖中可以找到，還存在於許多古文化的藝術品中，例如古希臘醫學的象徵——雙蛇杖（caduceus），正是這樣的例子。

鼻息週期

　　現在，觀察鼻腔內的氣流，你將會發現一側鼻腔要比另一側鼻腔通暢，甚至一側鼻腔幾乎是完全堵住的，大部分空氣都是由另一側鼻腔往肺部輸入、輸出。這意味著一側

鼻腔是主動的，另一側則是被動的（如果你感覺不出來哪一側鼻腔更通暢，可以用一個小鏡子放在鼻子下面，並朝它呼吸：更通暢的那一側鼻腔在鏡子上形成的濕霧面積會更大一些）。

以上差異是源自於不斷循環的生理性鼻孔交替主導現象，在現代醫學中叫做「鼻息週期」（nasal cycle）。當這個週期是相對規律的，兩側鼻孔主導時的狀態差異不大，那麼循環就是平衡的；如果一側鼻孔主導的時間過長，或者一側鼻腔幾乎完全堵住，那麼循環就是不平衡的。鼻息週期的不平衡，與情緒變化、憂慮不安以及專注力方面的問題有關。當一側鼻腔被完全堵住的時候，幾乎很難進行冥想。

有許多方法可以幫助調整鼻息週期的平衡。比如說，規律的睡眠、飲食、性行為及運動習慣，都有助於穩定呼吸流。但從長期來說，最好的辦法是規律而平衡的瑜伽練習，包括鼻孔交替呼吸法的練習（這個練習可以平衡週期不規律以及週期中出現的極端活躍現象）。

當鼻息循環回歸平衡，鼻孔交替呼吸法還可以作用於清理和強化氣脈系統，使覺知更為深化。呼吸變得緩慢而精微，隨著練習體驗的加深，讓心靈充滿光明和平靜的靈性狀態便會自然地發展出來。

準備姿勢

鼻孔交替呼吸法的練習技巧比較特別。

- 坐直。在鼻孔交替呼吸法練習過程中，脊柱的姿態是至關重要的。如果在彎曲的脊柱狀態下練習，會擾亂神經系統，反而會加劇身心的緊張。一位印度的名師曾說，弓背練習鼻孔交替呼吸法，就等於用一個液壓霰彈槍來轟擊脊柱！

- 採橫膈膜式呼吸，呼吸之間沒有停頓。在專注於操控鼻孔的過程中，容易忽略對呼吸的覺知。呼吸應該始終保持深度、平順、放鬆以及橫膈膜式的。漸漸地，呼吸的長度也會增長。

- 透過輕柔地按壓兩側鼻翼來關閉鼻孔。這個動作是用一個特殊的手印來

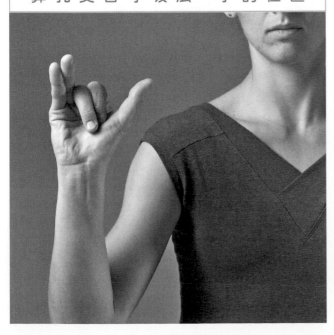

鼻 孔 交 替 呼 吸 法 · 手 的 位 置

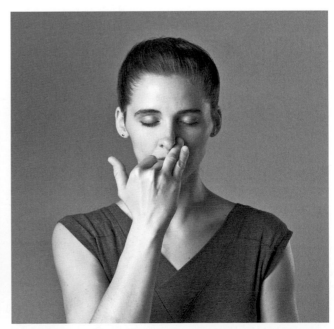

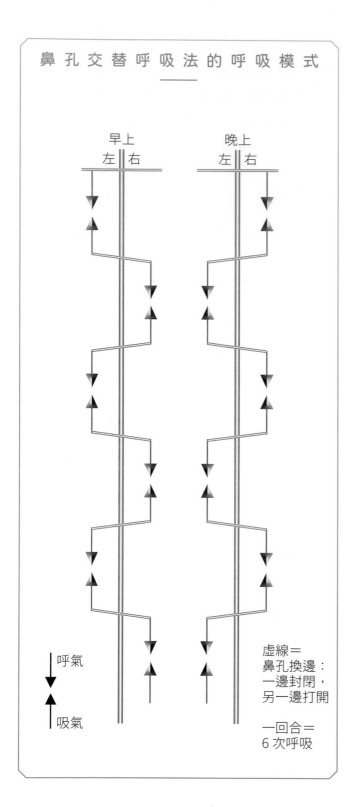

鼻孔交替呼吸法的呼吸模式

早上
左 ‖ 右

晚上
左 ‖ 右

↓ 呼氣

↑ 吸氣

虛線＝
鼻孔換邊：
一邊封閉，
另一邊打開

一回合＝
6 次呼吸

完成的：食指和中指朝拇指根部彎曲，使拇指和無名指之間留出可以容納鼻子的位置。用拇指關閉一側鼻孔，用無名指關閉另一側鼻孔。

· 最後，在鼻孔交替呼吸法的練習過程中，學生很容易太過於專注於操控鼻孔而使頭部低垂下來。或者在按壓鼻孔的時候，拇指或無名指過於用力而使得鼻子歪向一側。記得，在練習中，無論是鼻子的位置，還是頭頸一條直線的平衡結構，都不可以被改變。關閉鼻孔時，動作輕柔即可。

鼻孔交替呼吸法的示範

讓呼吸在鼻孔中交替流動的練習範式有很多，有的簡單，有的複雜。以下介紹方法是在每一次完整的呼吸後交換鼻孔，比較容易記憶和監控。

瑜伽的呼吸練習通常以呼氣為開始。這既是某種象徵，又是基於實踐的做法。從象徵的角度來說，它提醒我們必須要先清空廢物與雜質。從實踐的角度來說，呼氣是清潔的過程，它讓肺部以及神經系統做好吸收能量的準備。

記住「夜晚在右邊」這個口訣，你就知道該從哪一側開始了。晚上從右鼻孔呼氣開始，早上從左鼻孔呼氣開始。白天的練習，則取決於練習時哪一側鼻孔是活躍鼻孔（即主導鼻孔），哪一側是非活躍鼻孔（即非主導鼻孔），從非活躍鼻孔呼氣開始。

練習技巧

· 坐立，保持頭、頸、上身直立，脊柱平衡且穩定，呼吸流暢自如。輕柔地閉上眼睛。

· 採橫膈膜式呼吸。讓每一次呼氣與吸

氣等長，流暢、緩慢且放鬆。不要用力呼吸或出現抖動。隨著練習，呼吸會自然延長。

- 開始練習，關閉一側鼻孔，用另一側鼻孔流暢而徹底地呼氣，再吸氣。讓呼氣和吸氣等長，不要對呼吸施加任何強迫的力道。

- 現在，換另一側鼻孔做一次完整的呼氣與吸氣。

- 繼續交替鼻孔呼吸，直到完成完整的一輪（每一側 3 次呼吸，總共 6 次呼吸）。然後放下手，用雙側鼻孔輕柔而流暢地呼吸。若要使練習更為深入的話，再做兩輪。（注意：如果一次做三輪的話，第二輪要從相反的鼻孔開始，鼻孔交替的方向與第一輪和第三輪正好相反。）

- 放下手，將注意力帶到呼吸流動更通暢的一側鼻孔。放鬆並覺知這種感受，進行幾次呼吸。接下來，將專注力帶到非活躍的一側鼻孔。在這裡保持更長時間的關注（你會發現這一側鼻腔也開始通暢）。然後，單純地覺知呼吸的流動。

- 最後，將意識中的兩股流動融合為一，感受呼吸似乎匯成一股氣流，從鼻底沿中線流向雙眉中心一點。讓意念保持放鬆、專一。隨順呼吸之流，允許念頭來來去去，但並不打擾你的專注。

注意事項及練習禁忌

從很多方面來講，鼻孔交替呼吸法都是呼吸控制法練習中最重要的一個。開始的時候，每天早晚練習兩次為宜。在一套整合的瑜伽練習系列裡，它通常排在體位法、放鬆法之後，冥想練習之前。要在飯後三小時，飲水後半小時練習。

在非常疲憊、無法專注的時候，不要進行鼻孔交替呼吸法的練習。頭痛、不安、焦慮以及發燒期間，不要做這個練習。癲癇症患者不宜進行該練習。如果內心變得更煩躁，要停止練習。

建立調息法的練習系列

這一章中所介紹的任何技巧，都可以成為獨立的練習，但一個平衡的調息法系列則可以將所有內容整合在一起。鼻腔沖洗法清理上呼吸道；完全式呼吸法在疲憊的時候為你賦能；火呼吸用來強化核心能量；頭顱發光調息法將能量自臍輪導引向上，清潔肺部，為身心注入能量；鼻孔交替呼吸法則平衡整個能量系統，為放鬆與冥想做準備，使心靈進入平靜而愉悅的狀態。

練 習 安 排

以下是一套常規的練習安排，包含了本章介紹的所有呼吸法。

- ◆ 每日進行鼻腔沖洗法。
- ◆ 10 次火呼吸練習。
- ◆ 一輪（11 次）頭顱發光調息法。
- ◆ 在體位法練習之前或傍晚工作之後，做完全式呼吸法。
- ◆ 早晚各一次，一輪鼻孔交替呼吸法。

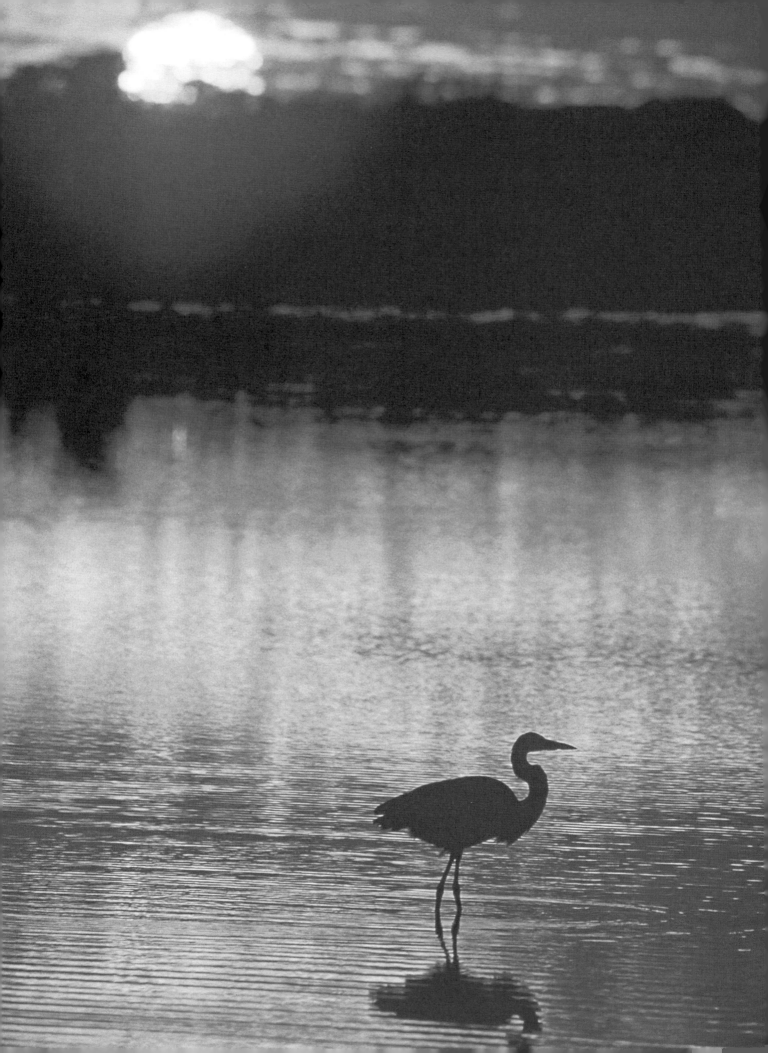

RELAXATION

Chapter 8

放鬆法

·

於造物之中，身、心、靈三者本是平衡的。

——《梨俱吠陀》（*Rig Veda*）

在日常生活起起伏伏的表面之下，存在著一種深刻的平衡。我們只要能在這種平衡中短暫停留，就可以在面對壓力之時生出一份韌性與定力。這也是為什麼每個人打從心底都渴望放鬆，因為它會重燃我們的信心，也會喚醒一種對自我的掌控之感。瑜伽放鬆練習會讓感官安靜下來，帶我們深入到波濤起伏的表層心靈之下。透過放鬆法的練習，我們會重建和諧的內在感受。

放鬆法是連接哈達瑜伽與冥想的橋梁，在冥想中，自我覺知將步入更精微的層次。在每一個體位法練習系列的最後，都會進行 10 ～ 15 分鐘有系統的放鬆，在這段時間

裡，身心充分吸收體位法練習的益處。在放鬆練習的過程中，體位法練習的體驗會透過肌肉與其他軟組織對身心形成深刻的影響，形成新的內在覺知模式與運動路徑。體位法和呼吸法的練習，主要作用在身體與神經系統上；放鬆法則是讓感官與心靈平靜下來的工具。

放鬆與冥想實際上是一個連續過程的不同階段。在瑜伽體系中，它們是關聯度很高的練習，但為了給予它們足夠的重視，我們將用兩個章節分別來介紹。這一章介紹放鬆法，下一章中你將會學到如何透過冥想的練習，將這個過程繼續向內深入。

放鬆法就像是植物的根莖，而冥想則是它的花。放鬆法對身心進行準備，並引領其從容地走進冥想。放鬆法本身也可以為身心帶來煥然一新、飽滿重生的感受，也是一種消除疲勞、保持健康的基本工具。當你感到疲憊、心思散亂、注意力無法集中的時候，放鬆法確實對你有所幫助。

練習的步驟

放鬆與冥想的過程一般經歷五個步驟：
步驟 1：靜定下來
步驟 2：建立橫膈膜式呼吸
步驟 3：系統性放鬆法
步驟 4：鼻孔處的呼吸覺知
步驟 5：持咒

前面的三個步驟組成了放鬆法的練習：讓身體靜定下來，讓呼吸放鬆、自由地流動，之後以一個專門的放鬆技巧結束練習。

第四步和第五步是冥想的練習，將在下一章裡介紹。它們會讓專注力變得更精微，使其最終安住在一個單純的心靈專注點上。

這五個步驟連在一起，成為建立放鬆的自我覺知的基礎。當你閉上眼睛準備開始練習時，就會發現遵循這個步驟是很有幫助的。

這五個步驟一個接著一個進行，有時也會交叉，但是以不斷增強的能量帶領人們走向內在。它們由外向內，從對身體的覺知到心靈。它們形成了一個自然的管道，將你帶向生機勃勃又靜謐平和的意識中心。從這裡，你將成為一個見證者，在放鬆與覺知的狀態下，看見身心的活動。

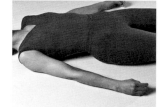 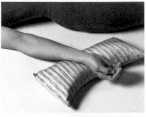

攤屍式

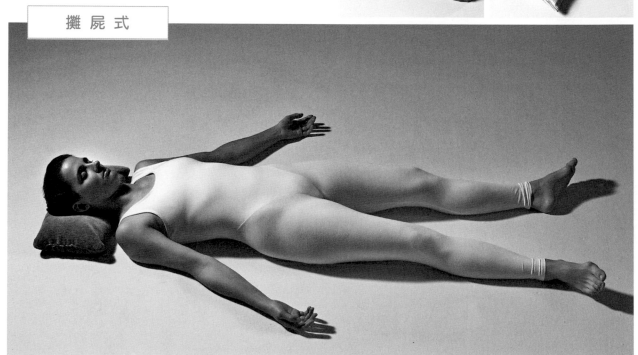

練習放鬆法的體位

放鬆法一般以仰臥姿勢進行。主要的體位是攤屍式。在攤屍式上，重力對身體的影響與處在直立姿勢時完全不同。舉例來說，在站立的時候，心臟將血液輸送到頭部，以及血液從雙腳回流至心臟的過程，都需要抵抗重力的作用；而在攤屍式上，身體處於水平面，心臟的工作就會輕鬆許多，用於維持身體直立的肌肉也可以放鬆下來。

注意事項以及指導原則

關注一些細節會使攤屍式更有效，也更舒服。

- 在練習前排尿。
- 不要在床上或沙發上練習放鬆法，而是在平整的地毯或墊子上。
- 用一個薄薄的枕頭支撐頭頸，用蕎麥殼填充的枕頭是最好的，因為它具有清涼的作用，也容易根據頸部塑造相應的曲線。其他的薄枕頭也可以。枕頭會支撐脊柱，緩解後腦勺的不適感。瑜伽專家們也指出，在做放鬆法時，頭部微微抬起會影響體內精微能量的運行，能避免心臟出現問題。
- 讓身體躺平，體重均勻分布。
- 小心脊柱不要彎，也不要歪向一側。
- 讓雙腿微微分開，手臂放在身體兩側。
- 如果感到舒服，讓掌心向上（這樣做會讓肩胛骨微微地向脊柱方向靠攏）。

對於大部分人來說，攤屍式都是一個舒服的體位，但對一些人來說，需要做調整來緩解某些不必要的緊張。

- 如果雙手自然轉向身體，或掌心向下，也沒關係，找到讓自己覺得最舒服的方式。
- 如果下背部感到不舒適，可以在膝蓋下方墊一個毯子。毯子可以捲成任意高度。如果找不到毯子，就立起雙膝靠攏在一起。
- 如果手肘伸直不舒服，可以在雙手下方墊一個墊子。
- 在進行放鬆法的過程中，新陳代謝會減慢，因此要蓋上一個毯子或披肩來保暖。

保 持 覺 知

有時在做放鬆練習時，容易陷入昏沉或睡著。保持覺知的方法有：

- 深化你的呼吸。
- 對呼吸之流保持持續的覺知。
- 不要在用餐後立刻練習放鬆法。
- 在練習前做幾個簡單的瑜伽伸展。
- 晚上有足夠的睡眠。
- 如果必要，可以坐起來靠著牆練習。

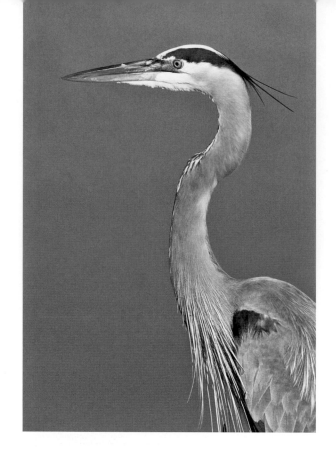

步驟 1：靜定

大自然常常提醒我們保持靜定的重要性。亭亭玉立的仙鶴可以做到長時間一動不動，也正因為如此，牠成為靜定品質的象徵。仙鶴捕魚時，出手擊中獵物之前，會保持絕對的靜定。而睡覺時的靜定是沒有覺知與能量的。當牠專注而安詳地站在那裡，此時的靜定就類似於瑜伽放鬆法的狀態。

瑜伽放鬆法中追求的靜定，既不是行動前的靜默，也不是睡眠或慵懶，而是安靜地觀照身體。這是一種完全不用力的狀態。事實上，若「努力」地靜止，就已經與放鬆相違背了。

要達到這種放鬆的靜定，其實並不簡單。舒適地躺臥，用一些時間允許呼吸之流自由地進出身體。很快的，你就會感受到從內在升起的靜定。如果繼續耐心地停留在那裡，你會發現這種靜定的感受來自一個巨大且深不可見的源頭。它將支撐你、保護你，而你可以安心地於此處休息。

常見問題

有時候，心神不寧會使人難以進入放鬆狀態。當身心無法安定下來的時候，做一些伸展的動作，起來散散步，往臉部和脖子上噴點水，都有助於進入放鬆法的練習。這一章後面介紹的繃緊與放鬆法，也很有幫助。

在放鬆法開始的幾分鐘裡，出現肌肉痙攣或抽動是常見的現象。這種情況也會在入睡的前期發生，但不用太擔心，這是身體在釋放緊張，之後很快就會平靜下來。

過度食用刺激性食物以及身體處於壓力荷爾蒙之中，也會有不適感。眾所周知的，咖啡因會刺激大腦，引起情緒的波動，除此以外，精製糖和酒精也是造成不安與神經緊張的罪魁禍首。如果由於吃了什麼東西而導致失衡，最好的辦法是等這種狀態過去後再做放鬆法。

當人體處於壓力反應時，會向血流中釋放腎上腺素和皮質醇，這也會引發焦慮不安，這些生化物質可能要花費幾分鐘甚至幾個小時才能從身體上消失。呼吸練習可以幫助鎮定那些受刺激的神經系統，散步或哈達瑜伽練習也是可以逐步降低能量激增的方法。當然，食物與壓力引發的問題是在提醒我們，選擇良好的生活方式是對能量系統最好的投資。第十章提供了一些關於生活方式的建議，有助於降低整體的壓力程度。

隨著練習，那種不費力氣的放鬆感會越來越快地建立起來，就在一、兩分鐘之內。屆時，外界的噪音來來去去，但不會對我們造成擾亂，身體漸漸進入一種從未有過的深刻靜定之中，並安住在那裡。這是一種非常安心的狀態。它會建立穩定感，並成為放鬆練習繼續深入的基礎。

步驟 2：放鬆呼吸

在放鬆法練習的開始階段，呼吸還處在覺知的邊緣。隨著放鬆的深入，關注的焦點會越來越轉向呼吸。最後，呼吸的節奏將成為最重要的專注點。在這個階段裡，在一呼一吸周而復始的淨化與滋養中，覺知始終保持在呼吸上。

然而，觀察呼吸一事，可能是個看似簡單，實則不易的挑戰。在最初的階段，心是活躍的，念頭起落的速度要比呼吸快得多。事實上，比起念頭奔跑的速度，呼吸的節奏實在慢得令人痛苦。於是，專注於呼吸就會變得非常無聊。

然而，觀察呼吸的過程會對心靈產生影響，一段時間後，狂亂的思維節奏會隨之變慢下來，平靜的專注就建立起來了。在每一次呼氣中感受到放鬆，每一次吸氣裡感受到滋養。

轉化呼吸

心念專注在呼吸上的同時，也在轉化呼吸，釋放隱藏於其中的緊張，正是這些緊張使得呼吸的自然流動被扭曲。但這個過程是在長時間的練習中逐漸完善的。當我們太努力於建立正確的呼吸，反倒會帶來新的緊張。另一方面，如果我們給予呼吸的關注太少，它就會回到無意識的行為軌道。我們的目的是讓呼吸在放鬆的狀態下流動。

一旦橫膈膜式呼吸被建立起來，我們就可以開始關注優質呼吸的五個特點：深長、流暢、均勻、沒有聲音、沒有停頓。在呼吸覺知的這個階段，心平靜地掃描呼吸中的障礙、卡住的緊張感，並允許呼吸在流動中一點點地解開它們。

允許身體呼吸

隨著放鬆的深入，對呼吸的覺知也在逐漸發生改變。放鬆的覺知取代了用力的改造，在這種狀態下，呼吸毫不費力地自然流動。當心靈完全融入到這綿延不絕的流動中，便真正放鬆下來。

當然，無論我們是否關注它，呼吸都會按照它的節奏周而復始地運行。在某種意義上，漫長的呼吸訓練過程是一場歸途：讓呼吸回到自發流動的狀態。然而，此後呼吸的品質得到了改善，對於其流動的覺知也由無意識變成了有意識。

有意識地進行呼吸，同時又是放鬆的，這在一開始可能會令人費解和困惑。它很容易變得不自然，並成為一種「操控」。然而，漸漸地，觀察呼吸所帶來的愉悅感，會遠遠超過操控呼吸，於是放鬆會變得越來越深入。屆時，每一次呼吸會沒有停頓地自然流向下一次，身心中不安的能量也會平靜下來。

步驟 3：系統性放鬆法

身體的靜定與呼吸的放鬆，能夠為第三階段的放鬆練習，即系統性放鬆技巧，打下良好的基礎。以下介紹三種方法。它們在具體操作上有些差別，但都會帶你到達深層的放鬆狀態。

1 肌肉系統放鬆法

這種放鬆技巧可能會比其他兩種都更常用。覺知從頭到腳，再從腳到頭，就好像在做身體掃描一樣。讓以下提到的每個部位中的肌肉緊張都放鬆下來，同時保持自然的橫膈膜式呼吸。在從上而下的全身掃描中，讓

覺知在四個點上做短暫的停留：鼻子、指尖、心口處和腳趾。停留時，將覺知完全帶到呼吸上，然後繼續前行。

在肌肉系統放鬆法中，停下來進行呼吸覺知，看起來好像沒什麼必要或者有點浪費時間，但這對放鬆過程來說是非常重要的部分。心念集中之處，就是普拉納（prana）或者說生命能量被喚醒的地方。短暫的停留並進行呼吸覺知，是一種用來放鬆，為身體賦能，同時有系統地促進生命能量（prana）流動的方法。

在全身掃描結束之後，再做 10 次或更長的呼吸覺知，並將關注帶到整個身體。以此來結束練習。

以下是進行肌肉掃描的順序（你可以將它們緩慢地讀出來，並錄音下來）。

掃描整個身體，並將覺知停留在以下的部位：

- 頭頂
- 前額與太陽穴
- 眼眉、眼皮、雙眼
- 鼻子（將注意力停留在鼻子上，覺知呼吸 2 ～ 4 次。）
- 臉頰和牙關
- 嘴和下巴
- 喉嚨
- 頸部的兩側與後側
- 肩膀
- 上臂、前臂
- 雙手、手指
- 指尖（將注意力停留在指尖；吸氣時感受呼吸向下流向指尖，呼氣時向上從鼻孔流出，2 ～ 4 次。）
- 手指、雙手、手臂
- 肩膀

- 胸腔並沿肋骨架往後一直到脊柱
- 心口處（不是指心臟的物理位置，而是位於雙乳之間胸骨底端，靠近胸部表層的能量中心）；吸氣感受呼吸向下流向心口處，呼氣時向上從鼻孔流出，2 ～ 4 次。
- 腹部
- 側腰與下背部
- 髖關節、臀部
- 大腿、小腿
- 雙腳
- 腳趾（注意力停留在腳趾；吸氣時感受呼吸向下流到腳趾，呼氣時向上從鼻孔流出，2 ～ 4 次。）
- 現在，從下向上掃描身體，將以上順序顛倒過來，並讓呼吸在上述的四個點上再次停留。
- 以 10 次或更長的呼吸覺知結束練習，感受整個身體都在呼吸。放鬆身體、呼吸與心靈。

關於練習

從表面上看，系統性放鬆法與催眠引導術有些相似，這也常常引發疑問。

系 統 性 放 鬆 法 簡 易 版

- 身體靜定，建立橫膈膜式呼吸。
- 從頭頂向下掃描身體，再回到頭頂。
- 向下掃描時，在提到的四個點（鼻子、指尖、心口處和腳趾）上停留，做呼吸覺知。
- 要結束練習時，進行 10 次或更長的呼吸覺知，感受整個身體都在呼吸。
- 整個練習大約需要 10 ～ 12 分鐘。

從技術上，這兩者確實有相似之處，但是從目的和內在技巧上，放鬆法與催眠術是完全不同。在催眠術中，大腦會接收建議，無論是從催眠師那裡，還是來自自我暗示，當然這些都是催眠對象自願接受的。

放鬆法的技巧則更簡單也更精微。隨著覺知在身體上移動，瑜伽習練者不會對肌肉進行建議。放鬆法也不會使人進入催眠狀態。在肌肉系統放鬆法中，你將學習對每個身體部位給出放鬆的關注，這會讓肌肉中的緊張被釋放，回到自然舒適的狀態。換句話說，關鍵點不是誘導放鬆，而只是放鬆。有經驗的瑜伽練習者通常會提醒我們，我們其實已經被種種來自外界的期待和建議催眠了。而瑜伽正是一種喚醒自我覺知的練習，不是讓人在更多的建議中繼續沉睡。

2 繃緊與放鬆法

在肌肉系統放鬆法中，有一些學生很難將覺知帶到並停留在某個特定的身體區域。他們可能會覺得很難與那個區域建立連結，或者一股焦躁不安升起，以至於身體產生一種非要動一下不可的欲望。能夠解決這些問題的一種方法是繃緊與放鬆的練習。

在繃緊與放鬆法中，一小段放鬆的呼吸覺知會為接下來的進程打下基礎。在這個練習中，特定的身體區域會先繃緊再放鬆，用明顯的肌肉狀態對比來建立身體覺知，並降低躁動不安的能量。肌肉的繃緊沿著特定的順序與方向進行，首先將覺知緩慢地帶到那裡，通常是配合呼吸；然後在覺知呼吸的同時短暫地保持這種繃緊；最後配合呼吸緩慢地放鬆。

在練習中必須要量力而為。如果身體開始發抖，就一定要鬆開繃緊的狀態直到顫抖停止（顫抖是神經系統開始緊張的信號）。相似地，如果繃緊肌肉時過於專注以至於忘了呼吸，要及時地將注意力轉移到呼吸上。在整個練習中保持放鬆的呼吸流動。

禁忌

患有高血壓的人不適宜做繃緊與放鬆的練習。需要諮詢醫師。

以下是練習的順序，你也可以錄音下來：

- 舒服地躺下來，放鬆而平順的呼吸。
- 吸氣，向上揚眉，繃緊前額；保持這種緊繃，同時進行 1 ～ 2 次放鬆的呼吸；呼氣時放鬆。
- 呼氣，以鼻子為中心堆擠臉部肌肉；保持這種繃緊，同時進行 1 ～ 2 次放鬆的呼吸；吸氣時放鬆。
- 呼氣，將頭部轉向右側；吸氣時回到正中位置，呼吸之間沒有停頓。呼氣，將頭轉向左側；吸氣時回到正中位置，呼吸之間沒有停頓。
- 讓頭部和頸部休息，安靜下來。
- 掌心朝向地板。呼氣，從肩膀到手指向下按壓，保持這種繃緊，同時進行 1 ～ 2 次放鬆的呼吸；吸氣時放鬆。
- 掌心轉向上，握拳。吸氣，繃緊拳頭和手臂；保持這種繃緊，並進行 1 ～ 2 次放鬆的呼吸；呼氣時放鬆。
- 讓手臂與肩膀向地板放鬆，並安靜下來。
- 吸氣，緩慢地擴張胸腔和上背部；呼氣，放鬆胸腔與上背部，呼吸之間沒有停頓。放鬆並呼吸。
- 呼氣，緩慢地收縮腹部，吸氣時放鬆，呼吸之間沒有停頓。放鬆並呼吸。
- 呼氣，繃緊臀部；保持這種緊繃，並進行 1 ～ 2 次放鬆的呼吸；吸氣時放鬆。

- 調整雙腿，讓膝蓋朝向正上方，腳尖伸直朝向遠端。呼氣，繃緊雙腿和雙腳；保持這種緊繃，並進行 1 ～ 2 次放鬆的呼吸；吸氣時緩慢地放鬆。（如果足弓處感覺到痙攣，就讓雙腳繃直的強度放鬆一點。）放鬆雙腿。

- 再次調整雙腿讓膝蓋朝向正上方，勾起腳尖朝向身體。吸氣，繃緊雙腳和雙腿；保持這種緊繃，並進行 1 ～ 2 次放鬆的呼吸；呼氣，緩慢地放鬆。

- 整個身體放鬆、休息。

- 現在，同時繃緊整個身體。再次調整雙腿讓膝蓋朝上，腳尖伸直朝向遠端。掌心朝向地板。呼氣，繃緊雙腿、雙腳、腹部，將手臂、肩膀往地板方向繃緊，往鼻尖堆擠臉部肌肉；吸氣，放鬆整個身體，呼吸之間沒有停頓。放鬆並呼吸。

- 再次在吸氣時繃緊整個身體。調整雙腿讓膝蓋朝上，勾起腳尖朝向身體。握拳。吸氣，繃緊雙腳和雙腿，擴展胸腔與上背部，收緊手臂，堆擠臉部，不要屏息，呼氣時放鬆整個身體。

- 允許整個身體放鬆休息。自然呼吸。感受每一次呼氣滌淨身體，每一次吸氣滋養身體。

- 這個練習之後，可以繼續進行肌肉系統放鬆法，或者只是簡單的仰臥放鬆，感受整個身體都在呼吸。讓呼氣帶走身體所有的緊張與垃圾。而吸氣時讓呼吸滋養到身體每一個細胞。

- 休息，進行 5 ～ 10 次安靜的呼吸。觀察呼吸，放鬆身體、呼吸與心。

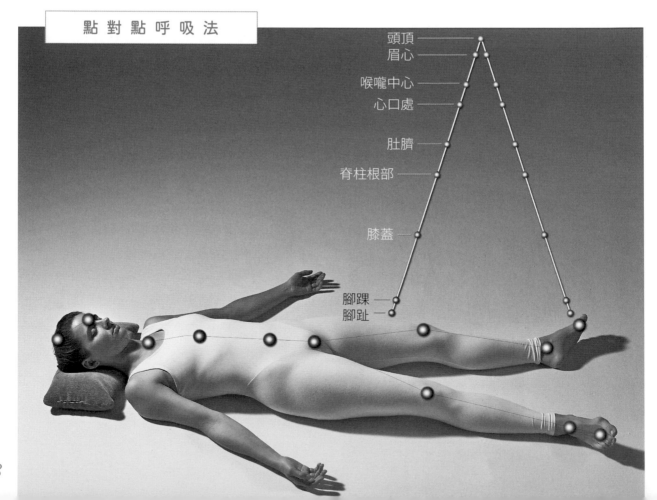

點對點呼吸法

頭頂
眉心
喉嚨中心
心口處
肚臍
脊柱根部
膝蓋
腳踝
腳趾

3　點對點呼吸法

第三種放鬆技巧是點對點呼吸法，呼吸在創建一個可以安住並放鬆的專注點上，扮演了更重要的角色。這是一個非常具有舒緩與安撫性的練習，尤其適用於心靈疲憊，或身體感到懶惰和沉重的情況。

在點對點呼吸法中，想像在每一次呼氣時，覺知從頭頂沿身體分別到達八個覺知點之一，吸氣時再回到頭頂。這些點從腳趾頭開始，沿身體向上，完成八次循環的呼吸之後，反過來，再讓呼吸逐層回到腳趾。

在這個練習中，最重要的是讓呼吸之流始終平順，呼吸之間沒有停頓。而且，即使呼吸運行的兩點之間距離變小，但呼吸的品質沒有變化，始終是深長而放鬆的。規律的練習會使呼吸變得更精純，緩慢而沒有抖動。專注力將得到改善，在練習結束時，整個身體將感到煥然一新。練習順序如下：

- 在攤屍式上仰臥休息，讓身體安靜下來。
- 建立放鬆的橫膈膜式呼吸。
- 觀察呼吸。呼氣，感受呼吸之流從頭頂到腳趾，吸氣，從腳趾到頭頂。在這裡重複 2 ～ 5 次，以下除非特殊說明，對所有的覺知點的做法都相同。
- 呼氣，感受呼吸之流從頭頂到腳踝，吸氣，從腳踝回到頭頂。
- 呼氣，感受呼吸之流從頭頂到膝蓋，吸氣，從膝蓋回到頭頂。
- 呼氣，感受呼吸之流從頭頂到脊柱根部，吸氣，從脊柱根部回到頭頂。
- 呼氣，感受呼吸之流從頭頂到肚臍，吸氣，從肚臍回到頭頂。
- 呼氣，感受呼吸之流從頭頂到心口處，吸氣，從心口處回到頭頂。
- 呼氣，感受呼吸之流從頭頂到喉嚨中心，吸氣，從喉嚨中心回到頭頂。
- 呼氣，感受呼吸之流從頭頂到眉心，讓呼吸在頭頂與眉心之間反覆循環 5 ～ 10 次，讓呼吸變得越來越細，同時保持放鬆。
- 現在，將過程反向下行，覺知點先到喉嚨中心，再到心口處，再到肚臍中心，繼續向下，直到腳趾。
- 最後，感受整個身體都在呼吸。讓呼吸之流向下流動，穿過腳掌，通向無限的宇宙空間。吸氣，呼吸之流向上，穿過整個身體，從頭頂處匯入無限的宇宙空間。感受你仰臥在能量與喜悅的中心。讓呼吸深長，保持對它的觀察，並放鬆身體、呼吸和心靈。

寫在最後

我們介紹了三種系統性放鬆方法。無論你使用哪一種，在結束之後都要用幾分鐘的時間來放鬆，安靜地觀察你的身體、呼吸和心靈。結束後，舒適地伸展身體，將手掌放在雙眼上，並在掌心中緩緩地睜開眼睛，移開手掌。最後，轉身側臥，並起身坐立。如果你將放鬆法當作冥想的準備練習，在結束後就可以直接開始冥想，否則便結束練習。

放鬆法的技巧適用於很多情況。可以在緊張忙碌的下午，用放鬆法來做一個短暫的休息。在辦公桌前或起居室裡閉上眼睛，用一小段時間進行呼吸覺知。或者在進行演講或執行重要工作之前，找一個角落躺下來放鬆。然而更好的是，如果可以每天做一到兩次放鬆練習，就會漸漸地在內心深處建立起一種平靜且愉悅的感受，這種狀態將自然體現在生活的各個方面上。放鬆是一種技巧，但也可以成為你生命的一種質地。在下一章裡，你會繼續瞭解到，它還可以通向更深的內在旅程，抵達最靜謐的靈魂深處。

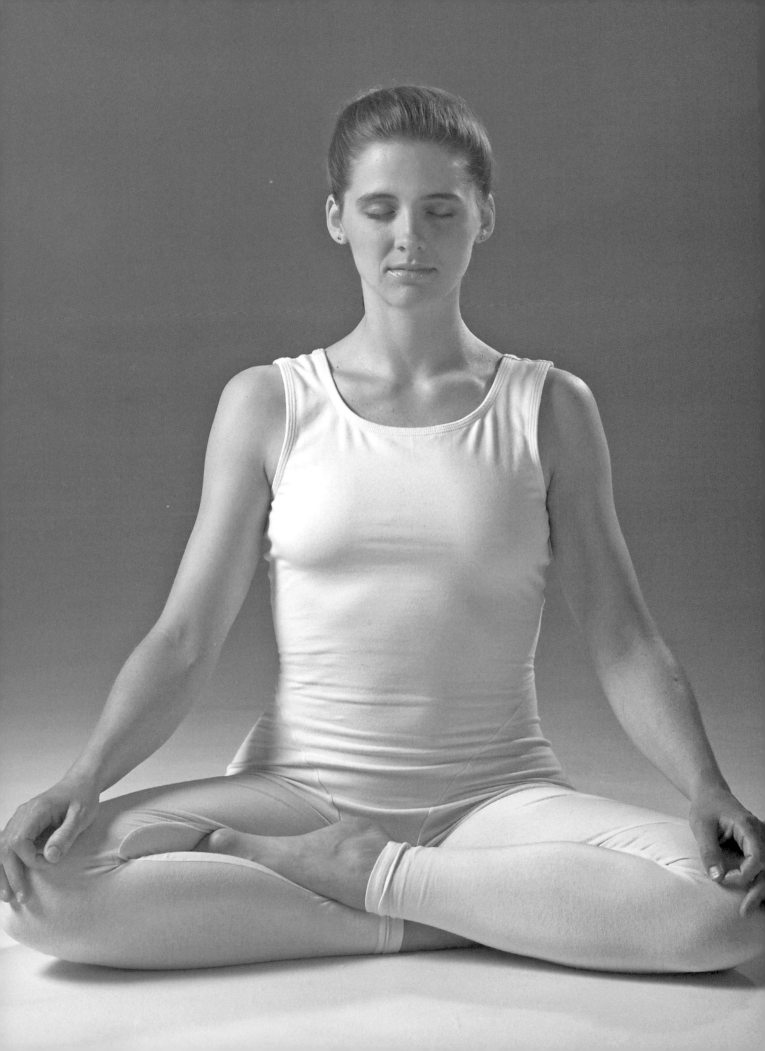

Chapter 9

冥想

·

冥想所給予你的，是其他任何事物都無法給予的，
那就是：讓你認識自己。

——斯瓦米·拉瑪

　　瑜伽是一條通向自我認知的旅程。在這條旅途上，放鬆法的技巧能幫我們將身心中分散的能量聚集起來，形成向內的專注力。如此一來，心靈渙散的程度會降低，一種內心柔和與平靜的感受會建立起來。

　　放鬆法也為人格系統進入更內在的練習——冥想——做準備。透過冥想，我們可以安全地進入心靈深處的平靜之地。

　　瑜伽士告訴我們，「是心靈束縛了你，但它也會讓你獲得自由」。在很久以前，他們就觀察到，人類的心靈就像一個透鏡，我們透過它來體驗內在和外在的世界，它既是痛苦的源泉，也是通向光明之路。

　　正是這份洞見，使得冥想成為一種修行方式，它會讓心靈變得清明，並幫助人們建立關於自我的認知。它會平息心的躁動不安，使其變得穩定、淨化與和諧，並在這個過程中發現真正的自我。

冥想的心靈境界

　　我們都有所體會，當過分地捲入外在世界的體驗時，內心會失衡。我們本來的平靜與從容，被執念和焦躁所取代。從另一個角度說，當內在世界處於平衡的時候，對外物的執念也會減弱，心靈是安詳的，此中有一

處清淨之地，本我的光芒與能量由此散發。此時，我們平靜，而且擁有自發的喜悅。當我們全然地安住在這個境地之中，聖人帕坦迦利說：「本我就住在他的自性之中。」如果我們可以學會讓心靜定下來，就會發現真正的自我就藏在那騷動不安的表面之下閃閃發光。

冥想能夠讓我們抵達這個境地。正如在岸邊觀察一條河流，冥想者學習站在一個觀察者的立場上，體驗外在世界的林林種種，同時保持內心的平衡與放鬆。這個過程會逐漸帶領我們進入更深的自我認知。因此說，冥想既是讓人充分享受生命的方法，又是一種直接地、當下地、不帶偏見地認知自我的道途。

因為冥想是直接作用於心靈的，因此它也是王道瑜伽的核心。事實上，哈達瑜伽的偉大先師斯瓦特瑪拉瑪（Svatmarama）將哈達瑜伽的目標定義為：「僅僅是為了實現王道瑜伽。」他說，體位法、呼吸練習、放鬆技巧，都是為了服務於通往內在的冥想之路。在更久遠之前，聖人瓦西斯塔（Vasishtha）對他最愛的學生羅摩（Rama）說：「本我只能透過冥想來證悟。」

如何冥想

冥想的核心技巧有兩個方面。第一個是「專注」，這是一種可以將注意力安住於一點的能力。另一個是「正念」，即以接納與不執著之心觀察自我的能力。不斷修練這兩項技巧，就會使心靈變得清淨而專注。

冥想並不要求人們轉變宗教信仰或贊同某種特殊的教條。它在精神屬性上是普世的，任何信仰或沒有信仰的人都可以練習。

練習的步驟如下：

- 建立一個穩定而舒適的坐姿。
- 運用上一章中所介紹的身心靜定、橫膈膜式呼吸及系統性放鬆法等技術，為冥想做好身心準備。
- 為呼吸建立一個放鬆的專注點。
- 將意念安住在一個梵咒或者內在的音聲上。
- 練習正念，即做一個全然接納的觀察者，而不是將自己認同於身體、神經系統或心理。

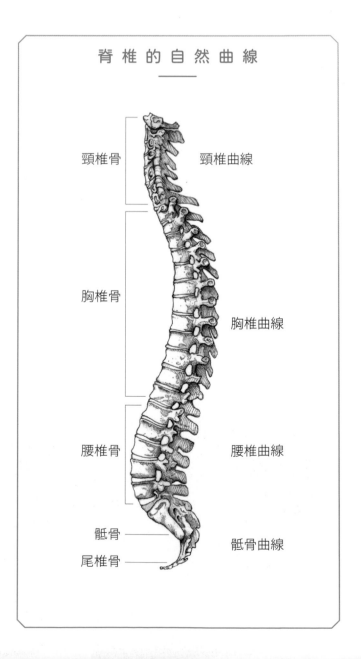

脊 椎 的 自 然 曲 線

頸椎骨 — 頸椎曲線

胸椎骨 — 胸椎曲線

腰椎骨 — 腰椎曲線

骶骨 — 骶骨曲線

尾椎骨

冥想坐姿

冥想要從準備開始，並不是隨便坐下來就能進入深度冥想體驗。有一些過渡的準備工作，是需要重視的。這就像一個音樂家準備演出之前，要先彈奏音節或者熟悉的樂章來試音，冥想者也要從儀式開始，讓心境慢慢進入冥想的狀態。

- 固定的座位。
- 衣著要寬鬆。
- 輕柔地讓身體進入冥想坐姿。
- 閉上雙眼。
- 再次調整坐姿到舒適穩定的狀態。

如此一來，才能逐漸展開熟悉內在的旅程。

身體的不適與心靈的噪音往往是交纏在一起的，因此讓心靈平靜的第一步，是讓身體安穩下來。嘗試建立完美坐姿的人，慢慢地都會發現，舒適和穩定的坐姿並不容易建立起來。

脊柱不是一條完美的直線。正是它的自然曲線使得受傷和疲勞的風險降低，並使骨骼結構更具彈性。然而，這意味著如果想要穩定而舒適地坐立一段時間，頭、頸、上身必須與脊柱根部在一條線上。「坐直」意味著：脊柱沿著身體的縱軸自下而上到頭頂，是在一條線上且平衡的。如果脊柱有彎曲，不僅會造成不舒服、不穩定，還會阻礙精微能量的運行。

坐直並不像說起來那麼簡單。許多人在脊柱、骨盆、雙腿及肩胛帶，存在習慣性的肌肉緊張、僵硬或虛弱，這些都會成為阻止我們想要坐直的障礙。比如說，圓肩、駝背的人就很難挺直上背部，打開胸腔。

另一個常見的問題是骨盆的平衡。一個穩定、均衡的坐姿，要求我們坐立的時候，脊柱的根部是中正的、垂直於坐墊的。如果下背部僵硬，膕繩肌或大腿內側很緊，這些肌肉就會對骨盆形成不平衡的拉力，改變下背部的自然曲線：如果腰部鬆垮，上背部就要用拱背來平衡這種要向後倒的感覺。

然而，如果為了坐直而讓下背部過度前彎，也會造成骨盆根基的歪斜。這樣向前推動骨盆，會對脊柱、髖關節、大腿和頸部都造成緊張，也會導致肩胛骨下方的相關肌肉疼痛。

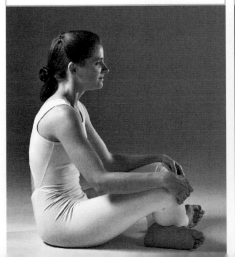

鬆垮的下背部

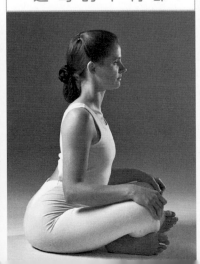

過彎的下背部

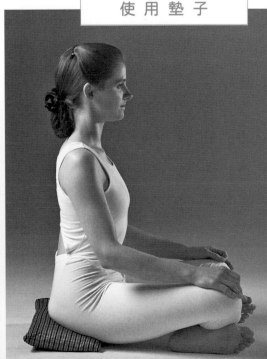

使用墊子

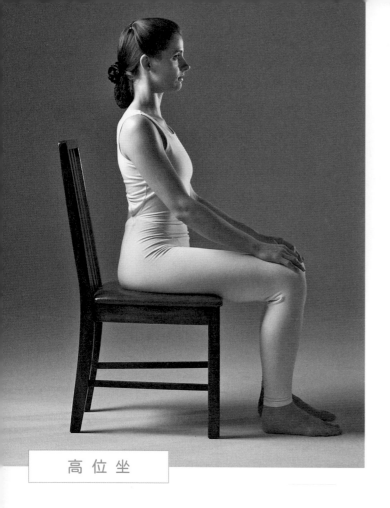

高 位 坐

高位坐（Maitryasana）

由於舊傷、關節炎或其他原因，導致膝蓋、髖關節或下背部活動受限的人，會發現坐在椅子上冥想，是能夠保持脊柱立直且坐姿穩定而舒適的好辦法。我們的肌肉習慣坐在椅子上，因此這個姿勢對於膝蓋和髖關節沒有特殊要求。

- 找到一個表面平整且穩定的椅子。坐在上面，雙膝與髖部同寬，雙腳踩在地板上，腳尖指向前方。椅子的高度很重要。在所有坐姿中（可能簡易坐除外），讓髖部微微高於膝蓋是很有幫助的。這樣大腿會輕柔地下沉，使雙腿中的緊繃最大程度地釋放。如果需要的話也可以在臀部下方墊上墊子。若雙腳無法碰地，可以在下面墊一本書或其他支撐物。
- 閉上眼睛，將脊柱的根部推向墊子的同時，向上伸展整條脊柱，一直到頭頂。
- 微聳雙肩，再向後、向下旋轉，肩膀向下、放鬆。
- 雙手自然地放在大腿上，大拇指與食指輕輕相觸。坐在椅子上對身體來說沒有任何難度，因此，所有覺得盤坐在地板上不舒服的人，都可以藉助椅子。

簡易坐（Sukhasana）

坐在椅子上確實很舒服，但它對身體根基所形成的線形支撐，沒有盤坐時的三角形根基來得穩定與踏實。盤坐還有一個好處是，它讓雙腿和雙腳向軀幹收攏，這會發揮收聚能量並向內導引的作用。除了能夠幫助脊柱立直，屈膝和盤腿的動作還可以生成

使用一個簡單的輔具就能對腰部鬆垮的情況帶來極大改善。在臀部下方墊一個墊子或者可折疊的毯子來抬高脊柱根部，從而彌補柔韌性不足所造成的限制，使脊柱呈現自然曲線。若想改善下背部過度前彎的情況，則需要釋放掉骨盆內不必要的緊張。

規律的哈達瑜伽練習，可以提升雙腿、髖部和脊柱的柔韌性，強化下背部，打開胸腔並提升自我覺察的能力，將有利於優化坐姿線條，提高坐姿的舒適度。但也不需要非得建立起完美的柔韌度與力量後，才能開始冥想練習。

這裡有一些建議的坐姿，如果運用得當，它們能夠支撐脊柱的直立，讓身體舒適，精微能量聚集並受導引，呼吸平穩，心靈平靜而清明。

以下介紹四種坐姿。

「鎖」，這會對骨盆與下背部產生精微而深刻的影響。

簡易坐是盤坐坐姿中，對膝蓋和髖關節的靈活度要求最低的一個姿勢。

- 盤腿坐在墊子或折疊好的毯子上。可以的話，將雙腿放在對側的腳上。
- 調正上身、肩膀與脊柱的相對位置，雙手放在大腿上。

反覆調整坐墊的高度，直到你覺得舒服。坐墊不要太軟。讓脊柱根部有堅實的支撐是非常重要的，一方面可以坐得更久，另一方面可以啟動和導引精微能量。

隨著盤坐時間的增長，膝蓋、髖關節和背部可能會感到不適，可以在大腿和膝蓋下方墊一個墊子或毯子卷，來支撐關節、緩解緊繃。

記住，你要的是舒適且穩定，這兩者是相輔相成的。即使只有一條腿感到不適，也要在雙腿下方都墊上支撐物。小心不要把一條腿墊得太高，破壞了身體的對稱平衡。

吉祥坐（Svastikasana）

吉祥坐比簡易坐更穩固，因為在這個姿勢上，雙腳和雙腿會更緊實地收向身體。這個坐姿使大腿和膝蓋可以放在地板上，並讓雙腳靠近恥骨。

然而，比起簡易坐，在吉祥坐上雙腿盤得更緊，因此對髖關節、膝蓋和腳踝的靈活度要求也更高。

| 簡 易 坐 | 吉 祥 坐 |

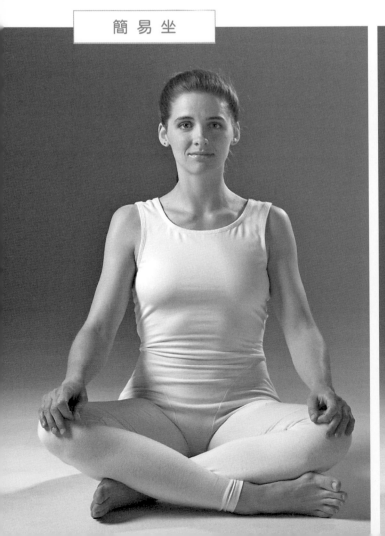

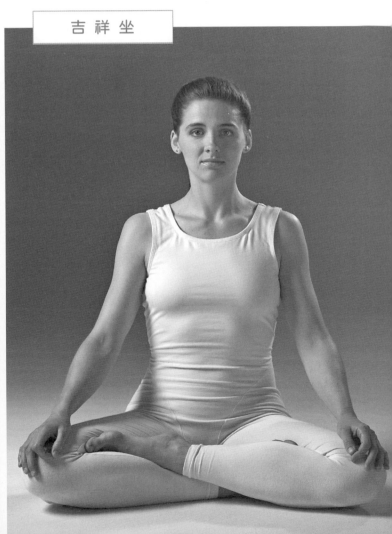

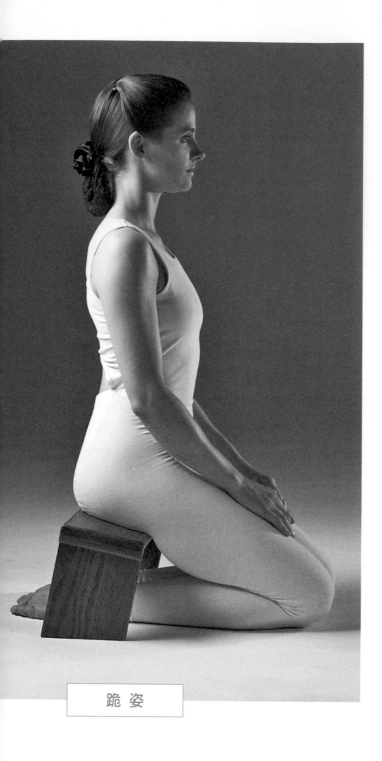

跪 姿

- 進入坐姿，讓左腳的腳掌抵住右大腿。
- 右腳放進左大腿和小腿肚之間。
- 也可以將左腳向上拉一點，讓它也位於右大腿和小腿肚之間。兩側的腳踝在恥骨前方交叉，雙腳則均勻插入對側的大腿與小腿肚之間。
- 調正上身與脊柱的相對位置，需要的話在脊柱根部下方墊一個墊子。

當雙腿和雙膝以此方式盤繞在一起時，脊柱會自然立直，雙腿的能量會自然地流向脊柱的根部。如果你可以舒適地安坐於這個姿勢，會感受到注意力向內收攝，心靈也會安靜下來。

跪姿

跪姿為那些想要坐在地板上但又盤腿困難的人，提供了一種選擇。在這個姿勢上，小腿放在地板上，因此會比坐在椅子上更穩定。儘管跪姿無法像吉祥坐那樣可以有效地將能量收攝到脊柱根部，但它為脊柱提供了有力的支撐與提舉。

這個姿勢的前提是需要一個表面向下傾斜的長方形跪凳。

- 首先跪下來，將跪凳放在大腿下方，凳子表面朝膝蓋方向前傾。
- 坐在凳子上，大腿平行與髖部同寬。腳趾向內，腳跟自然向外分開。
- 可以在臀部下墊一個墊子來升高凳子的高度。如果需要的話，在腳踝下方墊一個毛巾或薄墊子，來緩解此處的壓力。

• 一旦坐安穩後，雙手自然放在大腿上部，或結禪定手印（雙手仰放在下腹前，右手置於左手上，兩手拇指的指端相接）。

無論你選擇用哪種坐姿來冥想，都要不斷完善坐姿，這會幫助身心進入更深層次的靜定。

一個完美而穩定的坐姿，會讓身體定下來，同樣地，一個專注的目標，會讓心定下來。所有的能量都會往同一個方向流動，越是可以毫不費力地保持坐姿，身體層面的感受對心靈的影響就越小。你也將發現呼吸會隨之變得平穩且毫不費力，更規律、平順、安靜和精微。

之後，你將進入到專注的階段，在這個階段，心靈本身就是你專注的目標。

練習專注

讓身體靜定下來、橫膈膜式呼吸、放鬆法等，這些初始階段的練習，都是使心專一的不同形式。

身體的靜定將注意力帶到並停留在對身體的感知上；橫膈膜式呼吸進一步縮小專注的範圍，將覺知帶到不間斷的呼吸之流上；系統性放鬆法則是對專注點進一步精細化，它釋放肌肉深層的緊張，並將對身體與呼吸的覺知，融合為對內在整體性的覺知。這些練習一步步地引領我們走向內在。

然而，冥想則要求我們將專注力帶到更精微的人格系統層次，即心靈本身。透過選擇一個合適的專注目標，我們讓心靈從不停獵取新刺激的習慣中安靜下來。我們將以從未有過的視角重新認識心靈，以不執著的心境觀察並看清念頭在心靈上演的戲碼。

有兩個常用的專注點，它們都會引領覺知不斷地向內深入。第一個是呼吸在鼻腔的流動，這是一種非常精微的感受。當你專注於對呼吸的感覺時，其他感官會安靜下來，它們的活動也會隨之止息、收攝。這種感官的收攝會帶來更為內向的專注：即專注於一個梵咒，即內在的音聲。

下面分別詳細討論這兩個專注點。

呼吸在鼻腔的流動

呼吸的觸感是非常纖細的，可能很難有其他的感受能像呼吸在鼻腔流動時那樣輕柔與微妙。當你呼氣時，呼吸是溫暖而濕潤的（肺的潤濕作用）；吸氣時，則是清涼而乾燥的（外界空氣的狀態）。你只需要用一點點力來體會這種感受。它們原本就存在於呼吸的流動之中，並可以由你做主，隨時將之帶到覺知範圍內。嘗試以下練習：

- 以舒適的冥想坐姿坐立。
- 閉上雙眼，專注於呼吸在鼻腔的流動，持續觀察幾分鐘。感受吸氣時的清涼，呼氣時的溫暖。在呼與吸之間不要丟失專注力，這是很容易走神的時機。放鬆並仔細地感受每一次吸氣與呼氣，以及它們之間的過渡。
- 隨著這個過程的持續，你會發現你的心在放鬆與不安之間搖擺。它可能覺得專注於呼吸的時間夠長了。它可能漫游到別處，想要尋找新的樂趣。它可能覺得練習毫無幫助，或者在練習中發現了令人興奮的體驗。面對所有這些心靈的雜音，你所要做的只是保持放鬆，允許念頭來來去去。
- 當覺知開始漫游，輕柔地將它帶回到呼吸上。不要自我批評，或者期待念頭會消失。只是簡單地繼續練習，直到不再需要用力去專注。
- 學著安住於靜默之中，與內在的聲音共處。一些冥想練習者將這個經驗類比為浮潛或跳水運動中在水浪下的潛行。水的波浪並沒有消失，但它不再對你起作用。堅持每日練習，將注意力集中在呼吸上，然後放下所有的努力。

呼吸覺知將引領你到達一種高度放鬆的心靈狀態。你的專注是安靜而從容的，你將以柔和與隨順的態度專注於心理過程，一旦心靈被干擾，一股自然的內在力量會將帶你再次回到覺知的中心原點。

這就是冥想的專注。

梵咒（Mantra）

冥想訓練的下一步是將呼吸覺知與梵咒融合起來，梵咒是由單個詞或一組詞形成的聲音。從梵文 mantra 的兩個音節中，可以找到理解其內涵的重要線索。

第一個音節 man 是動詞「思想」的意思（這也是英文 man 的詞源，是指能夠思想的生物）。第二個音節 tra 與動詞「保護、引導、引領」有關係。因此，梵咒是具有保護、引導、引領作用的思想。

梵咒可以被大聲唱頌出來，也可以小聲吟誦，但最有效的做法是在心中默持。於內心反覆持誦梵咒，會讓活躍的思緒安靜下來，並使專注力更加精細。

soham

學生們最先接觸到的是一個可以與呼吸融合的梵咒：soham（讀音是搜瀚，so-hum）。據說 soham 是呼吸的自然聲音，因此，每個人單純地透過呼吸，一整天都在無意識地持誦這個梵咒。然而，瑜伽士們說，將 soham 帶到覺知之內，會使這無聲的振動變得有聲，如此一來，它將可以成為冥想時心靈的安放之地。試試這個練習：

- 以冥想坐姿坐好，將關注帶到呼吸在鼻腔的流動上。
- 無需用力，允許念頭來來去去，但不打擾你的專注。
- 現在，吸氣時讓「so」的聲音在心中迴響。呼氣時，聆聽「ham ——」的聲音在心中迴盪。每個聲音都與呼吸等長。不要出聲。讓它們安靜地在心中迴盪，跟隨一呼一吸的自然韻律流動。

- 不要改變呼吸來配合聲音的節奏。儘管梵咒 soham 的確能夠安撫心靈，也能夠對呼吸產生影響，但最好是讓呼吸按照自己的節奏流動，同時傾聽這兩個聲音伴隨呼吸而行。很快的，你的呼吸也會放鬆下來，聲音本身會讓你變得平靜而專注。

soham 這個通用的梵咒，並沒有一個準確的釋義。然而，如果我們記得瑜伽的核心主旨是通向自我的旅程，就會理解到它的重要性。

soham 是一個複合詞，由 sah 與 aham 組成（so 的聲音是由 sah 的聲音變化而來的）。sah 是梵文中的代詞「那個」，但在這裡，「那個」指的並不是世俗的對象，它指的是我們真正的自我。aham 這個詞是人稱代詞「我」，它代表的是組成個體人格的所有能量與力量。

當這兩個片語合在一起的時候，或許可以翻譯為「我就是那個」，用以不斷確認我們內在深處存在著那個超越了世俗的苦樂以及對外在世界所有期許的本我。soham 提醒我們本我的存在，並幫助我們回到中心原點，與那個靈魂深處的我建立連結。

梵咒 soham（其他梵咒也是一樣）的音聲，彙聚成一股向內的能量，這種能量會引領人們到達意識的深處。梵咒的真義會以全新的視角向反覆持誦它的人徐徐展開。對梵咒的能量抱以虔誠與開放之心，反覆持咒，可以使潛藏於其內的指導與滋養降臨。

但是，並非持誦 soham，就必須要對瑜伽傳承建立某種盲目的信仰。所需要的只是尊重之心與發自內心的意願，讓音聲成為注意力放鬆的焦點。這樣就會使呼吸與聲音的融合，對心靈與人格系統自然地產生積極的影響。

個人咒語

任何人都可以持誦梵咒 soham。然而，在瑜伽中，有一些梵咒是由老師透過啟引的流程，特別傳授給學生個人的，這個梵咒會成為學生的個人咒語。在啟引的儀式中，某個特別的詞語或短句會被老師接收到，並傳授給被啟引者。據說，透過啟引，梵咒的能量就會引領並保護被啟引者。

那麼這些信條是否有基礎呢？瑜伽士們告訴我們，的確有的。然而，也許最明智的方式是讓冥想練習自然地為你揭開其深意，如果我們真誠地探尋，就會從親身體悟中理解梵咒的真義。

維持正念

當你將注意力集中在呼吸或梵咒的時候，仍然會覺察到一些念頭在心裡經過。這些念頭有時候是安靜地經過，但有時候，念頭與影像會把心靈帶向興奮的高潮或者低落的谷底，讓心在情緒的風暴中翻滾，從一個

如 何 使 專 注 力 更 加 精 細

在不斷使專注力精細化的過程中，從專注於呼吸在鼻腔的流動，到專注於梵咒之間，有一個漸進的過程。這個過渡階段經歷四個步驟：

- 首先將覺知安放於呼吸在鼻腔的流動上，這個階段不加音聲。

- 接著，將覺知安放在鼻腔的呼吸流動上，同時伴隨呼吸的聲音（soham）。

- 接著，將覺知安放在 soham 的聲音上，並將對呼吸的覺知降到最低。

- 最後，將覺知安放於個人咒語上，超越對呼吸的覺知。

欲望奔向另一個欲望，根本無法保持穩定。在冥想的過程中，正念（它是專注的伴侶）是很有幫助的。

印度的村婦是實踐正念的高手，儘管她們可能沒有意識到這一點。她們每天清晨都要去井邊打水，將水桶盛滿後頂在頭上，並一路保持平衡。在路上，她會同時與朋友聊天，並小心避開路上的石塊，還要思考著當日的生計。她能夠面對並處理所有來到面前的干擾，同時保持專心使得一滴水都不會灑出來。

正念是覺知的細化。當正念時，我們是以全息的視角覺知心靈的：我們看得見專注的焦點，也看得見於心中升起的、似乎會干擾到專注的雜念。保持專注，同時允許雜念來來去去。正念讓我們不起反應，只是簡單地觀察心靈中呈現的內容，並允許它離開。我們經過但不進入淺層的心。

在初級階段，正念還不能成為一種存在的狀態，而是一系列可以學習和練習的技巧。以下列舉一些：

- 認出我們施加於思想、感受中的那些充滿批評和評判的自我對話，並放下它們。
- 看見念頭與情緒在心裡經過，而不將自己認同於它們。
- 允許自己存有某些念頭和想法，接受自己當下的樣子。
- 有各種各樣的想法與感受會激起你的反應、引起你的關注，在面對它們時，保持內心的柔軟。
- 某些特定的念頭會引發情緒，感受它的強度，小心且耐心地處理這股情緒的能量。

- 始終處在當下，而不是在過去與未來裡遊走。
- 始終記得對專注的焦點保持覺知，要知道這個專注點才是讓你不被連串想法套牢的解藥。

最終，正念和專注的結合，會使冥想走向更深的境界。這種體驗會消減心靈的痛苦，培養出不執著的心態。這是一種全然專注於當下的體驗，讓人從所有的期待中解脫出來。

當練習進入到這個階段，專注會變得放鬆且毫不費力。冥想的專注點，不再需要有意識地、用力地建立，而是似乎有一種內在的引力，將我們自然地帶到一個靜謐之處，在那裡，情緒放鬆下來，思緒被清空，直覺被喚醒，一種永不消逝的平和之感油然而生。這種體驗本來就在我們之中，透過練習，我們可以選擇隨時回歸於此。

練 習 概 述

這是一個關於放鬆／冥想練習步驟的總結。

◆ **建立一個讓你安靜下來且穩定不動的姿勢。**（放鬆法以仰臥姿勢進行，冥想則以坐立姿勢進行。）

◆ **覺知呼吸**。不要一開始就機械地調整呼吸，而是首先讓肋骨的下端和腹部柔軟放鬆，感受呼吸的流動所帶來的清理與滋養，重複多次後，自然地建立起橫膈膜式呼吸。

◆ **改善呼吸**。讓呼吸深入、平順、均勻、沒有聲音、沒有停頓、毫不費力。
從頭到腳，從腳到頭放鬆身體，呼吸並釋放所有的緊繃。感受整個身體都在呼吸。

◆ 在坐姿上，**關注呼吸在鼻腔的流動**。保持耐心，讓專注變得越來越細，放下對所有雜念的抓取和執著。

◆ **深化並延長呼吸專注的時間**。不要譴責心中的雜念，允許它們存在。

◆ **進一步放鬆內心**，讓呼吸與梵咒 soham 融合。讓梵咒的聲音自然地跟上呼吸的節奏。

◆ **將覺知專注**在心中迴盪的梵咒上，把對呼吸的覺知降到最低。

◆ **安住於梵咒上**，安住於存在的中心原點，允許所有能量與念頭的波浪起起伏伏，這些波浪在中心原點的周圍環繞，但不會進入那個中心原點。你是一個放鬆的內在見者證，安居於自性之中。

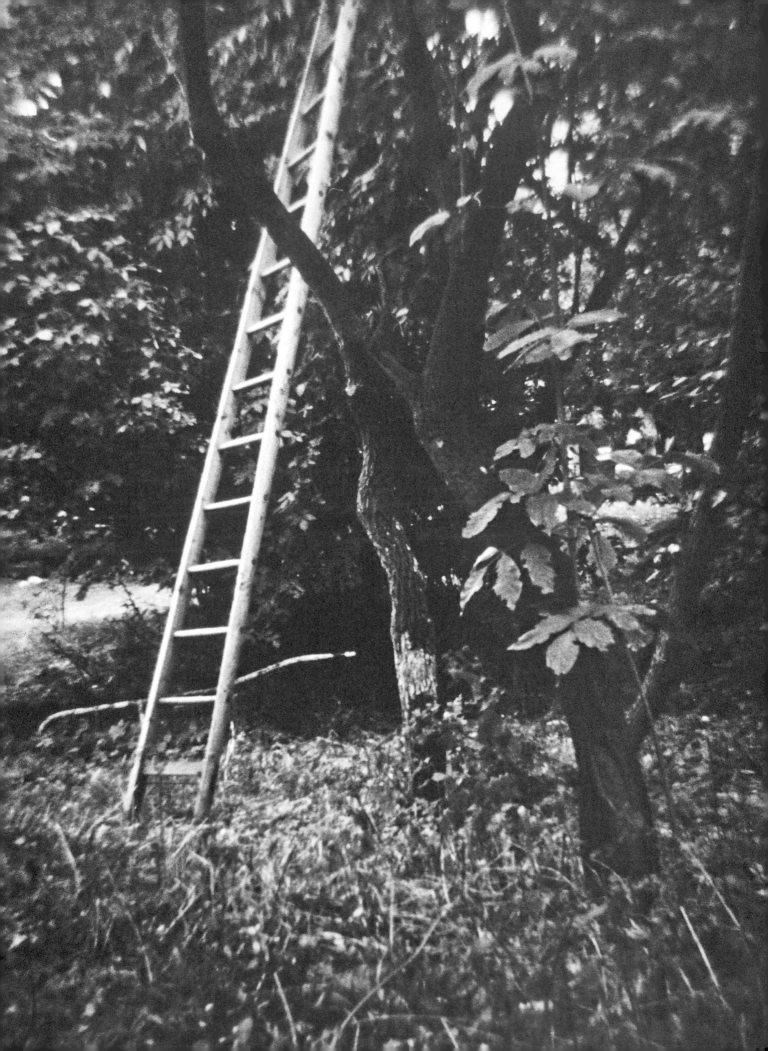

Chapter 10

在生活中實踐瑜伽

◆

行事練達即瑜伽。

——《薄伽梵歌》

每日練習呼吸法、放鬆法、體位法和冥想，對於營造平衡而愉悅的心靈狀態大有裨益，然而，生活中仍然有很多時刻並不那麼美好。多數人都有固化的生活方式和思想模式，它們會破壞瑜伽的練習效果。這些習慣會打翻心靈的平靜，使我們不受控地做出反應，與最重要的事背道而馳。

這些問題是從哪兒冒出來的？瑜伽又是如何教導我們智慧地生活？回答這些問題之前，我們必須先明白我們並非獨立於環境而存在。

我們需要食物、陽光、水、居所，一個可以安全舒適地睡覺的地方。我們的能量水準取決於這些供給的品質，我們不能試圖與它們脫離。然而，我們可以選擇讓自己欣然地與這些需求和諧共處，而不是與之對抗，消耗自己。

可是一般情況下，我們並不覺得自己在浪費能量，即使意識到，也不知道該如何改變自己的行為。我們確實需要一些智慧，來理解我們與外在世界的關係，並在必要的時候改善這種關係。

四種基本生理需求

瑜伽告訴我們，生活中大部分的問題都來自於我們如何管理這四種基本的生理需求：食物、睡眠、性和自我保護。這四種需求是大部分行為背後的驅動力。它們也是情緒的根源，因為當這些需求被滿足的時候，我們會感到快樂（至少是短暫的快樂），當它們落空的時候，憤怒、焦慮、嫉妒及其他負面情緒就出現了。

欲望與情緒之間的舞動是微妙的，而且以多種面貌呈現，但它很少能夠帶給我們真正的滿足感。一種欲望被滿足後，很快就會滋生其他的欲望。

生理需求的確會給我們製造很多麻煩，然而，如果我們能夠有智慧地引導它們，這些需求也能燃起創造力與慈悲心，並引領我們通向靈性成長。其中的祕密在於覺知：承認它們的重要性，並發掘與它們相處的方式。瑜伽士告訴我們，想要實現平衡的生活，就需要有智慧地管理四種生理需求。下面對此逐一簡要介紹。

食物

從前有一位出家的聖人，他的身心在長期的瑜伽修行中，已經變得非常純淨和敏銳。然而，有一天，他在與國王共進晚餐後，突然升起了貪念。他看到王后的鑲滿寶石的項鍊就放在旁邊的桌子上，於是拿走了。第二天早上，在完成晨間儀式的腸道清潔法後，他想起了昨天發生的事，感到非常震驚，趕緊把項鍊還了回去。之後，他決定要探究到底是什麼導致了這個奇怪的行為，於是他坐下來反思，並調查昨天晚餐的來源。他發現，晚餐中的穀物，從種植、收穫到售賣，均出自於一些深懷恐懼與貪婪的人

之手。他看到他的心靈在食用這些穀物後被污染了，在這種影響下，他沾染了食物供應者的某些習氣。

這個故事從現代人的觀點來看，幾乎是難以置信的，但從瑜伽的觀點，食物的品質不只是由它的化學成分決定的。它們還會影響到我們的身體、心靈、情緒和靈性生活。換句話說，我們會吸收到食物中更精微層次的能量。

食物透過影響身體的能量平衡，來影響意識。惰性的、精緻加工的食物，已經失去了生命活力，吃這些食物會讓人昏沉怠惰。刺激性的食物（例如咖啡、糖和辛辣的食物），則會助長憤怒、暴躁、焦慮和恐懼。另一方面，大多數新鮮的蔬菜、水果、穀物、豆類，以及沒有被過度加工的日常作物，既

如何改善消化

- ◆ 餐前與餐後進行短暫的休息。
- ◆ 充分咀嚼。
- ◆ 三餐規律。
- ◆ 睡前不要吃大餐。
- ◆ 不要飲食過量。
- ◆ 不要在餐中或用餐時間前後，食用糖和咖啡因。
- ◆ 享受你的食物！

> 對於一個飲食節制、情緒穩定、行事有道、睡眠與清醒保持平衡的人，瑜伽會消除所有的痛苦。
>
> ——《薄伽梵歌》6:17

不會導致憂鬱,也不會帶來刺激。它們有營養和能量,帶給我們平和、潔淨及滿足。有助於提升心靈的能量並保持健康,而這正是瑜伽所宣導的生活方式。由此可以得知,透過合理的膳食搭配及烹飪技巧,我們可以提升整體的飲食品質,並改善生活品質。

如果不能消化和吸收,即使再完美的食材也是沒有意義的。或許我們很難選擇食物的種植、銷售及烹飪方法,但我們可以選擇怎麼吃。這些簡單的原則會幫助我們吸收食物的養分。

其中,適量飲食是最重要的。過度飲食就好像用了太多的柴把火燜滅了。它會使身體陷入一種危機,即所有的能量都要用來處理這些過量的食物,因此我們會感到昏昏欲睡、遲鈍、倦怠並堆積毒素。

類似地,如果不停地吃零食,也會使消化系統沒有休息的時間。太晚吃飯也是如此。對消化系統最有利的飲食方式是三餐規律,午餐最豐盛,因為此時正是消化火力最強盛的時間。

吃得太快太急,或者在生氣、沮喪和焦慮的時候吃東西,也會影響消化。首要的原因是,當我們處於平靜和接納的狀態時,負責消化的副交感神經系統才能最有效的運行,而緊張的狀態則會影響其功能。其次

是,當我們匆匆忙忙地吃東西時,無法全然專注在吃東西的過程上,因此也無法獲得由食物帶來的深層與精妙的滋養。

食物維持生命。在吃東西時,保持平和的心態、全然的專注與感恩之心,會滋養心靈和身體,並在外在世界與內在本性之間建立連結。因此,用餐前花點時間來安靜地感恩食物,追本思源,讓它融合到你的整個生命裡,然後全心地享用食物的味道、顏色以及質地。

這些建議並不是僵化的,你需要透過嘗試來找到最適合你的方式。在建立健康飲食習慣的過程中不要折磨自己。當你透過練習瑜伽而變得越來越平和且有能量時,你會自然地傾向於有益於維持這種狀態的飲食,這種飲食習慣的建立是基於身心深層的需求,而不只是味蕾上的滿足。

睡眠

這四個生理需求之間是相互關聯的,當其中一個沒有管控好的時候,就會影響到其他項目。比如說,吃了惰性的食物,就比吃新鮮食物之後需要更多的休息。儘管惰性食物含有維持生命所必要的營養物質,卻沒有一顆從樹上摘下來的熟桃或者菜園裡採摘的新鮮番茄那樣富有生命能量。換句話說,你感到疲憊的時候,往往是因為缺乏這種生命能量,而不是缺乏睡眠。

關於睡眠的課題要比睡覺本身大得多。影響睡眠的因素也同樣影響著清醒時的生活,只是在睡眠中,這種影響因素會以更精微的方式運行。這也是為什麼我們有時候睡了幾個小時卻始終覺得沒有得到休息。改變飲食習慣,練習體位法、呼吸法及冥想,將情緒和人際關係管理得更好,都能改善睡眠品質並降低對睡眠時間的需求,從根本轉變

精氣損耗的傾向。

睡眠習慣也要改變。比如說，試一試按時上床、按時起床，看看睡眠品質是否有改善。我們生活在一個可以控制氣候，使用人工照明的世界裡，似乎已經漸漸忘記了與季節、日夜這些自然節律之間的能量連結，如果可以建立規律的作息，就會使人體機能的運轉更有效率。有規律的生活（當然不是僵化的生活）能夠大大改善健康水準、更新能量、提高專注力，並點燃創造力。

就寢之前應使神經系統和心靈平靜下來，避免那些會對心靈造成刺激或擾亂的活動，包括激烈的運動（如果你有肌肉緊繃或精神緊張，輕柔的伸展是有幫助的）。在睡覺之前可以做些平靜的反思、放鬆法或冥想。洗一個熱水澡。細數當日值得感恩的事、明天值得期待的事。

如果你入睡困難，建議戒掉咖啡因，尤其是下午以後。午餐後的一杯咖啡可能讓你晚上睡不著，或半夜醒來感覺很累卻無法再入眠。這也會導致第二天需要咖啡提神，形成惡性循環。

隨著瑜伽練習不斷深入，你可能會發現自己對睡眠的需求變少，早上很早就會醒來。要養成任何一個習慣，循序漸進總是好過於一蹴可及，所以嘗試每天早上早起 15 分鐘，持續一個星期，看看感覺怎麼樣。當你準備好的時候，再將起床時間提前 15 分鐘。如此一來，你的每一天就輕鬆多出一個神清氣爽的半小時。嘗試在睡前用意念設定

一 個 關 於 睡 眠 的 實 驗

在正確的時間睡覺會讓人充滿活力，即使在最佳睡眠時間之後半小時就寢，都會導致第二天精神不佳。這個簡單的實驗會告訴你，作息時間是如何影響感受與思想的。它也會讓你覺察到自己現有的習慣。

開始前問自己，「對我來說最佳的就寢時間是什麼？」並記錄下來：＿＿＿＿＿＿＿＿＿＿

然後記錄一週實際睡眠時間（指上床、關燈、準備睡覺的時間）。
每一天對睡眠品質與精力水準打分數（1 ～ 10 分）。在一週結束後觀察總體趨勢。

日期	上床時間	睡眠品質 （1 ～ 10 分）	隔天的精力 （1 ～ 10 分）

長期建立起來的習慣，如睡眠習慣，很難一下子就改變，因此要循序漸進。在最佳時間就寢，很可能會為你帶來極大的益處。

起床時間。或者使用一個聲音柔和的鬧鐘，不要那種聲音很刺耳的。

欲望

還有兩個強大的驅動力深深交織在生命的紋理之中，它們是對性（以及其他的感官享受）的欲望和自我保護的欲望。與對待食物和睡眠一樣，瑜伽也主張對其施以中庸之道。生硬地控制或壓抑某種生理需求，會擾亂其他需求，例如，剝奪睡眠可能會引起食慾失控。但也不可以沉溺於生理需求，好像生命就是為了滿足它們而存在的一樣。

衡量感官體驗的真正標準，是看它對於思想、情緒、心境和能量的影響。管理感官欲望最好的方法，是奉行中庸之道。這樣既不會抑制，也不會依賴於感官享受。當愉悅的體驗中，既沒有罪惡感，也沒有過度刺激，不會令人日思夜想，那這種感官享受就不會擾亂我們的平衡。如果心靈被某種愉悅的體驗擾亂，就需要仔細覺察引起這種擾亂的背後原因，並透過自律來進行管理。

培養滿足的態度是管理欲望的核心，聖人們說，幸福並不來自於得到我們想要的，而是來自滿足於我們所得的，不要成為欲望和期待的奴隸。在這樣的心態下，我們可以主動選擇讓感官間歇性的休息。比如說，主動進行果汁斷食、體驗靜默，或暫時禁欲。這樣的練習不僅會讓身心重新煥發活力，還可以深化我們的靈性覺知。

自我保護

自我保護的欲望，深深地鑲嵌在每個人的生命中，每當危險來臨的時候，它就會被瞬間啟動。它會以恐懼、焦慮、憤怒的形式呈現出來，而這種強烈的情緒可以調動巨大的能量。然而，不幸的是，在日常生活中，這些情緒反應常常與我們實際遇到的危險不成正比，維持這種恐懼和憤怒就成為身心的負擔。

我們常常將自我保護等同於基本的求生欲望，但實際上，自我保護擁有更精細的維度。每個人都有所執之物，它們往往與生存底線無關，但對我們來說卻非常珍貴的。透過所執之物，我們為自己創建了諸多身分認同。比如說，參加婚禮時的席位可能彰顯了你的社會地位；收藏的爵士樂唱片或許是對童年時的音樂天分僅存的驕傲；新買的車則是財務能力的體現。

當這些身分認同（或者代表它們的事物）受到威脅的時候，就會引發我們自我保護的衝動，有時候就好像我們的生命受到了威脅一樣。我們越是執著於這些身分認同，越會使情緒警報系統過度敏感。

管理自我保護的欲望，需要智慧和分辨力。瑜伽從不教導人們違背常理或者漠視合理的恐懼與顧慮，我們也不需要用放棄財產和社會地位來獲得內在的平和。我們要做的

是讓僵硬的執著變得柔軟，如此一來，它們就不會給我們製造麻煩。我們可以學習讓反應溫和一些，將必要和非必要分清楚。如果沒有這樣的柔軟之心，恐懼和憤怒就會影響到健康和心靈的平靜，讓我們與目標離得愈來愈遠。

自我管理的十大原則

如果不能有智慧地管理四個基本生理需求，就容易養成難以克服的不良習慣，使我們一再地被自己打敗。為了改變這些無益的習慣模式，瑜伽傳統中有十條用以指導日常生活的行為規範，它們是戒律（yama）和善律（niyama），也是構成王道瑜伽八肢的前兩肢。戒律和善律指導我們管理與他人、自己和周遭世界之間的關係。透過實踐它們，我們可以轉變自己，並將靈性目標融入到日常生活中。

戒律

非暴（Ahimsa）
實語（Satya）
非盜（Asteya）
梵行（Brahmacharya）
非縱（Aparigraha）

善律

清淨（Shaucha）
知足（Santosha）
苦行（Tapas）
自習（Svadhyaya）
奉神（Ishvara pranidhana）

五條戒律讓我們避免將能量白白浪費在對原始欲望的沉迷之中。戒律會提醒我們當前的行為已偏離了靈性之道，它鞭策我們自我約束，並以有創造性的新行為，取代陳腐無益的行為模式。透過實踐戒律，我們學習理解行為背後的心理過程，並更有能力管理情緒的波動。

五條善律則是培養幸福感與自信的有效工具，實踐它們的過程會讓你找到自己。如果說戒律像河流的堤岸，用以約束無序的內在能量，那麼善律就是規範與儀軌，它推動這股能量朝著目標流動。

五條戒律

非暴（Ahimsa）

在梵文中，第一個字母 a 代表否定，himsa 的意思是「傷害、受傷、殺死，或者施以暴力」。Ahimsa 是第一條也是最重要的一條戒律，是關於不傷害或者說非暴力的修行。聖人們告訴我們，它是我們與世界和諧相處，並獲得內心平靜的關鍵。

非暴源自於覺知，與我們練習體位法和冥想用的是同樣的技巧。透過從非暴的角度進行自我省察，我們可以看到一個不斷旋轉的陀螺：藏在攻擊性行為背後的，永遠是恐懼、憤怒與指責，而發生暴力行為的原因，則常常是由於我們將自己的痛苦投射給周圍的世界。透過練習，對內在線索的覺知會在情況不妙的時候提醒我們，以停止不受控的暴力反應。

在更深的層次，非暴是練習瑜伽的自然結果，而不再只是一種有意識的心理過程。隨著內在旅程不斷展開，我們將通向那個平和與永恆的意識中心，即我們真正的自性所在，而不傷害的欲望正源自於那個自性的展現。我們開始意識到，此內在本我也存在於所有生靈之中，於是我們希望可以不再對任何生靈施以傷害與暴力。

然而，非暴的修行中最難的，恰恰是對自己實行非暴。自我批評、自我懷疑、無法

原諒過去的錯誤，都變成了沉重的負擔，它破壞著我們的自信與意志力。一旦我們喪失了內在的平衡，恐懼、憤怒、罪惡感就會讓我們變得非常脆弱，以至於演變出更多的負面思想。

非暴的原則是要扭轉這個過程。它告訴我們該如何愛自己和他人，當我們全然地奉行非暴原則時，一種源自於靈魂深處且極有力量的自信感就會油然而生。每一個時代中的偉大導師都認同這個真理：透過修行非暴，我們可以改變自己，也可以改變世界。例如，現代醫學之父古希臘醫師希波克拉底（Hippocrates）所給出的第一個準則就是「不要傷害」。

的確，非暴勸誡我們要保持自我控制，但不是阻止我們在必要的時刻有主見和決斷。一旦我們下定決心修行非暴，那麼在面對任何事情時，都要嘗試尋找更積極的方式來處理衝突，防止傷害，同時滿足我們的需求。但這是一條漫長的道路，當有一天我們將非暴真正融入到日生活中時，它會向我們以及周遭的世界展現出無與倫比的魔力。

實語（Satya）

Sat 在梵文中的意思是「存在，如是」。Satya 的意思則是「真實的」，按照事物原本的樣子，而不是我們期待的樣子去認識與表達。當我們是真實的，生命就是簡單而篤定的；當我們試圖隱瞞或修飾真相，動機就會變得可疑，我們會因此破壞對自己和他人的信心。

實語是對心靈和智力的雙重挑戰。當我們試圖不實地表達時，多半是因為害怕真相會製造衝突或讓我們無法如願。為了避免痛苦的發生，我們不會完全說謊，而是對真相稍作一點扭曲。我們用部分的事實來換取自

己想要的東西，這看起來很有理，但自我欺騙的思維模式會因此而建立起來，這種模式很難扭轉。實語的目的是讓我們不再糾纏於真真假假之中，而喪失了清醒地觀察思想與感受的能力。

如同所有的戒律一樣，修行實語會有兩個結果。從內在來說，我們學著認識促使我們扭曲事實的一連串恐懼和其他負面情緒。一旦我們能夠理解並處理這些恐懼，我們的思想、言語和行為就會變得與真相一致，我們也可以更近一步地看待自己的需求和欲望。從外在來說，實語的修行，會讓我們不再說謊。

然而，在與他人的交往中，實語並不代表要將內心的想法不假思索地脫口而出。實語不代表不具備處世的智慧和辨別的能力。要記得，我們同時也在修行非暴。實語意味著你知道說出真相可能會帶來傷害，因此說話時要兼具善意、慈悲及真相。它意味著看得到事情積極的一面，同時得體地表達消極的一面。

換句話說，如果必須要說出令人不快的真相，要確保內心完全沒有傷害他人的意思，同時讓表達盡可能地善巧得體。

最後，實語會維持內在的秩序。透過它，我們使生命中的關係根基穩固，無論是與他人還是自己。由此產生的穩定感，將自然地引領我們走向更高的真理，它擁有力量幫助我們找到內在的平和。

非盜（Asteya）

Steya 的意思是「偷盜」。當它與第一個字母 a 組合在一起的時候，就成了 Asteya，不偷盜。這是第三條戒律，禁止我們取用不屬於自己的東西。大部分情況下，我們會將偷盜與實物聯繫在一起，但事實上，在我們

的世界裡，無形的東西，比如說資訊、情感上的恩惠，更可能成為被盜之物。儘管大部分人並非故意或習慣性地偷盜，但我們的心靈的確要比想像中更善於此道。

偷盜的欲望生根於一種不幸福、不完整和羨慕他人的情緒，並在這種信念中發芽生長：「我們曾經被不公地剝奪，恐懼於無法得到想要的東西。」憤怒通常是對偷盜衝動的辯護，而保密則是它永恆的戰友。在許多情形下，我們沒能智慧地運用能量，從而導致喪失自尊，於是內在的空虛感就成為最大的強盜。

導致偷盜的心理過程就像是往一個漏碗中倒牛奶，無論倒進去多少，碗都是空的。情感的需求無法因為占有那些本不屬於我們的東西而得到滿足。

解決方案是堵住碗裡的洞。每當獲取不義之物的念頭升起，立刻放下它。不要再去聯想你將會因此而獲得什麼。讓幸福感全然地來自於生命賜予你的一切。你將立刻感受到心靈從罪惡感中解放出來，充滿了平和的自信。

如果修行非盜時有障礙，有個解決方法是去布施。我們很少滿足於所得到的，但總會記得給予所帶來的喜悅。去布施食物、錢財、時間。有機會就去布施。富有其實是一種心態，你將會因此而感到越來越富有。偉大的瑜伽經典告訴我們，只要我們在布施的時候是無私的，內在的財富會為你帶來外在的財富。

梵行（Brahmacharya）

Brahmacharya 的字面意思是「行走於神性之中」。從實踐上，意味著梵行者要將心靈轉向內，平衡並控制感官，從而自依賴與貪婪中解脫出來。瑜伽士還告訴我們，當心靈從感官的維度裡昇華，感官享樂就會被內在的喜悅所取代。

然而問題是，一顆已經習慣了感官盛宴的心，卻被要求去管理它自己。結果就是，它很容易說服自己為感官享樂開一道門，同時又掙扎著找一些藉口再把門關上。

梵行為解決這種困境提供了一個實用的策略，它簡單且優雅地解決了生命中最大的難題之一，那就是在感官欲望被喚醒、處於活躍時看著它們，允許它們適中地活躍，然後就喊停。這樣做既沒有完全壓抑感官欲望，又給了心靈一個從消遣中回歸的機會。

在吃冰淇淋大餐或遇見巧克力的時候，能想起這一條建議，確實需要很大的毅力，然而「享受中庸之樂」的原則確實非常實用。每當你的心告訴自己開始走極端了，就要停下來。

然而，什麼是中庸之道？有時候心靈會被感官耍弄得失去了把握分寸的能力。要記住，沉溺和壓抑感官都會消耗元氣。它們會造成不安全感和焦慮，使得能量難以再次聚集。因此，如果出現對感官享受的需求減弱或能量被帶偏的情況，也是需要重視的。

梵行可以從非常具體的事物拓展到抽象的精神領域。

一個喜歡吃糖的人需要給自己制定每日攝糖量，而一個很少吃糖的人，在想吃的時候就可以來一塊。能夠對所讀的書籍、雜誌，所看的電影，以及工作的公司做出智慧的選擇，會幫助我們節約能量，並保持心靈的專注與活力。

在所有的感官活動中保持中庸之道，這樣我們就不會沉溺於其中，忠誠於一個伴侶，建立互相支撐的親密關係，這就是梵行所宣導的中庸之道。

非縱（Aparigraha）

Graha 的意思是「抓住不放」，pari 的意思是「事物」。Aparigraha 的意思是「不要緊抓事物不放」，或者說不要占有。它幫助我們與那些被稱之為「我的」事物之間，建立起平衡的關係。

對於這個世上的任何事物，一旦我們成為它的占有者，我們與它的關係就變了。這個界線非常微妙，但當情況失控的時候就會讓人看得更清楚。有一些明顯的信號：我們對待自己的財產要比對待他人的財產更為精心；即使自己已經有足夠的東西，也不願意分享給別人；擁有的比需要的多得多；財產成為一種負擔。

換句話說，如果我們過分地認同於我們的財產，其表現是會為了獲取它們、緊抓不放、失去而痛苦不堪，那麼，我們就需要修行非縱（aparigraha）。

有一條瑜伽格言說得好：「世界上所有的事物都可以為你所用，但並不屬你所有。」這即是非縱的精髓。一旦我們變得想要占有某物，就會被其左右，患得患失，並想要抓住更多。反過來，如果我們以正確的態度使用來到生命中的財物，享受它們，但不在情感上依賴於它們，它們就沒有控制我們的力量，也不會將我們導向錯誤的身分認同及期待之中。

最終，非縱會延伸到人際關係領域。當我們過度依賴他人，在關係中過分付出，緊緊地控制對方而不是相互地付出與給予，或試圖透過獲得別人的愛來提升自尊感，這些都揭示了我們潛意識中的錯誤認知。

修行非縱能幫助我們去檢視內心的種種假設，並讓我們回到正確的認知上，即：縱然我們不能占有他人，但仍可以與之建立起健康而互益的關係。

五條善律

清淨（Shaucha）

Shaucha 的意思是「純淨、潔淨」。它包括一系列清潔身體和心靈的方法，甚至可以說它是整個瑜伽系統的目標。為什麼它如此重要？聖人們說，Shaucha 不僅是身體健康的基礎，也是通往更深入與靜謐的冥想之境的大門。

清淨與健康之間的關聯是顯而易見的。比如說，上個世紀中人類壽命的延長，大部分可歸功於衛生設施體系的改善。人們對清潔的需求，表現在食品衛生和醫療衛生上。然而，純淨與人類健康之間還有更緊密的關聯。身體、呼吸與心靈處在不斷的變化之中，新的細胞取代舊的、呼吸有潮起潮落、心念來來去去永無停歇。在我們生命的每個層次上，都在不斷吸收營養、排泄廢物。

無論在身心的哪個層面出現淤堵都會造成問題。從瑜伽的觀點來看，如果身心中的垃圾（無論是未消化的食物，還是未能消化的情緒）不斷積聚，就會導致疾病。清淨的目標就是清理內在的毒素和垃圾，在諸多選擇中，要理智地篩選讓哪些食物、情緒和思想進入身心。

當身體是潔淨的，它就會喜歡乾淨的環境；當心靈是潔淨的，它就會變得更加清明、友善和歡喜。它不會緊緊抓住恐懼與憤怒不放，自我懷疑也會很快就消失。所有這些益處，無論是內在的還是外在的，都會隨著瑜伽練習來到我們的生命中。

生活中有很多機會可以用來實踐清淨的原則，只要抓住它們加以利用即可。正如經典所言，一旦心變得純淨，心念就會專一；一旦心念專一，感官就會安定下來；一旦感官安定下來，你就踏上了覺醒之路。

知足（Santosha）

Santosha 的意思是「知足」，以及「愉快、幸福、喜悅」。我們傾向將它等同於欲望的滿足，但瑜伽士告訴我們，其實真正的知足並非如此。他們說，實現欲望所帶來的滿足稍縱即逝，隨之而來的是新的渴望或沮喪。而知足是不同的。它來自於全然的接納，對生命、自己，對生命所賜予我們的一切。知足是一種活在當下的狀態。當我們感到知足的時候，我們是快樂的。這也是這一條善律的關鍵之處：因為知足的力量使幸福成為一種選擇。

然而，如果內心充滿了失望，對現狀不滿，渴望改變，又如何能夠做到知足？答案比我們想像的更加實際，那就是：創造它。我們要相信「此刻所擁有的已然足夠」的瑜伽前提。一旦我們建立這樣的信念，幸福就在生命中找到了永久的立足之地，無論我們對於未來還有怎樣的追求，都將會是錦上添花。

修習「知足」還意味著讓過去的過去。它意味著我們不再譴責自己曾經不夠有智慧、富有或成功。它還意味著我們必須將心靈從所有的期待中解脫出來。這樣我們就可以從更高的維度去看待生命，並在命運的跌宕起伏中始終保持平和。「知足」讓我們知道自己所做的努力是正確的。它也會帶我們走向下一條善律，苦行（Tapas），它是「知足」的補充與完善。

苦行（Tapas）

Tapas 的字面意思是「加熱」，在這裡，這種熱是透過堅韌的努力而鍛造的。苦行以自律為伴，這是一種為了實現某些改變而主動選擇、欣然接受的紀律，無論是為了改善健康、建立一個新習慣、提升專注力，還是實現生命的轉型。苦行會集中能量、點燃熱情、增強力量、提升自信。體位法的練習是身體層面的苦行，冥想的練習是淨化與專注心意的苦行。

苦行不是某種特殊的行動，而是伴隨著行動的內在努力。我們可以在任何行動中修練苦行，包括清洗浴室這樣的世俗瑣事。當我們以全然的決心與努力履行職責時，就是在實踐苦行。

正如一束光透過聚焦和重組，可以成為強有力的鐳射，我們的決心也可以聚集能量，點燃內在的火。苦行並不是那種心不甘情不願，而透過高壓手段維持的紀律，真正的苦行會點燃生命的激情與活力。

以清醒的決心與自律履行職責的價值在哪裡？想像一個畫面，一堆柴火被一團穩定的火焰燃燒。火既能帶來淨化也能帶來昇華，雜質化為灰燼，而木頭中的能量以光與火的形式被釋放出來。實踐苦行就類似於此。它會將慵懶、怠惰、洩氣、懷疑，以及過去行為的負面影響，紛紛燃燒成灰燼，同時釋放出光與熱，這在我們身上就是喜悅的心和富有成效的行動。

從實踐的角度對苦行的建議是：要實際。儘管我們希望用苦行的力量，讓生命實現健康的轉變，但一次專注於一到兩個改變是比較合適的。唯有積跬步，才可以至千里。要用新的習慣取代舊的不良習慣。最後，如果你發現自己總是處於失敗感之中，要知道罪惡感會強化負面效應，讓你始終活在產生這種罪惡感的事件和陰影裡。要善於原諒自己，同時強化決心與自律。

自習（Svadhyaya）

Svadhyaya 的字面意思是「重識（憶起、沉思、冥想）本我」。它指的是為證悟本我

所做出的努力，這個本我就在我們內在深處閃耀著光芒。

在瑜伽體系中，「本我（self）」是一個需要慎重處理的詞。

在日常語境中，「研習自我」指的是自我分析，也就是對人格系統建立更為清晰地認知。但在瑜伽中，自我研習的課題則是完全不同的。它承認「分析」確實能夠得出重要資訊，但瑜伽士確信，無論我們用多少時間進行自我分析，它始終無法將我們從日常生活所製造的緊張中解脫出來。因此我們需要潛得更深一些。

「自習」始於學習那些可以引領我們發現內在神性的經典。它們會激勵我們，告訴我們當學會專注並安住於內在時，生命是怎樣實現轉化的。比如說，《薄伽梵歌》中描繪了覺醒的喜悅：「一個內心喜悅的人，一個內在富足的人，他的光芒由內散發。這樣的瑜伽士證悟了本我，並成就了永恆的喜樂。」（5:24）

然而，激勵歸激勵，如果我們不能將其應用於自身，知識就是無用的。那麼在「自習」的第二個階段，我們要從實踐中認知自我，透過修習戒律與善律、體位法、呼吸覺知及冥想，我們可以清醒地覺察到自己是與生命的目標保持和諧一致，還是無意識地與之背道而馳。在這個階段，自我覺察、沉思和正念都是強有力的工具。

假以時日，「自習」會不斷向內深入。如果已經將梵咒加入到冥想練習中，它會漸漸連接起通向內在本我之路。我們會感受到一條通向內在的寧靜管道，一種暫居於世俗生活的心境，它會減少衝突並在冥想時間到來時呼喚我們回家。

「自習」並不是某種固定的練習。所有的瑜伽練習都是自習的一部分，來自於瑜伽士、聖人、大師，或者求道者從老師那裡得到的教言，只要能讓你產生共鳴和啟發，也都是自習的內容。

跟隨你的心選擇適合自己的學習之路，並讓它不斷滋養你。

奉神（Ishvara Pranidhana）

Ishvara 是指存在於一切之中的神性；Pranidhana 的意思是「臣服」。這兩個詞合在一起時，最常被翻譯為「臣服於神性」，是最後一條也是最重要的一條善律，可能對學生來說是最難接受的一條。對於很多人來說，這暗示著被打敗，即我們的意志被迫屈服。還有什麼比這更侵犯獨立自主與自我負責的精神嗎？

為了理解奉神的重要性，讓我們簡單地回顧一下四個基本生理需求：食物、睡眠、性和自我保護。取悅它們是永無止境的工作。它們只能被管理卻無法被完全滿足。當這四個基本需求支配了生命的走向，我們對幸福的追求就只能依賴於外物。

戒律和善律的目標之一就是管理我們的需求，從而使生命不再陷入由欲望與執著驅動的無休循環。

除了這四個生理需求以外，我們還有一個內在驅動力，那就是對於自我覺醒的渴望。第五個需求與其他四個需求一樣強烈，同樣無止境，它的滿足是透過將注意力轉向內在，它的呼喚是來自於內在本我的聲音。當我們被外在世界的誘惑帶走時，它會悄悄隱退，但過一會兒就會再回來呼喚我們。

瑜伽告訴我們該如何回應這個呼喚。我們所積累的實修體驗，會激勵我們進行更多的練習。這種熱情在日常生活中得到檢驗與強化。我們做出的選擇，可能讓那些沒有像我們一樣踏上內在旅程的人覺得有些不合邏

輯，但我們很清楚生命將帶我們去向哪裡。

奉神，並不是一個打敗自我或者盲目屈服於他人意志的過程。它是一種將我們奉獻給更高目標的行為，一旦做到了，我們將獲得靈感與活力。這種感覺會發生在做決定的過程中、在發現更好的觀點時，尤其是在冥想的過程中，當我們放開了那些束縛思維的念頭與欲望，全然專注於內在焦點之時。

在這樣的時刻，我們會超越執著導致的局限，並感受到內在的靜定。無論它以怎樣的形式展現，聖人們告訴我們，這種體驗會引領我們通向內在的完整和圓滿。

總結

在開始接觸瑜伽之時，每個人都有自己的認知和想法，當面臨諸多種類的瑜伽道路、練習方法時，往往因為資訊量太大而不知從何開始。你需要多做一些嘗試來找到最適合你的，包括適合你個人的瑜伽道路、一個平衡的練習系列，以及你能投入於此的時間。

你選擇遵循的一系列瑜伽紀律以及為之所投入的努力，叫做「修行」（sadhana）。例如，規律地練習某些選定的技巧，或者偏向靈性的日常儀式。孜孜不倦地閱讀與探索；或者只是每週參加一次瑜伽課。然而，隨著時間推移，只要你能不間斷地堅持練習，它就會成為你的修行。

假如你想制定一日練習計畫，將如何安排？清晨的時候，心靈是接納、清新、不易受打擾的。這時你所吸收的東西很可能會奠定這一日的基調。這也是為什麼清晨是練習瑜伽的最佳時間。

夜幕降臨時，一天的能量也隨之平息下來，於是晚上成為另一個適合練習的時段，因為一天的思想和念頭在此時得到處理和吸收，心靈可以轉向更深層的覺知。其實任何時間都可以練習瑜伽，你要根據自己的排程來選擇方便的練習時間。

練習那些對你最有吸引力的內容。比如說，如果你所讀到或聽到的內容讓你不太明白，就先放在一旁，直到你獲取了更多的資訊後再來練習。

瑜伽的日常練習內容會隨著時間而改變，因此要透過閱讀、上課，或與其他瑜伽同修一起探討，來不斷完善你的練習。當聖人瓦西斯塔被問到對於走上瑜伽之路的人來說最大的幸事是什麼，他的回答是，「同行助伴」。

同時學習太多的新技巧往往效果甚微，因為你對每一項內容投入的精力將非常有限。每次專注於一到兩項練習，如每日的放鬆法、哈達瑜伽、呼吸法練習、冥想、營養均衡的飲食，或在任何可能引起強烈情緒的境況下，努力保持情緒的平和。循序漸進地將它們融入到生活中。

最後，如果你還沒有編排好一個屬於自己的練習表，這裡有一些可供選擇的安排，其中一些是適用於每個人的。

日常練習安排範例

清晨

- 放鬆，洗熱水澡，進行鼻腔沖洗法，讓心清明起來。
- 做一個伸展和體位法的系列練習（可以跟隨音檔或影片）。
- 放鬆法（在做完體位法之後仰臥進行）。
- 練習選定的呼吸法。
- 冥想（根據你的偏好，也可以在體位法之前做）。
- 留一些安靜的時間來做沉思、祈禱或簡短的閱讀思考。
- 享用天然食材烹製的早餐。
- 制定上午的計畫，這是一天之中效率最高的時間。

上午

- 在繁忙之餘以短暫的鱷魚式進行放鬆（不再食用咖啡及炸甜甜圈，如果餓了可以吃一塊水果）。
- 做肩膀繞環、扭轉和側彎，來放鬆緊張的肌肉。

中午

- 午餐前可以做一些伸展動作，以及左右鼻孔交替呼吸法。
- 餐前做放鬆的呼吸及唱誦。
- 食用天然食材製成的午餐，既能滿足身體的需求，也不會引起餐後困倦。
- 餐後散步來幫助消化，之後再投入到其他事務中。

下午三點左右

- 覺知呼吸，確保它是流暢的橫膈膜式呼吸。
- 在椅子上做一些脊柱扭轉運動，能幫助你緩解緊張。
- 計畫當日接下來的行程，即將進入工作效率最低的時段，可以用來做一些例行動作、工作收尾，以及明日的計畫。

下午四、五點鐘

- 最佳的運動時間，可以去游泳、打網球或上哈達瑜伽課。
- 結束運動後，做一些呼吸練習或短暫的放鬆法，來消除當日的緊張並計畫晚上的活動。

傍晚

- 晚餐吃一些穀物、豆類及蔬菜；盡可能早點吃完，給身體留出消化食物、準備睡眠的時間。
- 晚餐後，做一些令人心情愉悅的事，比如園藝、家庭活動或其他令人有趣的娛樂活動。

睡前

- 閱讀一些具有啟發性或安撫性的文字。
- 記得「知足」，它能從內而外為你帶來恆久的幸福感。
- 用祈禱、放鬆或冥想來去除一天的雜質，喚醒向內的覺知，並準備睡覺。

體位法索引

BH0059

全方位瑜伽基本功

精熟初階及進階體位法 98 式、調控呼吸、放鬆法與冥想
Yoga: Mastering the Basics

作　　者｜桑德拉‧安德森（Sandra Anderson）、羅爾夫‧蘇爾克（Rolf Sovik）
譯　　者｜悅　心
審　　訂｜陳廷宇
責任編輯｜于芝峰
協力編輯｜洪禎璐
美術設計｜劉好音

發 行 人｜蘇拾平
總 編 輯｜于芝峰
副總編輯｜田哲榮
業務發行｜王綬晨、邱紹溢
行銷企劃｜陳詩婷

全方位瑜伽基本功：精熟初階及進階體位法 98 式、調控呼吸、
放鬆法與冥想／桑德拉‧安德森（Sandra Anderson），羅爾夫‧
蘇爾克（Rolf Sovik）著；悅心譯 .
－初版 .－臺北市：大雁文化事業股份有限公司 橡實文化出版：
大雁出版基地發行 , 2021.09
240 面；28×21 公分
譯自： Yoga: mastering the basics

ISBN 978-986-5401-76-4(平裝)
1. 瑜伽

411.7　　　　　　　　　　　　　　　110010996

出　　版｜橡實文化 ACORN Publishing
地址：105 臺北市松山區復興北路 333 號 11 樓之 4
電話：02-2718-2001 傳真：02-2719-1308
網址：www.acornbooks.com.tw
E-mail 信箱：acorn@andbooks.com.tw

發　　行｜大雁出版基地
地址：105 臺北市松山區復興北路 333 號 11 樓之 4
電話：02-2718-2001 傳真：02-2718-1258
讀者服務信箱：andbooks@andbooks.com.tw
劃撥帳號：19983379 戶名：大雁文化事業股份有限公司

印　　刷｜中原造像股份有限公司
初版一刷｜2021 年 9 月
初版二刷｜2021 年 12 月
定　　價｜680 元
ISBN 978-986-5401-76-4